走出去
民族医药文化
丛书

AN INTRODUCTION TO ACUPUNCTURE AND MOXIBUSTION OF ZHUANG MEDICINE

(Chinese-English Bilingual Version)

壮医针灸概论

（中英双语）

主 审 黄瑾明
主 编 周 锋 夏 猛
宋 宁
译 者 蒙洁琼

广西民族出版社
Gvangjsih Minzcuz Cuzbanjse

图书在版编目（CIP）数据

壮医针灸概论：汉文、英文 / 周锋，夏猛，宋宁主编；蒙洁琼译 .-- 南宁：广西民族出版社，2024.4（民族医药文化“走出去”丛书）ISBN 978-7-5363-7775-2

Ⅰ. ①壮… Ⅱ. ①周… ②夏… ③宋… ④蒙… Ⅲ. ①壮医—针灸疗法—汉、英 Ⅳ. ① R291.8

中国国家版本馆 CIP 数据核字（2024）第 060908 号

ZHUANGYI ZHENJIU GAILUN (ZHONG-YING SHUANGYU)

壮医针灸概论（中英双语）

主　　审：黄瑾明
主　　编：周　锋　夏　猛　宋　宁
译　　者：蒙洁琼

出 版 人：石朝雄
策划组稿：潘　夏
责任编辑：潘　夏　石彬筠
责任校对：孙　书
助理校对：白雨思
装帧设计：文　雯
责任印制：张东杰
出版发行：广西民族出版社
地址：广西南宁市青秀区桂春路3号　邮编：530028
电话：0771-5523216　传真：0771-5523225
电子邮箱：bws@gxmzbook.com
印　　刷：广西壮族自治区地质印刷厂
规　　格：787毫米 × 1092 毫米　1/16
印　　张：20
字　　数：400千字
版　　次：2024年4月第1版
印　　次：2024年4月第1次印刷
书　　号：ISBN 978-7-5363-7775-2
定　　价：62.00元

《壮医针灸概论（中英双语）》编委会

Editorial Board of *An Introduction to Acupuncture and Moxibustion of Zhuang Medicine* (*Chinese-English Bilingual Version*)

主　审　黄瑾明

主　编　周　锋　夏　猛　宋　宁

编委成员　苏曲之　朱　琼　张沥仁　曹　玲　李玉苏

译　者　蒙洁琼

Chief Reviewer　Huang Jinming

Chief Compilers　Zhou Feng　Xia Meng　Song Ning

Members　Su Quzhi　Zhu Qiong　Zhang Liren　Cao Ling　Li Yusu

Translator　Meng Jieqiong

本书获广西中医药大学“高层次人才培育创新团队”建设项目“中医英语翻译及国际交流合作研究创新团队”（编号：2022B010）项目资助出版

前　言

壮族是全国人口最多的少数民族，拥有着丰富的传统医药资源。壮医针灸疗法是壮医最具特色、最实用的治疗方法之一，具有简、便、廉、验、捷、易于推广等优点。该疗法广泛应用于临床各科，能治疗多种常见病、多发病及一些疑难杂症，对某些疾病甚至有立竿见影之功效。故千百年来，壮医针灸疗法在壮族民间广为流传，经久不衰，深受壮族人民的欢迎和信赖。

壮医针灸疗法源远流长，起源于原始时期，盛行于春秋战国时期，历史上曾取得过较高的成就。为了使更多的人了解和学习壮医针灸疗法，推动其在现代医学领域的研究和应用，我们编撰了《壮医针灸概论（中英双语）》一书。在此过程中，我们深入研究了壮医针灸的起源、发展以及理论基础。我们通过广泛的文献调研和实地考察，汇总了壮医针灸的重要理论和实践经验，旨在将这些宝贵的知识传达给读者。同时，我们还深入探讨了壮医针灸的机本原理、特点功能、操作方法和注意事项等方面，以帮助读者更好地理解和应用。在编写本书的过程中，我们从学术研究的角度出发，积极与壮医的医生和专家进行交流和合作，以确保内容的准确性和全面性。我们精心整理了壮医临床常用穴位的定位、作用、主治及操作等信息，力求使本书既具有学术严谨性，又能够为读者提供实用的指导和应用。

为了将壮医针灸这一宝贵的医学技法传授给更多的人，促进不同医学文化之间的交流与学习，帮助英语读者更好地理解和学习壮医针灸的知识，本书还提供了英文翻译，希望能有助于解决壮医针灸对外推广中的语言障碍问题，促进壮医针灸国际化，培养优秀的国际壮医药人才，从而有利于把壮医针灸打造成壮医的一张亮丽名片，为世界人民的健康事业做出应有的贡献。

本书的最终成果离不开众多专家、学者和翻译人员的辛勤努力和支持。在此，我们向他们表示衷心的感谢。他们的专业知识使得本书更加完善和更具有实践意义。

壮医针灸内容包罗万象，由于本书篇幅有限，不能面面俱到，加上编者水平有限，难免有不足之处，希望读者在阅读过程中，提出宝贵意见，以便今后进一步补充、修改和完善。

编　者

2023年9月

Preface

The Zhuang ethnic group is the largest minority group in China and possesses a wealth of traditional medical resources. The acupuncture and moxibustion of Zhuang medicine, as one of the most distinctive and practical treatment methods in Zhuang medicine, is widely used in various clinical fields. With advantages such as simplicity, convenience, low cost, effectiveness, quickness and ease of promotion, it can treat a variety of common diseases, frequently occurring diseases, as well as some difficult and complicated conditions. It has even shown immediate effects for certain diseases. Thus, it has been passed down through generations and has been highly welcomed and trusted by the Zhuang people for thousands of years.

The acupuncture and moxibustion of Zhuang medicine has a long history, originating from primitive times and flourishing during the Spring and Autumn Period and the Warring States Period. It has achieved significant accomplishments throughout history. In order to enable more people to understand and learn the acupuncture and moxibustion of Zhuang medicine, as well as to promote its research and application in modern medicine, we have compiled the book *An Introduction to Acupuncture and moxibustion of Zhuang Medicine* (*Chinese-English Bilingual Version*). Throughout the process, we conducted in-depth research on the origin, development, and theoretical foundations of the acupuncture and moxibustion of Zhuang medicine. Through extensive literature research and field investigations, we have compiled important theories and practical experiences of the acupuncture and moxibustion of Zhuang medicine, with the aim of conveying this precious knowledge to readers. Additionally, we have delved into the principles, characteristics, functions, operation methods, and precautions of the acupuncture and moxibustion of Zhuang medicine to help readers better understand and apply it. In the process of writing this book, we not only approached it from an academic research perspective but also actively communicated and collaborated with Zhuang medical doctors and experts to ensure the accuracy and comprehensiveness of the content. We have meticulously organized information on the locations, functions, indications, and techniques of commonly used acupuncture points in Zhuang clinical practice, striving to make this book academically rigorous and provide practical guidance for readers.

In order to pass on this precious medical legacy of Zhuang medicine to more people, promote communication and understanding between different medical cultures, and help English-speaking readers better understand and learn the acupuncture and moxibustion of Zhuang medicine, we have provided an English translation as well. We hope this will help overcome language barriers in the promotion of the acupuncture and moxibustion of Zhuang medicine and contribute to the development of international training programs for the acupuncture and moxibustion of Zhuang medicine, as well as foster outstanding international talents in Zhuang medicine. This will help showcase the acupuncture and moxibustion of Zhuang medicine as an impressive calling card for Zhuang medicine and make a valuable contribution to the healthcare of people worldwide.

The final outcome of this book would not have been achieved without the diligent efforts and support from numerous experts, scholars, and translators. We express our heartfelt gratitude to them. Their professional knowledge and active contributions have made this book more comprehensive and practical.

The acupuncture and moxibustion of Zhuang medicine covers a vast array of knowledge, but due to the limitations of space of this book and the editors' expertise, it may not cover every aspect. We hope that readers can provide valuable suggestions during the reading process for further supplementation, modification and improvement in the future.

Editor

September 2023

目 录

Contents

第一章

壮医针灸简介、起源与发展

第一节　壮族和壮医简介

一、壮族简介

壮族是我国55个少数民族中人口最多的民族，根据《中国统计年鉴2021》，中国境内壮族的人口数为19,568,546人。壮族人口主要分布在中国的南部，广西壮族自治区是主要分布区。根据2020年第七次人口普查结果，在广西常住人口中，壮族人口为15,721,956人，占全区总人口的31.36%，主要分布在百色、河池、南宁、柳州等地区。

据考究，壮族是古百越族群支系西瓯、骆越的后裔。各地壮族自称不同，有“布越”“布依”“布傣”“布曼”等20多种。“壮”“布壮”原来也是壮族的一种自称，在汉文史书中译写为“撞”“僮”等，读音为“zhuàng”，最早见于宋代的文献中。明、清时期，“zhuàng”的称呼已广泛见于整个广西和广东西部，成为壮族最普遍的一种族称。新中国成立后，壮族统一称为“僮”，读音“zhuàng”。1965年，根据国务院总理周恩来的提议，于当年10月12日，经国务院批准，正式把“僮族”的“僮”改为“壮”。从此，“僮族”一律改写为“壮族”。

壮族历史源远流长。迄今为止，在广西的壮族地区，人们发现了柳江人、麒麟山人等人类化石，也发现了100多处旧石器时代遗址或地点，还发现了桂林甑皮岩、柳州鲤鱼嘴、南宁豹子头、扶绥敢造、隆安大龙潭等300多处新石器时代遗址。此外，在广西的田东、恭城、平乐、宾阳、武鸣等地发现的春秋战国墓葬，以及在广西左江流域发现的具有地方民族风格的原始崖画，说明了早在春秋战国时期，壮族地区已有人类居住。

二、壮医简介

广西壮族聚居的地区属亚热带季风气候区，年平均温度20℃左右。夏季日照时间长，冬天霜雪较少，夏湿冬干，故湿、火、热等致病因素易侵犯人体而使人发病，特别是痧、瘴、毒等地方病，发病率很高。在与疾病做斗争的过程中，壮族先民总结出了许多治疗痧、瘴、毒等地方病的方法，发现了大量有效的药物，尤其是动物药和解毒药。随着经济、政治、文化的发展，壮族逐步形成了具有自己民族特色的医药体系，包括朴素的理论，行之有效的验方、秘方、单方，以及独特、丰富的诊疗方法和治疗手段。

壮族医药，简称"壮医"，是壮族人民在长期的生产、生活、实践，以及与疾病做顽强斗争的过程中，对总结的宝贵医疗经验进行提炼和升华而逐渐形成的独特的理论体系。作为壮族珍贵的文化遗产，壮医是我国传统医学的重要组成部分，为丰富我国传统医学做出了杰出的贡献。在病因方面，壮医对"毒"的认识更深刻、更全面，治毒经验丰富；在诊法方面，壮医的目诊、甲诊、指诊等都有丰富而系统的内容；在药物方面，壮族地区出产的壮药品类繁多，如肉桂、田七、蛤蚧等；在治疗方面，壮医的外治法，内容丰富，疗效确切，包括壮医的普通针刺术、药线点灸疗法、莲花针拔罐逐瘀疗法等，极大地丰富了中国传统医学的内容。历史悠久的壮医药，曾为本民族及其他民族的健康繁衍做出了巨大的贡献；现在的壮医药，仍然在防病治病中发挥着重要的作用，今后将会为健康事业做出更大的贡献。

第二节　壮医针灸简介

壮医针灸是在壮医基础理论和壮医临床思维的指导下，运用壮医针刺或壮医药线点灸作用于体表的相应穴位或部位，以畅通三道两路，使天、地、人三气同步，气血平衡，从而达到防治疾病的一种治疗手段。壮医针灸疗法取材简单，操作方便，疗效确切，安全、经济、可靠、无毒副作用。壮医针灸包括壮医针刺和壮医灸法两大部分。

壮医针刺是在壮医基础理论和壮医临床思维方法的指导下，运用针具刺激人体体表一定的穴位或部位以防治疾病的一种治疗方法。壮医针刺最常用的器具是针，此外还有微型刀针、陶瓷片等特殊器具。具体到操作上，壮医针刺有十多种操作方法，包括壮医普通针刺术、壮医莲花针拔罐逐瘀疗法、壮医火针疗法、壮医刺血疗法、壮医陶针疗法、壮医针挑疗法、壮医挑痧疗法、壮医油针疗法、壮医神针疗法、壮医挑痈疗法、壮医挑痔疗法、壮医温刮缚扎刺法，以及壮医耳针疗法等。但临床应用较为广泛的是壮医普通针刺术和壮医莲花针拔罐逐瘀疗法。

壮医灸法是在壮医基础理论和壮医临床思维方法的指导下，通过烧灼或熏烤人体体表一定的穴位或部位，使局部产生温热或轻度灼痛的刺激，通过“道路”的传导，使天、地、人三气同步，气血平衡，从而达到防治疾病的一种治疗手段。与壮医针刺一样，壮医灸法同样种类繁多，亦有数十种，包括壮医药线点灸疗法、壮医无药棉纱灸疗法、壮医药棉烧灼灸疗法、四方木热叩疗法、麻黄花穗灸疗法、水火吹灸疗法、壮医火攻疗法、艾绒硫黄灸疗法、壮医灯花灸疗法、壮医竹筒灸疗法、壮医鲜花叶透穴疗法等。其中，壮医药线点灸疗法临床应用最为广泛且最具壮医特色。

壮医药线点灸是以壮医理论为指导，运用壮医药线在体表的相应穴位或部位点灸，以预防和治疗疾病的一种独特医疗保健方法。具体操作方法如下：采用经过多种壮药制备液浸泡过的直径约为 0.7 毫米的苎麻线，将其一端在灯火上点燃，使之形成圆珠状炭火星，然后将此炭火星迅速而敏捷地直接灼灸在人体体表一定的穴位或部位。

在临床中，壮医针刺和壮医灸法常常互相配合应用，或先针后灸，或先灸后针，相辅相成，收效甚好，每愈沉疴。具体到疗法的选择上，最常用和最实用的三种疗法为壮医普通针刺术、壮医莲花针拔罐逐瘀疗法和壮医药线点灸疗法。它们各有所长，也最具壮族特色，是壮医临床治疗和疾病预防的重要手段和方法，被媒体誉为“壮医针灸三剑客”。

简而言之，壮医针灸是我国传统医药的重要组成部分，是壮族珍贵文化遗产的重要方面，是壮族人民在长期的生产、生活、实践，以及同疾病做斗争的过程中总结出来的经验结晶。它们广泛应用于临床各科，以治疗多种常见病、多发病和一些疑难杂症。对某些疾病，它们甚至有立竿见影之功效。故千百年来在壮族民间广为流传，深受壮族人民的欢迎和信赖。

第三节　壮医针灸的起源与发展

一、考古发现

1973 年，考古工作者在位于广西桂林市南郊的甑皮岩遗址出土了骨镞、骨锥、骨针等制作精良、针尖锐利的骨器。该遗址年代为公元前 10000—前 4500 年，是华南地区新石器时代早期有代表性的遗址。在桂林甑皮岩遗址、柳州白莲洞遗址、崇左宁明花山和珠山附近岩洞，考古工作者也发现了很多骨针实物。在壮族地区原始时代的其他文化遗址中，考古工作者同样发现了很多打制、磨制的可供刺疗用的尖利的石器和石片。虽然这些尖利的石器、石片、骨针等，是否为壮族先民的专用医疗工具，有待进一步考证，但从一器多用的角度看，它们极有可能为早期针刺用具。

在秦汉时期，南方用铁未能普及，壮族先民通过敲击陶片，使之比砭石更锋利，以进行针刺治疗。由于疗效显著，取材简单，简便易行，壮医陶针在民间广为流传，至今还在使用。

考证表明，现存的壮医陶针针形与《灵枢经・九针十二原》中列于九针之首的镵针极为相似。陶针、镵针与原始社会的砭石最为接近，说明壮医陶针年代久远。按历史发展的规律，人类在石器时代与青铜时代之间，曾有一段灿烂的陶器文化。陶针当属陶器时代的产物，而《灵枢经・九针十二原》的“九针”属金属医疗用具，这也说明壮医陶针的年代较镵针更为历史悠久。

1985 年 10 月，在广西武鸣县（今南宁市武鸣区）马头乡西周末年至春秋时期的古墓中，考古工作者发现了 2 枚青铜针。针体呈扁长方形，长 2.7 厘米，宽 0.6 厘米，厚 0.1 厘米；针柄长 2.2 厘米；针身短小，长仅 0.5 厘米，直径仅 0.1 厘米；针锋微细、锐利，呈圆锥状。经考证，该针与古人对“微针”的描述相一致，为浅刺用的医疗用针。青铜针与陶针一样，针身短小，均以浅刺为主，说明壮族先民对浅刺治病有着丰富的经验。

1976 年 7 月，在广西贵县（今贵港市）罗泊湾 M1 号汉墓出土的随葬品中，考古工作者又发现了 3 枚银针。这 3 枚银针的外部造型相似，长分别为 9.3 厘米、9.0 厘米、8.6 厘米，针柄均为绞索状，针柄顶端有一圆形小孔。3 枚银针针身均为圆锥状，直径约 0.2 厘米，针锋锐利。从外形看，3 枚银针的造型与现代针灸用针极为相似，可以确认为医疗用针。这是迄今为止我国发现的年代最早的绞索状针柄的金属针具。这种针柄对后世针具的针柄造型具有深远的影响，在我国针具史上具有重要意义。

二、历史文献研究

《黄帝内经》中的《素问·异法方宜论》记载：“南方者，天地所长养，阳之所盛处也。其地下，水土弱，雾露之所聚也。其民嗜酸而食胕，故其民皆致理而赤色，其病挛痹，其治宜微针。故九针者，亦从南方来。”广西壮族地区的自然环境独特，属亚热带季风气候地带，阳光充足，阳气充盛，多雨潮湿，雾露缠绵。长久居住在这种潮湿的环境中，壮族先民易患风湿病（痹证）等与湿毒有关的疾病。事实上，风湿病（痹证）是壮族地区的常见病、多发病。壮族先民发明的干栏建筑，就是为了防避雾露毒邪及瘴气侵袭。因此，《素问·异法方宜论》中提到的“南方”不一定特指壮族地区，但从其描述的地理气候特点来看，南方应当包括今壮族地区。从历代历史文献资料来看，南方亦包括广西壮族地区在内。

晋代葛洪在《肘后备急方》(卷七《疗沙虱毒方》) 中记载：“已深者，针挑取虫子。”书中记载的“沙虱毒”与恙虫病的发病情况、临床特征等较为符合，而恙虫病主要流行于气温与湿度较高的热带与亚热带地区。在中国，此病主要流行于福建、浙江、广东、广西、云南和台湾等地。葛洪曾到过岭南的恙虫病流行地区，在广东的罗浮山及广西的勾漏洞炼丹多年。据说他曾做过勾漏（今广西北流市）县令，对壮族地区的常见疾病较为熟悉。因此，他在《肘后备急方》所记载的治疗“沙虱毒”的针挑疗法，当与壮族先民有关。换言之，壮医针挑疗法在壮族地区早有流传，是民间壮医常用的治病方法。

到了宋代，《桂海虞衡志》对广西的壮、瑶、苗等少数民族的社会历史及生活习俗进行了详细的记载。范成大为该书作者，曾于宋乾道八年（1172 年）至淳熙二年（1175 年）任静江府（今广西桂林地区）知府兼广南西路（今广西地区）安抚使。关于针挑疗法，《桂海虞衡志》记载：“草子，即寒热时疫。南中吏卒小民，不问病源，但头痛体不佳，便谓之草子。不服药，使人以小锥刺唇及舌尖出血，谓之挑草子。”证实了壮族先民在很久以前就已经掌握了较为成熟的针挑技术。

三、壮医针法的起源及发展

（一）产生于氏族部落时期

早在远古时代，壮族地区已有人类居住、繁衍，所以壮族是我国南方一个历史悠久的民族。据考证，最早在壮族地区生活的原始人类是距今五六万年的“柳江人”。在氏族部落时期，社会生产力极其低下，岭南地区的瓯骆先民主要的谋生手段为渔猎。在渔猎的过程中，瓯骆先民经常会受伤，比如被尖利的植物刺伤、岩石擦伤、器物戳伤，被动物撞伤、咬伤等。在处理伤处的时候，他们偶然发现使用石块、动植物的刺针等作用于受伤部位时，竟会使一些原有的病痛得到缓解，甚至痊愈，于是瓯骆先民们认识到用石块、动植物的刺针等可以治病。经过反复实践及不断反思，瓯骆先民开始有原则、有方法地选择某一工具在身体上刺、戳以治疗某些疾病，壮医针刺疗法由此逐渐产生。

（二）萌芽于原始社会时期

到了这一时期，瓯骆先民对针刺疗法有了进一步的认识，并积累了一定的治病经验，比如用动植物的刺针刺疮排脓，用石片敲打止痛等。因为当时壮族先民还没有形成本民族规范化的文字，壮医的用药经验只能通过口耳相传及部分汉文资料记载得以流传下来。这一时期壮医医疗卫生活动较为活跃，壮医针刺疗法处于萌芽阶段。

（三）盛行于春秋战国时期

考古工作者在壮族地区先后发现了年代最早的青铜针及银针，然而同一时期的有关文献却并没有发现相关记载。壮族地区发现的青铜针和银针与《黄帝内经》提及的“九针”不完全相同，其他地方也未发现相同或相似的针具。而从《素问·异法方宜论》描述的地理气候特点来看，南方应当包括今壮族地区。以上种种都说明该种针具很可能仅在壮族地区使用，壮族先民很早就积累了自己独特的针刺治疗经验，这也对后来中医“九针”的形成产生了重大的影响。换言之，源于原始时期的壮医针刺疗法在春秋战国时期已较盛行，传到中原并取得过较高的成就。

（四）丰富于唐、宋、明、清时期

在长期的临床医疗实践中，壮族先民积累了丰富的壮医针刺治病经验，总结出了许多有民族特色且行之有效的壮医针刺治疗方法。到了唐、宋、明、清时期，壮医针刺治疗方法有数十种之多，包括火针疗法、针挑疗法、陶针疗法、挑痧疗法、麝香针疗法、刺血疗法等，极大地丰富了壮医的内容。可惜的是，虽然许多针刺方法至今仍然广泛应用于壮族民间，但在历史上壮族没有形成自己规范通用的文字，很多壮医的针刺经验得不到系统的记载、整理和总结，只能靠口耳相传或在汉文史料中简略记述。

（五）焕发于新中国

中华人民共和国成立以后，国家非常重视壮族地区的文字工作。20 世纪 50 年代初，在国家的帮助下，壮族人民创造了以拉丁字母为基础的新壮文。新壮文经国务院批准后获得推行，壮族人民终于有了自己统一规范的文字。有了文字后，政府又开始组织专家学者，对包括壮医针刺在内的众多壮医特色外治技法进行了深入的挖掘整理和系统研究，取得了丰硕的成果。部分疗法如壮医针挑疗法、壮医陶针疗法、壮医挑痧疗法、壮医莲花针疗法以及壮医刺血疗法等，方法独特，疗效显著，研究得较为深入，并已广泛应用于壮医临床各科，不仅取得了一定的社会效益和经济效益，还在我国传统疗法中占据了重要的地位。壮医针刺所取得的成就离不开广大壮医人的努力探索和默默奉献，覃保霖、罗家安、黄瑾明便是其中的代表人物，他们的研究成果不仅有很高的学术研究价值，还大大推动了壮医针灸的发展。

覃保霖（广西柳州市著名壮医专家）在1959年编写了《陶针疗法》一书。该书被看作是最早公开出版的壮医著作。覃保霖在书中总结和丰富了壮族民间应用陶针的针刺治病经验，不仅对壮医针刺原理、针刺部位、用穴规律以及针刺方法进行了初步的阐述，还辅以30余种常见疾病的陶针针刺治疗方案，图文并茂。此书虽未形成壮医针刺的经络学说，但是具有浓郁的地方特色和民族特色，是对壮医针刺经验的第一次总结，有很高的学术研究价值。

罗家安（广西百色市德保县著名壮医专家）在1965年编写《痧证针方图解》。生于1901年的罗家安，幼年即向当地民间医者学习有关壮医药知识，擅长壮医针挑疗法。他对壮族地区常见的多发疾病——痧症进行了深入的研究，并总结出壮医针刺治疗的方法，绘制了各种痧症的针挑配方（穴位）。该手抄本载有90种病症，均为痧症，其中有20多种是壮医特有，而中医、西医所没有的病症。罗家安将痧症的辨证分类为阴盛阳衰证、阳盛阴衰证、阴盛阳盛证三种证型，每种病症均编写了对应的临床表现、挑治方法，并配有图解，标明针挑的穴位或部位。该手稿虽然没有出版，但是对壮医针刺经验新的总结具有很高的研究应用价值，推动了壮医针灸的发展。

黄瑾明（广西中医药大学教授，国医大师，全国第二批老中医药专家、首批桂派中医大师、著名壮医专家）自20世纪60年代开始开展壮医药的发掘、整理和研究等工作。他一直致力于挖掘整理、临床验证流传于壮族民间的各种针灸治病技法。在民间调研时，黄瑾明发现了莲花针拔罐逐瘀疗法，并发现壮医莲花针拔罐逐瘀疗法对痛证等多种疾病疗效甚好。于是他对该疗法进行了深入挖掘，反复实践，并在临床中开展优势病种的疗效验证工作，最终证实这种疗法祛瘀效果显著。2009年，广西电视台对黄瑾明教授进行专题采访，并在体育频道播出了《神奇的壮医莲花针拔罐逐瘀法》。2013年9月，黄瑾明教授挖掘和整理的壮医莲花针拔罐逐瘀疗法被中华中医药学会评为“全国首批民间中医药特色诊疗项目”。

多年来，黄瑾明带领他的壮医科研团队对壮医各种针刺技术进行了深入研究。他们通过对比疗效，总结经验，并结合现代中医针刺技法，形成了包括壮医普通针刺术和壮医莲花针拔罐逐瘀疗法在内的现代壮医针刺疗法。2010 年，黄瑾明编写的《中国壮医针灸学》一书出版，书中首次明确提出壮医针灸不以经络系统进行传导和调节，而是通过三道两路系统进行传导和调节。换言之，壮医针灸是以三道两路理论为理论基础而不是经络学说。除了《中国壮医针灸学》，黄瑾明还著有《针灸新穴精选》《壮医优势病种诊疗、护理及技术规范》《中国壮医针灸学特定穴位图解应用手册》等壮医针灸著作。这些著作促进了壮医针灸体系的形成，黄瑾明也由此开创了黄氏壮医针灸流派。2012 年，国家中医药管理局通过广西黄氏壮医针灸流派传承工作室建设项目申请，黄氏壮医针灸流派传承工作由此踏上新征程。

四、壮医灸法的起源与发展

壮医灸法是伴随着壮族先民对火的认识和使用而产生和发展起来的。壮族先民在烤火取暖时，发现某些病痛会减轻甚至消失。经过无数次的实践，随着对火认识的加深，他们逐渐认识到火灸的治疗作用。在长期的临床实践中，壮医逐渐形成了数十种颇具特色的灸疗技法，其中应用最为广泛、最具特色、临床疗效也最好的当属壮医药线点灸疗法。

壮医药线点灸最初只在壮族民间世代口耳相传，是流传于广西壮族地区的一种独特的治疗技法。壮医药线点灸疗法是壮族医药的重要组成部分，它的历史起源可以追溯到 19 世纪末的广西柳江地区。该疗法原为柳州龙氏家族的祖传秘法。相传在 20 世纪 30 年代，龙氏家族用药线点灸为当地乡亲治病。该秘法传到龙玉乾这一代后，龙玉乾将其公之于世。而在他之前，经过了曾祖父、祖母、父亲三代人的传承，壮医药线点灸疗法至少有上百年的历史。数十年来，龙玉乾治疗的患者达数十万人，治愈了许多疑难杂症，解除了许多患者的痛苦，深得广大群众的信赖和赞扬。

1983 年以来，广西中医学院（今广西中医药大学）壮医药研究所和壮医门诊部的科研人员，在龙玉乾经验基础上，开始对壮医药线点灸疗法进行挖掘整理、研究提高和推广应用。他们深入壮族聚居地区，花了 8 年时间对壮医药线点灸疗法进行挖掘整理。与此同时，他们还验证了壮医药线点灸疗法可治疗临床各科 130 多种病症。

1991 年，黄瑾明主持完成了“壮医药线点灸疗法的整理和疗效验证研究”项目，科研成果获得了中国国家中医药科技进步二等奖和广西医药卫生科技进步一等奖。1997 年，黄瑾明主持完成“壮医药线点灸疗法的研究与教学实践”项目，研究成果获广西优秀教学成果二等奖。多年来，黄瑾明还编写了两部著作，分别为《壮医药线点灸疗法》《壮医药线点灸临床治验录》，录制了电视教学影片《壮医药线点灸疗法》(中、英文版)。

除了黄瑾明，黄汉儒同样致力于挖掘整理流散在民间的壮医药经验，将壮医思想与医疗实践有机结合，在壮医药的历史起源和基础理论等方面提出了全新的概念。1998 年，他编写了壮医药奠基性著作《壮族医学史》，2001 年又编写了《中国壮医学》，填补了壮医没有医药专著的关键空白。他在《中国壮医学》中首次构建了系统的壮医药理论体系，奠定了壮医学的理论基础，“民间壮医药”终于成为“壮医药学”。

同时，广西中医学院壮医门诊部开始举办面授及函授学习班对壮医药线点灸疗法进行推广应用，先后举办了 30 多期，培训了国内外学员 5000 多人，深受学员的欢迎。如今，广西中医药大学壮医、针灸等本科专业开设了壮医药线点灸疗法课程，同样受到学生的喜爱。2009 年 11 月，电视台对黄瑾明教授进行了专题采访，随后在中央电视台第一套节目的《科技博览》栏目播出《线到病除》专题节目。节目反响热烈，全国各地患者纷纷前来接受壮医药线点灸治疗。2011 年，壮医药线点灸疗法被列入国家级非物质文化遗产名录。随着壮医药线点灸在临床的广泛应用和科学研究的不断深入，壮医药线点灸疗法必将绽放出更灿烂的光彩。

第四节　壮医针灸的前景与展望

壮医针灸疗法为壮族人民的生存繁衍发挥了重要作用，一直是广大壮族人民，特别是边远山区人民赖以防病治病的有效手段。虽然壮医针灸疗法的挖掘、整理和研究起步较晚，基础薄弱，投入不足，临床应用规模也还比较小，但壮医针灸疗法具有简、便、廉、验、捷的特点，还具有安全无毒副作用、易于学习推广等优点，因而具有广阔的发展前景。

1990 年，中国中医药文化博览会邀请黄瑾明作为“百名中医专家进京”成员，在特邀门诊应用壮医药线点灸疗法治疗疾病。1991 年，受澳大利亚自然医学院邀请，黄瑾明前往布里斯班，进行了为期半个月的壮医药线点灸疗法课程讲授。1994 年，黄瑾明参加在美国举行的世界传统医学大会，在大会上他首次向世界宣传壮医药线点灸疗法。同年，应美国南加州中医针灸师联合公会邀请，黄瑾明做了壮医药线点灸疗法专题学术报告，推广壮医药线点灸疗法。可见，早在 20 世纪，壮医针灸就开始走出壮族地区，走出国门，传播到欧美等国家，并被当地群众所认识和接受。

进入 21 世纪，传统医药展示了独特的优势和旺盛的生命力。越来越多的国家和地区重新审视传统医学的价值，开始重视和支持传统医学的发展。在国际上，世界卫生组织将发展传统医药作为世界卫生保健事业的目标之一。而在中国，《中华人民共和国宪法》和《中华人民共和国民族区域自治法》也进一步明确了继承和发展包括民族医药在内的传统医药的重要性。壮医药的传承得到了党和国家的高度重视和关怀。全国人大常委会原副委员长甘苦同志生前多次亲临广西视察民族医药，对壮医药的传承做了重要批示。卫生部（现国家卫生健康委员会）原部长崔月犁、陈敏章，卫生部原副部长、国家中医药管理局原局长王国强亦曾亲临广西视察民族医药工作。这些都为壮医药的发掘、整理和研究，提供了良好的环境。

在国家及地区系列政策的支持下，2005 年 10 月，我国第一个挖掘研究壮医药、培养壮医药高层次人才的学院——广西中医学院壮医药学院正式挂牌成立。2012 年，广西黄氏壮医针灸流派传承工作室建设项目获国家中医药管理局立项资助。在广西中医药大学第一附属医院原院长黄贵华主持下，广西中医药大学第一附属医院成立了广西黄氏壮医针灸学流派传承工作室。壮医针灸的传承和发展由此踏入新的征程。黄瑾明教授开始招收学徒（黄凯医师、宋宁教授、秦祖杰教授、李浪辉教授、麦月瑶医师等），以传授壮医针灸疗法的学术思想和临床经验。至今，黄氏壮医针灸流派已传承至第四代。越来越多的专家学者被壮医针灸所吸引，一同加入壮医针灸的传承和发展中。

近年来，广西中医药大学第一附属医院陆续举办了全国壮医特色疗法学习班、基层中医（民族医）重点专科项目建设单位骨干医师培训班、全国名老中医黄瑾明教授学术经验研修班暨壮医针灸培训班等系列学习班。经过多方努力，壮医针灸已在全国 300 多家医疗单位推广应用，并在欧美和东南亚的一些国家传播。

随着中国—东盟自由贸易区的成立，中国—东盟博览会于 2004 年永久落户广西南宁，南宁东盟国际医药博览城项目正式启动，壮医针灸发展迅速。根据国内外学者的长期研究，中国与东盟国家在传统医药交流方面有着悠久的历史和良好的发展基础。壮医针灸疗法容易被东盟各国人民所接受和推广。

在广大民族医药工作者的共同努力下，壮医针灸疗法抓住改革开放的发展机遇，成为壮医极具特色的治疗方法之一，今后的发展也将会更快更好。作为一朵古老的民族奇葩，壮医针灸疗法将会受到更广泛的欢迎，为世界各国人民的健康做出新的贡献。

第二章

壮医针灸理论基础

在壮族先民千百年生产、生活及医疗实践的基础上，在独特的自然地理环境中，在壮汉文化交流与融合的影响下，壮医药逐步形成了自己独特的理论体系。这一理论体系不仅是对人体自身脏腑及其功能的朴实理解，也是对各种疾病的病因、病机、诊断及防治方法的规律性认识。这一体系包括五大理论内容：三道两路理论、三气同步理论、毒虚致病理论、气血均衡理论、阴阳理论。这五大理论是壮医针灸坚实的理论基础。

第一节　三道两路理论

三道两路，是壮族人民通过对人体生理病理现象的观察而总结出的人体内五条极为重要的通道。三道，指谷道、水道、气道，是三条直接与大自然相通的通道。两路，指龙路、火路，是两条内封闭通道。

谷道，是五谷进入人体并得以消化吸收的通道。谷道上连口腔、咽喉，中通食道、胃肠，下接阴窍。作为化生气血的主要场所，谷道不仅贯通人体天部（上部）、地部（下部）、人部（中部）三部，还与大自然直接相通。谷道的功能是消化吸收水谷，并将其化生成为人体所需的气血，同时将体内浊物排出。

水道，是水液进出人体的通道。水道通过上接的口腔、咽喉，中通的肾、膀胱，下连的尿道，以及遍布全身的毛孔，贯通人体天、地、人三部。人体水液经过肾脏和膀胱处理后，水道可以将其代谢产物转化为尿液或汗液，再通过尿道或毛孔排出体外。

气道，是人体之气与大自然之气相互联系及交换的通道。气道主要包括口、鼻、咽喉、气管、肺。大自然的天气从口、鼻进入气道，到达肺部完成气体交换，部分代谢废物又化生为气，通过口、鼻排出体外。整个过程都在气道中完成。

龙路，又称为“血脉”“血路”，是人体内血液的通道。龙路由中枢、干线及网络分支组成，贯通人体谷道、水道、气道、火路，以及天、地、人三部。龙路通过气血循环往来，滋养全身的脏腑骨肉、组织官窍。简而言之，龙路的功能主要是为机体输送营养。

火路，是人体内的传感通道，类似于现代医学的神经系统。跟龙路一样，火路也是由中枢、主干及网络分支组成，贯通人体的谷道、水道、气道、龙路，以及天、地、人三部。火路功能主要表现在感受和传导外界信息和刺激，并在中枢的指挥和处理下迅速做出反应。

壮医三道两路理论认为，谷道、水道、气道、龙路、火路是人体内五条极为重要的通道，连接人体天、地、人三部，把人体联结成一个有机的整体，共同调节人体气血的化生、运行、输布和排泄。人体气、血、精、津等营养物质在谷道、水道、气道内化生，通过龙路、火路，循环流通全身，使脏腑骨肉、组织官窍等得到滋养，人体内天、地、人三部之气同步运行，人体得以持续协调发展。

壮医针灸就是通过针具或药线刺激人体三道两路在体表的某些穴位，畅通三道两路，调节五脏六腑，平衡气血，加速邪毒化解或从道路排出体外，使天、地、人三部之气同步运行，从而达到治疗疾病的目的。

第二节　三气同步理论

壮医中的三气，即天气、地气、人气。天气，位居上部，为上部之气，上部属天，故称“天气”；地气，位居下部，为下部之气，下部属地，故称“地气”；人气，位居中部，为中部之气，中部属人，故称“人气”。壮医的三气有两层含义：一是指大自然的三气，即自然界的天气、地气、人气；二是指人体内的三气，即人体内的天气、地气、人气。壮医认为，人体也是一个小天地，是一个有限的小宇宙单元，因此也有三气。

三气同步，是指天气、地气、人气三部之气处于息息相通、同步运行、制约化生的状态。三气同步有三层含义：一是大自然的三气同步，即自然界的天气、地气、人气三部之气之间处于息息相通、同步运行、制约化生的状态；二是人体内的三气同步，即人体内部的天气、地气、人气三部之气之间处于息息相通、同步运行、制约化生的状态；三是人体之气与大自然天、地二气的同步，即人体之气与大自然的天气、地气之间处于息息相通、同步运行、制约化生的状态。

三气同步理论认为，天、地、人三部之气息息相通、同步运行和制约化生，只有三气同步，气血才能畅通，人体才能正常运作，达到健康状态。三气同步理论的基本内容包括天气主降、地气主升、人气主和、三气相通、三气相生、三气相制等六大方面。

天气主降，指的是天部居上，虽轻清向上，但其气宜降。天气主降有两层含义：一是在自然界，天气下降，地气蒸化，万物生焉；二是在人体的正常生理情况下，天气须下降至人部和地部，将自然界天气中吸取的清气与水谷精气汇合，化生为气血以充养人体各部，从而使机体正常，道路畅通，维护健康。

地气主升，指的是地部居下，虽重浊沉降，但其气宜升。地气主升有两层含义：一是在自然界，地气蒸化，与下降之天气交合感应，则万物生机勃勃；二是在人体，地气须上升至人部和天部，与下降之天气交合，化生气血，维护形体与功能。

人气主和，指的是人气主调和，宜有升有降，升降适度。人部居中，实为气之枢纽，为天气下降和地气上升必经之路。人气主和有两层含义：一是在自然界，若人气调和，人类合理利用自然资源，则天地和谐，风调雨顺，国泰民安；二是在人体，人气调和，三气升降正常，则道路畅通，气血调和，机体得以充养。

三气相通，指天气、地气、人气息息相通，同步运行。三气相通有两层含义：一是在自然界，天气主降，地气主升，人气主和，天、地、人三气相互交合，则万物生焉；二是在人体，上部天气、中部人气、下部地气之间息息相通，同步运行，则道路畅通，气血调和，机体康健。

三气相生，指天气、地气、人气之间相互资生、助长和促进。三气相生有两层含义：一是在自然界，天、地、人三部之气之间互相化生，协调同步运行，则万物生机勃勃；二是在人体，天、地、人三部之气之间相互资生、助长和促进，则人体气血调和，脏腑安康。

三气相制，指天气、地气、人气虽然相通、相生，但同时也相互制约。三气相制有两层含义：一是在自然界，天、地、人三部之气相互制约，人类不能对抗自然，违背自然规律，须与自然和谐相处，人体才能保持健康，人类方能获得可持续发展；二是在人体，天、地、人三部之气也相互制约协调，维持三气在一定常度下运动变化。

在壮医三气同步理论指导下，壮医针灸在临床治疗时遵循三个原则：以通为用、以衡为治、以动促衡。以通为用要求临床防治时要着眼于畅通人体各部之气；以衡为治要求临床防治时要注意保持三气的均衡同步状态，以动促衡要求治疗时要维持天、地、人三气的自然流动，使其在一定的常度下运行。

人体内三气同步靠三道两路的畅通及其相关枢纽脏腑的制约协调来实现。若道路畅通调节有度，人体内三部之气同步，人体之气与天地之气保持同步协调平衡，人体则处于健康状态；反之，若三道阻塞或调节失度，三气不能同步，则疾病丛生。气血均衡和阴阳平衡是人体三部之气获得动态协调平衡的基础。壮医针灸疗法就是通过针刺或药线点灸，通畅道路，使天、地、人三气恢复同步，调整气血和阴阳平衡，达到治疗疾病的目的。

第三节　毒虚致病理论

壮医的毒，有广义和狭义之分。广义之毒，泛指一切对人体构成伤害的致病因素；狭义之毒，指一些具体有害、有毒之物，如风毒、痧毒、瘴毒、蛊毒、蛇毒、虫毒、刺毒等。

广义之毒可分为四类：一是按毒物来源来分，有外侵之毒和内生之毒。如瘴病的瘴毒属外侵之毒，而导致湿病的湿毒则属内生之毒。机体气血偏衰、脏腑机能衰减引起水湿停聚就会形成湿毒。二是按毒物形态来分，有肉眼可见的有形之毒和肉眼看不见的无形之毒。如断肠草、蜈蚣等为有形之毒，而外感火热、暑热之毒邪为无形之毒。三是按致病严重程度和发病时间长短来分，有猛烈之毒和缓慢之毒。如焦铜药为猛烈之毒，其毒性强烈，若不幸中毒，可因毒性迅速发作而身亡。四是按毒的作用和损害部位来分，有损害皮肉之毒，损害三道两路之毒，损害脏腑、气血、骨肉之毒。

虚，即正气虚或气血虚，是指体内的运化能力和防卫能力相对减弱，难以抗毒。其原因有二：一是孕期营养不良、早产、毒邪滞留损伤正气或父母羸弱等，导致的先天不足；二是过度劳作、消耗过度或机体失常等后天因素导致气血偏衰而致虚。

壮医毒虚致病理论认为，毒和虚是导致疾病发生的两大因素，一切疾病皆由毒引起，毒是外因，虚是内因，两者相因而为病。虚是内因的原因在于虚使体内的运化能力和防卫能力减弱，人体易被邪毒侵袭，产生疾病。而毒之所以致病，是因为毒在体内与虚相抗争，最终引起气血关系失衡，从而产生疾病。

在壮医毒虚致病理论指导下，壮医治疗疾病的核心是解毒和补虚。解毒，指通过药物外用、内服或非药物的方法，使毒物在人体内化解，或通过三道两路来清除。补虚，是运用各种方法扶助正气，提高抵抗力，促进人体解毒排毒。简而言之，通过解毒和补虚，扶助正气，祛除病毒，使三气同步运行，气血阴阳平衡，从而恢复健康。

壮医针灸疗法就是通过针刺或药线点灸人体体表龙路、火路的相应穴位，扶助人体正气，调节和畅通人体三道两路，加速邪毒化解或排出体外，使天、地、人三气恢复同步，气血复归平衡，从而达到防病治病的目的。

第四节　气血均衡理论

壮医认为，整个自然界由气组成，分为上（天）、中（人）、下（地）三部。上部之气称“天气”（壮文为 Heiqmbwn），即大自然的天；下部之气称“地气”（壮文为 Heiqnamh），即大自然的地；中部之气称“人气”（壮文为 Heiqvunz），即人体。也就是说，壮医把整个人体称为“人气”。壮医认为，人体也是一个小天地，人体一身之气又可分为上、中、下三大部分。上部称为“天气”，壮语称“巧”；中部称为“人气”，壮语称“廊”；下部称为“地气”，壮语称“胴”。

壮医气血理论的气，主要指人体之气，与气道的气有概念上的区别。气道的气主要指人体之气与大自然之气相交换的呼吸之气。而壮医气血理论的气，主要是指人体一身之气，乃无形之物，是构成人体的最基本物质，是维系人体生命活动的最基本物质，还是人体生命力的表现。

壮医认为，血是构成人体的基本物质，滋养全身脏腑骨肉，由气化生、滋养和运行。气和血两者密切相关，主要表现为三个方面：第一，从气血生成时间上来说，先有气才有血，气生血，血依赖天地之气以涵养及运行。因此，气盛则血盛，气虚则血亏。第二，从气血循行上说，气血相伴循行于龙路、火路网络，充养机体，推动人体生理功能协调运行。第三，从气血的功能上说，气是推动人体各种功能活动的物质，气通则血畅，气滞则血瘀。血为气所化，又与气互相补充，两者相依为用，平衡协调，共同构成和维持人体的形体与功能。

壮医气血均衡理论认为，气是构成人体的本原，血由气所生，二者构成人体，涵养生命，是维持人体生命活动的最基本物质。气血平衡调畅，可使三道两路通畅，人体内天、地、人三部之气同步运行；可与大自然的天气、地气保持同步运行，化生不息，使人体处于健康状态。相反，气血失衡会阻滞道路，天、地、人三部之气不能同步协调运行，导致疾病产生。

气血失衡也叫气血失调，指气血失去了自我协调和恢复的能力，不能充养机体和维持机体的正常功能，不能正常化生、输布和排泄。气血失衡主要有三种情况，即气血偏衰、气血偏亢、气血瘀滞。气血偏衰是指生成不足、耗损或排泄过多导致气血充养乏源。气血偏亢是指生成过多、机体功能过盛或排泄不足等导致的气血充养过盛。气血瘀滞是指气血运行流通受阻不畅而瘀滞于内。

可见，气血失衡为疾病发生的关键，一旦气血平衡关系受到破坏，超出机体自我调节能力，疾病产生。根据壮医气血均衡理论，黄瑾明等壮医梳理了壮医针灸的七条常见病机，主要包括：

瘀滞性疾病，一般因气机不畅或气虚不运所致。

肿瘤性疾病，一般因气血瘀滞所致。

瘫痪性疾病，一般因气血瘀滞所致。

瘙痒性疾病，一般因气血瘀滞所致。

疼痛性疾病，一般因气血瘀滞所致。

疮疖性疾病，一般因气血瘀滞所致。

痿软痹阻性疾病，一般因气血瘀滞所致。

此外，在壮医调气、解毒、补虚三大治疗原则的基础上，壮医针灸提出了调气、解毒、祛瘀、补虚四条治则。不管是气血瘀滞、气血偏衰，还是气血偏亢，治疗时须平衡气血，通过四条治则调整人体气血阴阳恢复协调平衡，才能道路通畅，三气同步，体健安康。

第五节　阴阳理论

阴阳属于中国古代哲学的范畴。《易传》早有记载："一阴一阳谓之道。"说明在我国古代春秋战国时期，阴阳理论已然存在。生活于亚热带季风气候地区的壮族先民很早就有了阴阳的概念。随着壮族与汉族文化的深入交流与融合，阴阳这一概念在生产、生活中的应用日趋广泛。因此，阴阳也被壮医用来解释大自然和人体生理、病理之间的复杂关系。

阴阳是人们对自然界中相互关联的事物或现象对立双方属性的概括，既对立又相统一。阴阳理论的基本内容包括阴阳对立制约、阴阳互根互用、阴阳交感互藏、阴阳消长、阴阳转化、阴阳平衡六个方面的关系。

阴阳对立制约，指属性相反的阴阳双方在一个统一体中，不仅相互斗争、相互排斥，还相互制约。阴阳互根，指在一切事物或现象中，相互对立的阴阳的两个方面互为依存，彼此是对方存在的根本。它们无法脱离对方而单独存在，每一方的存在都以对方的存在为前提和条件。阴阳互用，指阴阳双方之间存在相互资生、促进的关系。阴阳交感，指阴阳二气在运动中相互感应、交合，即它们相互作用、相互影响，这也是宇宙万物赖以生存和变化的根源。阴阳互藏，指在相互对立的双方中，任何一方都蕴含着另一方的特性，阴中有阳，阳中有阴。阴阳消长，是指阴阳对立的双方始终在一种动态变化中，一方增长则另一方消减，反之亦然。阴阳转化，指在一定的条件下，阴阳对立的双方可以相互转化，即阴可转化为阳，阳可转化为阴。阴阳平衡，指在一个特定的时间、范围或限度内，阴阳对立的双方能维持相对稳定的状态。

根据壮医阴阳理论，根据人体的各个部位及其功能特点，壮医把人体脏腑、组织、官窍、道路等划分为相互对立的阴阳两个方面。例如上部属阳，下部属阴；体表属阳，体内属阴；天部属阳，地部属阴；天气属阳，地气属阴；气道、火路属阳，谷道、水道、龙路属阴；气属阳，血、脏腑、骨、肉属阴。

此外，壮医认为，病证分为两大类，即阴证和阳证。证是患者在疾病过程中整体状态的综合体现。对于每一种疾病而言，它会在不同的时间阶段，以及不同的患者身上，呈现出阴证或阳证的状态。治疗后，患者的证型可以发生变化，阴证可转化为阳证，阳证可转化为阴证。

阴证和阳证具体又可细分为阳盛阴衰证、阴盛阳衰证和阴盛阳盛证三种类型。阳盛阴衰证临床表现为热多寒少，以发热为主，易伤津劫液，人体三道两路运行不畅，功能失调；阴盛阳衰证临床表现为恶寒发热，寒多热少，以恶寒怕冷为主；阴盛阳盛证临床表现为发热恶寒，汗出口渴。阴盛阳盛是一种特殊证型，其形成与壮族地区气温偏高、多雨潮湿的气候特征，特殊的地理位置，以及某些痧症的特殊症状有关。

因此，在壮医的临床实践中，对阴证、阳证的辨别在诊断过程中不可或缺，而在治疗上则要寻找平衡点以调整人体阴阳使其达到平衡的状态。这种平衡的实现，则依赖于人体内部三道两路的通畅无阻，天、地、人三部之气的和谐同步运行，以及气血的均衡分布。壮医针灸疗法是通过针刺或药线点灸作用于人体体表的龙路、火路的某些穴位，通调道路，除毒祛邪，同时调节畅通气血，增强抵抗能力，加速邪毒化解或排出体外，使天、地、人三气恢复同步运行，人体气血阴阳复归平衡，从而达到治疗目的。

第三章

壮医针灸作用机理及针灸原则

第一节　壮医针灸作用机理

一、壮医针刺机理

三道两路系统是壮医针刺应用的理论基础。在长期的临床实践中，壮医逐渐认识到龙路、火路是人体内部的两条极为重要的通道。其中，龙路的中枢在“咪心头”（心脏），而火路的中枢在“巧坞”（大脑），两者均有干线和网络。在两路内有气血运行，循环往来，如环无端。具体而言，龙路主气血运行，全身营养，而火路主传感信息，即时做出反应。分支遍布全身的龙路和火路连接脏腑，沟通谷道、水道、气道，同外部的各种组织官窍以及人体的天部、地部、人部联结成为一个有机的整体。如此一来，人体各部的气血保持相对的调畅平衡，功能得以正常发挥，人体便可处于健康状态。

在人体体表，龙路、火路，以及其网络分支密布其中，这些分支在体表一定位置交汇形成结点，这些结点在壮医学中称之为“网结”，又叫“穴位”。人体体表遍布着许多这样的网结，它们是人体气血交汇之处。与龙路、火路所不同的是，虽然谷道、水道和气道在体表没有网络分支，但是在体表的某些特定位置，它们同样有反应点，这些反应点壮医同样也称之为“穴位”，又称“压痛点”或“敏感点”。因此，刺激三道两路在人体体表上的穴位就可以作用于相应的道路及脏腑。而壮医针刺疗法正是通过外治的方法，对人体体表三道两路的某些穴位施以针刺治疗，通过龙路、火路的传导，来畅通三道两路系统。一方面，通过针刺相应穴位，调节、激发或通畅人体之气血，损其偏胜，补其偏衰，使人体体内气血正常运行，趋于均衡，并与自然界天地之气保持同步；另一方面针刺相应穴位能增强人体正气，提高抵抗力，加速邪毒化解或排出，帮助天、地、人三部之气恢复同步，恢复人体健康。

二、壮医药线点灸机理

“疾患并非无中生，乃系气血不均衡。”壮医认为，调畅、平衡气血是壮医治疗疾病的重要内容，而气血的调畅、平衡依赖于三道两路的畅通，尤其是龙路、火路的畅通及其功能的正常。壮医药线点灸治疗疾病的机理如下：对三道两路在体表的穴位以温热和药效进行刺激，通过龙路、火路的传导，使三道两路得以畅通，气血得以平衡，人体各部正常功能得以恢复，天、地、人三部之气得以同步，疾病得以治愈，人体正气得以恢复。具体而言，壮医药线点灸主要通过三方面的作用来治疗疾病，即温热作用、药物作用、穴位刺激作用。

在操作壮医药线点灸疗法时，点燃药线形成的圆珠状炭火星会产生热量，而这个热量可通过点灸龙路、火路在人体体表的气血聚集部位（穴位）或者谷道、水道、气道在体表的反应点（穴位），产生温热刺激，这就是壮医药线点灸治病的温热作用。温热作用不仅可以温通道路，还可以畅通气血，辅以对穴位的刺激，即可通过两路的传导而起治疗作用。

苎麻线可以清热、凉血、解毒。壮医药线点灸所使用的药线以苎麻线为原材料，经 30 多种名贵壮药制备液浸泡后贮存备用。点灸时再取出药线，借助炭火星的热量即可发挥相应的药效。换句话说，壮医药线点灸治病的药物作用，是指用药线点灸时产生的药力作用，即通过点灸手法使药线本身的药力从穴位渗透到龙路、火路的网络分支，再经两路的传导而起治疗作用，或药力直接渗透病所而起治疗作用。

至于壮医药线点灸的穴位刺激作用，指的是通过使用药线点灸三道两路在体表的一定穴位而产生的刺激作用，通过三道两路系统的传导对气血进行调整，最终达到治疗目的。人体体表龙路、火路的气血交聚部位很多，谷道、水道、气道的反应点也很多。因为这些穴位、部位或反应点各有其功能特点，点灸不同的穴位随之就会产生不同的作用。

可见，通过温热、药物和穴位刺激这三方面的作用，借助于龙路、火路的传导，壮医药线点灸即可疏通三道两路，将毒物排出，同时又可调整“嘘”（气）、“勒”（血）、三道两路和脏腑的功能，使天、地、人三部之气同步协调运行，达到气血平衡调畅。

三、壮医莲花针拔罐逐瘀疗法机理

壮医莲花针拔罐逐瘀疗法，是指在特定的道路体表网结（穴位）上，使用具有壮医特色的莲花针（呈莲花状的一组针）进行叩刺，接着使用抽气罐在叩刺部位吸拔、留罐以排出局部瘀滞之气血的壮医治疗方法。该疗法集合了针挑、刺血和拔罐三种疗法的优点，融合了穴位叩刺、放血和拔罐的三种效果，通过针具穴位刺激、瘀血病血排出和局部负压充血，使龙路、火路两路畅通，三道两路功能恢复，气血平衡，天、地、人三部之气同步运行，最终达到治疗目的。

穴位叩刺的功效主要体现在，当使用莲花针刺激穴位时，它能够刺激皮肤神经网络，进而增强局部皮肤的通透性，有助于促进瘀血和病血的排出。而拔罐疗法的功效主要表现在以下两个方面：一方面，拔罐能够有效地吸出瘀血和病血。这一过程不仅有助于改善局部血液循环，还能缓解肌肉和血管的痉挛状态，调节血管壁的紧张度。同时，它还能改善组织的缺血缺氧状况，提升新陈代谢速度，并增强网状内皮系统的吞噬能力，进而有助于炎症的消散。另一方面，火罐所产生的负压作用还能使局部组织充血，皮肤温度升高，并促进类组织胺样物质的产生，从而增强器官功能，达到提高机体免疫力的效果。当火罐的负压作用与莲花针叩刺的刺激相结合时，能进一步调节神经、体液和精神活动，提升血管功能，促进有害有毒物质的排出。

第二节　壮医针灸取穴及配穴原则

一、壮医针灸取穴原则

中医认为，人体的穴位总共有361个，还有数十个经外奇穴。壮医针灸使用的穴位也很多，大体可分为十四经穴、壮医特定穴、阿是穴、奇穴等四大类。壮医针灸选穴时，既可直接使用中医针灸的穴位（经穴、奇穴等），又可使用壮医的特定穴和阿是穴。需要指出的是，壮医针灸穴位不仅各有其功能，而且其用穴原则和规律与中医针灸亦有所不同。而选准选好穴位是正确配穴处方的前提，是确保疗效的关键，我们必须理清壮医针灸取穴的原则。

（一）黄氏取穴原则

临床应用上，壮医针灸一般根据“寒手热背肿在梅，痿肌痛沿麻络央，唯有痒疾抓长子，各疾施治不离乡”的原则取穴。这一原则是广西中医药大学黄瑾明教授在壮医前辈龙玉乾针灸经验的基础上，根据多年的临床实践和丰富的用穴经验总结得出。这一取穴原则的形成，不仅为壮医针灸取穴指明了大方向，也成为壮医临床针灸必须遵循的基本原则。

黄氏取穴原则既是药线点灸疗法的主要取穴原则，也是壮医针刺疗法的主要取穴原则。具体而言，“寒手”指的是当畏寒发冷为主要症状时，应以手部穴位作为主穴进行治疗；“热背”则适用于发热、体温升高为主要症状的情况，此时背部穴位被选为主穴；“肿在梅”指的是存在肿块或皮肤损害的情况下，应沿着肿块或皮损的边缘及中央选择一组由五穴构成的梅花形分布的穴位；“痿肌”指的是针对肌肉萎缩为主要症状的情况，应在萎缩的肌肉上选取主要穴位；“痛沿”则适用于疼痛为主要症状时，沿疼痛部位的边缘选取主要穴位；而“麻络央”指的是以麻木不仁为主要症状时，需选取该部位一段道路的中心点作为主穴；“抓长子”则适用于因皮疹类疾病引起的皮肤瘙痒，此时应优先选取首次出现或最大的疹子作为主穴进行治疗。

（二）循道路取穴原则

为了调整气血平衡及天、地、人三气同步运行，达到防治疾病的目的，壮医针灸运用针刺或药线点灸龙路、火路在人体体表的某些气血聚集部位或反应点（穴位）以促进气血循环。而气血的调畅、平衡依赖于三道两路的畅通，因此在临床应用时，除遵循黄氏取穴原则外，还要结合循道路取穴的原则，才能取得满意的预期效果。如湿疹患者，除根据黄氏取穴原则取梅花穴、长子穴等穴位外，结合循道路取穴原则，取通龙路、火路的内关穴和血海穴，可增强疗效。

（三）近部取穴原则

对一般疾病尤其是症状较为局限的体表部位的疾病，壮医针灸常常按近部取穴的原则取穴，也就是选取患病部位或病灶近端部位的穴位。例如，肚腹疼痛取脐环穴，头痛取旋环穴，耳痛取耳环穴。又如腰肌疼痛，则取疼痛之腰肌上缘两穴和下缘两穴。对于一些外科及皮肤科的疾病，则根据患者局部出现的肿块或皮损的形状，选取患部梅花穴、长子穴等穴位。

（四）远部取穴原则

壮医认为，在人体四肢远端（肘、膝以下）以及肚脐附近有很多穴位，功能主治往往十分广泛，既可治疗局部疾病，还常常可以治疗其他部位的疾病。例如，脐环穴（脐内环穴、脐外环穴）可治疗全身疾病。因此，为了更好地达到治疗效果，可以进行远部取穴，也就是选取远离病灶部位的穴位。例如，牙痛除了取面部疼痛局部穴位，还可取远处的手十甲穴；头痛可取手掌背部的食魁穴、中魁穴和无魁穴；皮肤病可取脐内环穴。

二、壮医针灸配穴原则

对患者进行壮医针灸治疗，若辨证已经明确，治法已经制定，则配穴处方极为关键。配穴是在选穴的基础上，选取两个或两个以上、主治相同或相近，具有协同作用的腧穴加以配伍应用的方法，目的是加强腧穴的治病作用。配穴是否得当，直接影响治疗效果。壮医针灸常遵守的配穴原则有以下几种：

（一）三道两路配穴原则

谷道、水道、气道、龙路、火路任一道路发生病变时，除了取通调本道路的穴位，还可取通调其他道路的穴位，这就是壮医针灸的三道两路配穴原则。例如，由谷道不通畅引起的胃痛等谷道疾病，除了取谷道上的脐行穴，还可取水道的肾俞穴，龙路、火路的内关穴；由气道病变引起感冒，除了取通气道的曲池穴，还可取通龙路、火路的大椎穴。事实上，龙路和火路的网络分支遍布全身，沟通联系着谷道、水道、气道，因此任一道路的病变都可通过龙路或火路传变或影响其他道路。换句话说，不管哪一条道路的病变，都可以配伍通龙路或火路的穴位。

（二）远端近端配穴原则

壮医在运用针灸治疗肩凝症时，一般选靠近病灶的扁担二穴，配以离得较远的曲池穴、外关穴进行治疗；而在治疗落枕时，近端取肩井穴，远端取外劳宫穴。病灶近端的穴位与远离病灶的穴位配伍，这就是壮医针灸的远端近端配穴原则。

（三）健侧患侧配穴原则

临床上，对有些可以分为健侧和患侧的疾病，健侧、患侧均需取一定的穴位配合治疗，这就是壮医针灸的健侧患侧配穴原则。如在治疗左侧（患侧）偏身麻木时，取左侧合谷穴、丰隆穴、阳陵泉穴、飞扬穴，配以右侧（健侧）的复溜穴等穴位进行治疗。

第三节　壮医针灸治疗原则

一、针灸并用原则

壮医针灸包括壮医针刺和壮医灸法两大部分。具体到疗法上，最常用和最实用的三种疗法为壮医普通针刺术、壮医莲花针拔罐逐瘀疗法和壮医药线点灸疗法。它们各有所长，独具壮族特色，是壮医临床治疗和预防疾病的重要手段和方法。在临床工作中，面对复杂多变的各科疾病，为了提高治疗效果，往往使用针刺、药线点灸、莲花针拔罐三者配合，即针灸并用。针灸并用治疗疾病，是壮医的特色之一。一般来说，任何病种都可以针灸并用，不过为了节约医疗成本，对于一些比较轻浅的疾病，针灸也可以单独使用。但对于复杂而顽固的疾病，针灸并用可以提高疗效，快速治愈疾病。

在操作时，不仅要判断是否需要针灸并用，还要注意针灸的先后顺序。一般来说，不管疾病轻重，对于体质强壮的患者可以先针后灸，尤其是对于身体壮实但热毒炽盛的患者，更是如此。壮医药线点灸安全且疗效显著，具有强壮补益的保健功效，先用灸法可振奋人体抗病能力，配合针刺或莲花针叩刺，可提高疗效，并预防晕针和晕血。因此，不论疾病轻重，对于体质虚弱的患者应先灸后针。

二、补泻原则

补和泻是壮医治疗上的两个重要原则。补，主要用于治疗虚证。泻，主要用于治疗实证。临床上，祛邪扶正是一切疾病的治疗法则。壮医针灸手法分为补法和泻法两种，补法用于扶正，泻法用于祛邪。在同一个穴位上，使用补法扶正，能提高机体的抗病能力；使用泻法祛邪，则邪去而正安。不过，壮医针灸运用补泻治疗疾病时，选准穴位和正确操作，是确保疗效的两大关键。

从穴位数量上看，壮医药线点灸操作比较简便，取穴可以多一些。针刺补泻手法操作比较费时，一般选取穴位较少。具体的操作按照以下三个方法进行：

壮医针灸治疗肩凝症时，一般选取扁担二穴、曲池穴、外关穴等四个穴位。扁担二穴靠近病灶，因此采用补法；曲池穴、外关穴距病灶较远，因此采用泻法，从远处排出病邪。这里采用的方法称为“近补远泻法”，即病灶近端穴位用补法，远端穴位用泻法。

对于中风偏瘫后遗症、牙齿痛、面神经麻痹、左半身出汗右半身无汗等这些可以分为健侧和患侧的疾病，可采用补健侧泻患侧的方法治之。以中风偏瘫为例，治疗时取复溜穴、关元穴、气海穴、风池穴、风府穴、人中穴、丰隆穴、飞扬穴、曲池穴、合谷穴、大椎穴、阳陵泉穴等穴位进行针灸治疗。由于运针补泻用时较长，因此每次治疗选其中两个穴位即可，其他穴位使用药线点灸。具体而言，若左侧肢体偏瘫，则泻左侧的复溜穴以及居中的关元穴，补右侧的复溜穴和居中的气海穴。

至于补泻的顺序，对于体质健壮者，宜先泻后补，而对体质虚弱者，则先补后泻。例如，癫痫病人体质一般较为虚弱，可选取风府穴、尺泽穴、间使穴、阳陵泉穴等穴位进行针灸治疗。其中，两侧尺泽穴、间使穴都是先补后泻，各 2 次，其余穴位使用药线点灸，均用补法。

需要注意的是，对于一些体质十分虚弱的患者，宜补不宜泻，否则恐伤正气，使病情加重。例如，对于长期严重失眠，体质极差，动则大汗淋漓，日夜汗出不止，极度疲乏无力的患者，可取两侧神门穴、复溜四穴，使用针法施补 4 次，再使用药线点灸百会穴、四神聪穴、攒竹穴、失眠穴、关元穴、膻中穴、四缝穴等穴位，每穴点灸 3 壮，均用补法。

三、治疗原则

壮医针灸治病，遵循“三治”原则，即治早、治小、治了。治早，指及时、及早治疗。治小，指小病、轻病早治。治了，指彻底治疗，不要中途而废。

壮族地区山高林密，多雨酷热，所谓“草木水泉，皆禀恶气”。壮医认为，防重于治，强调未病先防，壮族人民在实践中积累了丰富的防毒防病经验。例如，壮族人民在清晨外出时，若遇到瘴气与雾露弥漫的环境，他们会口含生姜来辟除浊气；在进行农作时，若被暴雨淋湿，他们会选择熬煮姜葱汤，一部分用来淋浴，一部分则趁热口服，以此预防伤风感冒；在高温多雨的季节，他们会使用白矾来过滤饮用水，并生吃大蒜头，以防止虫毒滋生；而当疠疫流行时，他们外出回家后，会熬煮特制草药水来淋浴，以此避除秽气并解毒；诸如此类，数不胜数。可见，壮医强调疾病一开始的时候就要进行防治，有病早治，无病早防。

壮医认为，在疾病轻微或刚开始时，就应开始治疗。若病情严重才开始治疗，往往会延误病情或演变为慢性病，影响疾病的治疗效果。此外，在疾病治疗的过程中，很多病人在临床症状消失后就停止治疗，殊不知病因很有可能仍未完全祛除，此时停止治疗，后期复发的可能性较大。因此，壮医还遵循“治了”的原则，即要求对疾病进行彻底治疗，等临床症状消失，并且舌象、脉象、甲象等恢复正常后，才能停止治疗。

除了遵循“三治”原则，在临床应用针灸治疗疾病的过程中，壮医还会根据不同的病种、不同的病情，确定治疗方案。制定方案时，需要考虑三个因素，即治疗时长、间隔治疗和加长治疗。

一般来说，急性病疗程宜短，慢性病疗程需长。若患麦粒肿、感冒、腹泻等急性病，需每天针灸 1 次，一般连续针灸 1 ～ 3 天即愈；若患乳腺增生、脂肪瘤等慢性病，病程较长，不可能在短期内消散治愈，这种情况就需要分疗程给予治疗，一般每天针灸 1 次，10 天为 1 个疗程。

对于那些需要进行多疗程治疗的疾病，在每两个疗程之间应间隔一定的时间。

这是因为穴位在经过一段时间的针灸治疗后，会出现一定的适应性，对针灸刺激敏感性降低，从而出现疗效不明显的现象。这时，应该暂缓治疗，等穴位恢复对针灸刺激的敏感性后，再继续治疗，如此才能获得较好的治疗效果。两个疗程之间常需间隔一段时间，这就是壮医说的“间隔治疗”，而间隔时间的长短，视具体病种及病情而定。根据壮医的经验，湿疹、体癣等顽固性慢性病需要的间隔时间较短，一般隔 2 ～ 3 天即可。如果在间隔期间病情继续好转，则间隔时间可适当延长。对于其他慢性病及病情较为稳定的疾病，间隔时间可以延长至 5 ～ 7 天。

对易于反复发作的疾病，在治愈疾病后，疗程可适当延长以巩固疗效，防止病情反复，称之为“加长治疗”。如顽固性的痛经患者，痛经停止后应多治疗 3 ～ 5 个月经周期。一般需要月经来潮前 4 ～ 5 天开始针灸，每天治疗 1 次，直到月经停止，连续针灸 3 ～ 6 个月，以巩固疗效，防止复发。

第四章

壮医针灸的特点与功用

第一节　壮医针灸与中医针灸异同

壮医针灸是中国传统医学的重要组成部分，是壮族先民在生产、生活、实践，以及与疾病做斗的争过程中，长期积累和总结的珍贵的医学经验。作为壮医临床治疗中的特色疗法，壮医针灸既与中医针灸有相似之处，也有其不同之处。一方面，两者都是通过针刺或艾灸人体体表的特定穴位，促进或调节人体的某种功能，从而达到防病治病的目的。另一方面，由于来自不同的医学体系，它们在历史渊源、理论基础、治疗原则、穴位选择、治疗工具、治疗方法等许多方面都有所不同。

一、起源时间差异

壮医针灸与中医针灸都有着悠久的历史。据考证，中医针灸起源于我国原始社会的氏族公社时期。秦朝以来，随着汉族文化向岭南地区的传播，中医传入壮族地区。因此，壮医针灸疗法受到中医针灸疗法很大的影响，两者有很多相通的地方。从广西壮族聚居地武鸣县（今南宁市武鸣区）马头乡古墓中发现的2枚青铜针，以及贵县（今贵港市）罗泊湾M1号汉墓发现的3枚银针来看，壮医针灸疗法已有几千年的历史，起源于原始时期，盛行于春秋战国时期，取得过较高的成就。同样，根据《素问·异法方宜论》的记载“故九针者，亦从南方来”，说明针刺起源于南方，壮族是使用针刺治病较早的民族之一。

二、理论依据差异

虽然壮医针灸与中医针灸都是中国传统医学中的治疗方法，但两者的理论基础不同。中医针灸以中医的经络、腧穴、气血理论为理论基础，而壮医针灸则以三道两路理论为理论基础。

中医认为，经络是气血运行的通道，连接人体的四肢、关节、官窍，沟通人体的上下内外。经络系统通过有规律的循环和错综复杂的联络，把人体的各个组织器官连成一个整体。穴位则是脏腑经络之气输注于体表的部位，是经络系统通达的外属部分，是经络上的反应点，是人与外界沟通的枢纽。因此，对穴位进行针灸刺激，可以疏通经络，调和气血，调整阴阳平衡，从而增强机体的各项功能，达到祛除病邪的目的。

根据壮医理论，刺激分布在体表三道两路相应的穴位，并借助龙路、火路的传导，可以疏通三道两路。一方面，刺激这些穴位可以调节人体气血的循环，损其偏胜，补其偏衰，从而恢复气血平衡，确保它们与自然界中天地二气的同步运行。另一方面，刺激这些穴位可以增强人体正气，提高人体对疾病的抵抗力，并加速体内致病毒素的化解和排出，使天、地、人三气重新恢复同步运行的状态，身体最终得以恢复。

三、治疗原则差异

中医针灸治疗疾病的基本原则包括以下四个方面：一是补虚泻实，即滋补虚弱，减少实盛，对于正常情况则平补平泻；二是清热温寒，即热证宜快针，寒证宜留针；三是标本缓急，即寻找病因，急症治症，慢病治本，兼顾病因和症状；四是因时、因地、因人施治，即根据时间、地域和个体特点进行施治。

壮医针灸除了遵循“三因治宜”原则，还遵循急短慢长、间隔治疗和加长治疗等原则。急短慢长，指急性病疗程宜短，慢性病疗程需长；间隔治疗，指对于那些需要进行多疗程治疗的疾病，在每两个疗程之间应间隔一定的时间；加长治疗，指对易于反复发作的疾病，在治愈疾病后，疗程可适当延长以巩固疗效，防止病情反复。

四、取穴方法差异

在取穴方法上，中医针灸依据随证取穴、循经取穴、近部取穴、远部取穴等方法取穴。随证取穴，是指针对某些全身症状或疾病的病因病机而选取腧穴；循经取穴，是指在与患病局部相同的经脉上，选用远隔患部的穴位；近部取穴，是指在病痛的局部和邻近的部位选取腧穴；远部取穴，是指在距离病痛较远的部位选取腧穴。

除了与中医类似的循道路取穴、近部取穴和远部取穴，壮医针灸临床上最主要的取穴原则为“寒手热背肿在梅，痿肌痛沿麻络央，唯有痒疾抓长子，各疾施治不离乡”。“寒手”指的是当以畏寒发冷为主要症状时，应以手部穴位作为主穴进行治疗；“热背”则适用于发热、体温升高为主要症状的情况，此时背部穴位被选为主穴；“肿在梅”指的是在存在肿块或皮肤损害的情况下，应沿着肿块或皮损的边缘及中央选择一组由五穴构成的梅花形分布的穴位；“痿肌”指的是针对肌肉萎缩为主要症状的情况，应在萎缩的肌肉上选取主要穴位；“痛沿”指的是以疼痛为主要症状时，沿疼痛部位的边缘选取主要穴位；“麻络央”指的是以麻木不仁为主要症状时，需选取该部位一段道路的中心点作为主穴；“抓长子”则适用于因皮疹类疾病引起的皮肤瘙痒，此时应优先选取首次出现或最大的疹子作为主穴进行治疗。

五、针感差异

中医的针灸强调施针过程中的针感，即毫针插入穴位后产生的经气感应。不同的人会有不同的针感，通常会有酸、麻、胀的感觉，这种感觉会沿着某个部位或某个方向扩散和传递。在临床实践中，如果没有针感，就有必要分析原因，如检查穴位选择是否正确，手法是否适当，针灸角度是否合适等。

与中医的针灸不同，壮医的针灸并不坚持在针入后产生酸、麻、胀的感觉。壮医不要求运针手法，希望患者在针灸过程中感到舒适，甚至将治疗视为一种享受。

第二节　壮医针灸的特点

作为壮医中最具特色的治病技法，壮医针灸具有浓厚的民族特色和地方特色。壮医针灸是中医针灸与岭南医学相结合的产物，是祖国传统医学的一朵奇葩。它具有以下几方面的特点：

一、推崇“三剑客”

在壮医针灸疗法中，最常见、实用和特色鲜明的三种疗法被称为壮医针灸的“三剑客”，即壮医普通针刺术、壮医莲花针拔罐逐瘀疗法和壮医药线点灸疗法。

壮医普通针刺术适用于传统中医穴位以及壮医特定穴位，如梅花穴和脐环穴等，以浅刺为主要针刺方法，广泛用于临床治疗各种疾病，尤其对内科疾病和疑难病症有显著效果。

壮医莲花针拔罐逐瘀疗法则是将莲花针叩刺和拔罐相结合，作用于人体体表的一定穴位上以预防和治疗疾病。此疗法在临床上对活血化瘀效果显著，尤其适用于气血瘀滞所致的疼痛等疾病。

壮医药线点灸疗法将浸泡于各种壮药配制液中的苎麻线的一端点燃形成炭火星，灼灸于人体体表的特定穴位以治疗和预防疾病。壮医药线点灸疗法具有广泛的临床应用，尤其对于疼痛、瘙痒等疾病有显著疗效。

“三剑客”各具优势，常在临床实践中配合使用，或先针后灸，或先灸后针。三者相辅相成，每获良效。

二、追求无痛针灸

壮医针灸在应用时，特别注重患者的感受，将患者的舒适感放在首位。因此，不强求在针灸时产生酸、麻、胀等感觉，不强调运针。事实上，壮医针灸推崇无痛针灸，不仅进针和拔针无痛，针刺过程中的运针和留针也应该无痛。在确保治疗效果的前提下，壮医针灸应给治疗中的患者带来舒适和愉悦。无痛针灸的理念是黄瑾明临床实践的经验总结。

三、多用壮医特定穴

壮医使用的穴位有部分与传统中医的相同，但大部分穴位是壮医独有的。壮医有超过50个特殊穴位，可分为四大类，即天部穴位、人部穴位、地部穴位和其他穴位。其中，天部穴位、人部穴位和地部穴位，有固定的名称和位置；梅花穴位和长子穴等特定穴有固定名称，但没有固定位置。在壮医的特定穴中，很多是由多个穴位组成的穴位群，如梅花穴、月亮穴、脐环穴、耳环穴等。在壮医针灸临床应用中，穴位选择的原则及方法主要为“寒手热背肿在梅，痿肌痛沿麻络央，唯有痒疾抓长子，各疾施治不离乡”，以及循道路取穴、近部选穴和远部选穴。

四、常用脐环穴调气

经过多年的临床实践和积累，壮医形成了对脐部穴位的独特理解，逐渐探索出通过针灸脐环穴进行调气的方法。在理论上，壮医认为脐带连接着人体全身的器官和组织，它是人体的缩影，是体内道路系统的特殊网结，是全身血管的汇聚点，以及天、地、人三者的交汇中心。在临床上，壮医认为在脐环穴上进行针灸，对调气起着重要的作用，可以疏通三道两路，恢复气血平衡，促进天、地、人三气的同步。因此，对于多种临床疾病，特别是内科疾病，针灸脐环穴调气是首选。

第三节　壮医针灸的优势

壮医针灸是壮族人民在长期的生产、生活、实践，以及同疾病做斗争的过程中经验的结晶，广泛应用于临床各科，以治疗多种常见病、多发病及一些疑难杂症。壮医针灸在壮族人民中得到了广泛的实践，随着时间的推移，越来越受壮族人民的青睐。经过多年的临床实践和实验研究，壮医针灸具有以下六个方面的显著优势：

一、简、便、廉、验、捷

壮医针灸疗法取材简单，疗效确切，方便实用，具有简、便、廉、验、捷等优点。具体表现如下：

“简”，即设备简单。以壮医针灸“三剑客”为例，在施行壮医针刺操作时，医者只需要用到普通针灸针、壮医莲花针、碘伏（或酒精）消毒液或消毒棉球；在施行壮医药线点灸疗法时，则更为简单，只需一盏灯（指明火源，如打火机、蜡烛、酒精灯等）、一条药线即可。

“便”，即操作方便。例如，施行壮医针刺时，患者只需平卧或坐直，即可施行治疗；使用壮医药线进行点灸时也不受场所、时间、地点的限制，随时随地均可施灸治疗。

“廉”，即成本低廉。壮医针灸无须购买高昂的仪器设备及药剂，无论对于医者还是患者来说，费用都比较低廉。

“验”，即效果灵验。壮医针灸治疗病种甚多，能治疗临床各科多种常见病、多发病及一些疑难杂症，且疗效确切。疗效显著是壮医针灸得以延续的关键，没有确切的疗效，再独特的疗法也将是无本之木，经不起实践的检验。

"捷"，即效果迅速。壮医针灸对某些疾病，如急性的痛症、剧烈的痒症，能达到迅速缓解症状的效果。

二、适应证广

除了中医针灸的众多穴位，壮医针灸还有50多个特定穴位，这些穴位各有特点和功能。壮医运用针刺或药线点灸来刺激这些特定的穴位，通过龙路、火路的传导，调整天、地、人三气复归同步运行及气血平衡，以达到防治疾病的目的。壮医针灸能治疗众多疾病。具体来说，凡属恶寒、发热、肿块、疼痛、痿痹、麻木不仁、瘙痒等范畴的疾病，包括内科、外科、妇产科、小儿科、皮肤科、男科、眼科、口腔科、耳鼻喉科等临床各科在内，均可使用壮医针灸进行治疗。对于其他范畴的疾病，也可使用壮医针灸进行配合治疗。目前壮医针灸能治疗的疾病种类已达130多种。对疼痛、瘙痒性疾病，壮医针灸疗法效果突出。

三、安全无毒副作用

壮医针灸属自然疗法，安全无毒副作用。以壮医应用最广泛的"三剑客"为例：壮医普通针刺术一般无明显疼痛，创伤小，无毒副作用。壮医莲花针拔罐逐瘀疗法在莲花针叩刺时有轻微疼痛，叩刺完毕疼痛即止，拔罐后会有病血排出，一周后皮肤表面即可恢复正常，无皮肤创伤、疤痕、后遗症，以及其他毒副作用。壮医药线点灸疗法在点灸时局部仅有轻微蚁咬样灼热感，一般持续1～2秒即迅速消失。要注意的是，点灸后局部可出现一个非常浅表的灼伤痕迹，停灸一个月，则自行消失，无须担心；部分患者点灸处可出现轻微瘙痒感，外涂75%酒精即可，不可抓挠。因此，点灸后局部无任何疤痕、后遗症，以及其他毒副作用，安全可靠。

四、绿色无污染

作为自然疗法，壮医针灸不会造成环境污染。壮医普通针刺术和壮医莲花针拔罐逐瘀疗法所使用过的针具、棉签等，会置于利器盒中进行统一销毁，而罐具、真空抽气枪则置于消毒液中浸泡处理。至于壮医药线点灸疗法，药线点燃后无烟、无灰、无刺激性气味，是一种全生态的自然疗法，符合现代卫生的要求。

五、易于学习、便于推广

壮医针灸易学、易懂、易掌握。大多数人经过一段时间的学习，即可掌握，因此，壮医针灸很容易进行推广应用。事实上，壮医针灸已在全国400多家医疗单位应用推广，并传播到欧美和东南亚等地区，吸引了不少外国专家、学者前来考察和学习。除了适合在医院使用，便于在广大乡村基层进行推广，壮医针灸还可以用于家庭保健，有利于提高人民的健康素养。

六、与中医及现代医学兼容性强

作为自然疗法，壮医针灸不影响药物治疗，不会和中医或现代医学产生对抗作用。事实上，它可作为辅助疗法，配合中医中药或现代医学疗法，能有效提高治疗效果，促进疾病痊愈。

作为壮医最具特色的治疗方法之一，千百年来壮医针灸在壮族民间广为流传，经久不衰。古老的壮医针灸是一块民族瑰宝，开始以崭新的姿态出现在人们面前，逐渐引起人们的重视，成为人民群众治病防病的有效手段和方法，并取得了越来越多的社会效益和经济效益。

第四节　壮医针灸的作用

根据临床实践和实验研究的结果，壮医针灸可通过针刺、拔罐、药效、温热等对穴位的刺激作用，畅通道路、调畅气血，从而产生广泛的治疗作用。壮医针灸具有止痒、止痛、消肿、祛瘀、退热、除晕、发汗、调气、开胃、止泻、止血、安神等多种独特功效。

一、止痒

通过针刺或药线点灸三道两路在体表的某些穴位或部位，壮医针灸可调整和疏通三道两路，使风邪、湿邪消散并排出体外，从而恢复气血平衡，达到止痒目的。壮医针灸可有效地祛风毒、除湿毒，对顽癣、湿疹、接触性皮炎、荨麻疹、蚊虫叮咬性皮炎、稻田皮炎等多种皮肤瘙痒性疾病有显著止痒效果。若情况轻微，病情可迅速缓解和治愈。

以荨麻疹为例，壮医针灸强调调气、化湿毒、祛瘀毒，以疏通两路，道路通畅则风毒自消。针灸时，取长子穴（最早出现的皮疹），用泻法。若皮疹面积较大，可配合梅花穴、莲花穴或葵花穴，以加强调气、化湿、祛瘀作用，快速止痒。

二、止痛

在壮医看来，人体三道两路以通为用，任何一条通道阻塞不通或通行不畅，身体就会出现疼痛症状。壮医针灸能畅通三道两路，具有很好的止痛效果，有时作用甚至立竿见影。具体而言，通过针刺或药线点灸三道两路在人体体表的一定穴位或部位，壮医针灸可以疏通三道两路，使毒邪在体内化解，或通过三道两路来清除，从而缓解疼痛。壮医针灸对某些急性疼痛有显著止痛效果，包括头痛、带状疱疹后神经痛、牙痛、痛经、胃脘痛、肌肉扭伤疼痛、腹痛等，而对某些慢性痛症（腰腿痛、坐骨神经痛、关节肿痛、肢节风湿痹痛等）亦有较好的治疗作用。

临床治疗头痛，常以调气、祛瘀为原则，壮医针灸取月亮穴、发旋穴、旋环穴、眉弓穴等，采用泻法，疏通头部的龙路、火路分支，以达到迅速缓解疼痛的目的。此外，壮医认为风湿病的筋骨、肌肉、关节的疼痛均由风、寒、湿、热等毒邪入侵，筋骨、肌肉及关节中的龙路、火路分支阻滞、道路不通、气血不畅所致，治疗时以梅花穴为主，通过温通三道两路，最终达到止痛消肿的效果。

三、消肿

壮医认为肿结为毒邪聚积而致。毒邪又可细分为有形之毒和无形之毒，猛烈之毒和缓慢之毒。毒邪会导致红肿热痛、溃烂、肿瘤、疮疖等急性炎症和器官组织的器质性病变。通过针刺或药线点灸三道两路在人体体表的某些穴位或部位，壮医针灸可调整、疏通三道两路之气血，促进毒邪化解，扶助正气以提高抗病能力来达到消肿的目的。壮医针灸散瘀消肿的效果显著，对很多肿块结节性疾病有较好的消肿散结作用，包括皮肤疮疖、丹毒、疣肿硬结、颜面痤疮、口腔溃疡、咽喉肿痛、扭伤肿胀、痔疮肿痛、扁桃体肿大、关节肿大畸形等。此外，对乳腺增生、脂肪瘤等也有一定的治疗效果。

壮医针灸能迅速消退急性起病的肿块结节。例如，皮肤红肿疮疖可取梅花穴，针灸时用泻法，即可解毒祛瘀。而对于乳腺增生、脂肪瘤等慢性肿块性疾病，壮医针灸重在调气、祛瘀，配以补虚，常取梅花穴、结顶穴，采用补泻结合手法，治疗一段时间后，肿块即可逐渐缩小消退。

四、祛瘀

壮医认为，通过针刺、拔罐或药线点灸三道两路在人体体表的一定穴位或部位，壮医针灸可畅通三道两路瘀滞，或直接将瘀滞之气血吸拔出来。壮医针灸可活血祛瘀、消肿散结，作用显著，对伤科瘀肿疼痛，以及各种疾病引起的气血瘀滞、道路瘀阻，均具有较好的祛瘀通滞的作用。

临床上，治疗无创口的皮肉外伤瘀肿时，常用壮医莲花针拔罐逐瘀疗法。操作时，先用莲花针叩刺，再使用拔罐器将瘀血吸出，如此即可祛瘀、消肿、止痛，肤色恢复正常。此外，血海穴、膈俞穴等穴位具有活血作用，壮医针灸也常常使用它们进行祛除瘀血。

五、退热

通过针刺或药线点灸三道两路在人体体表的一定穴位或部位，壮医针灸可畅通三道两路，促使体内天、地、人三部之气同步运行，恢复气血平衡，从而起到退热作用。壮医针灸的退热作用显著，不管是对感冒发热还是由其他原因引起的全身发热及局部发热，都有较好的退热降温作用。

治疗感冒发热时，壮医针灸讲究穴位配伍和手法选择，取背八穴或背廊穴，采用泻法，进行调气解毒。事实上，壮医针灸遵循“寒手热背”的取穴原则，即体温升高属热性疾病，宜取背部穴位。

六、除晕

通过针刺或药线点灸三道两路在人体体表的一定穴位或部位，壮医针灸可畅通三道两路瘀滞，调整三气同步运行，恢复气血平衡畅通，可以起到除晕的效果。壮医针灸有较好的止眩除晕、醒脑开窍的作用，无论是对神经官能症、动脉硬化、高血压病、贫血、耳源性眩晕等疾病引发的眩晕，还是对其他原因引起的头昏脑涨，均有较好的治疗作用。

临床上，治疗神经官能症引起的眩晕时，壮医针灸多取发旋穴、旋环穴、背廊穴等，以通路调气为要，每获良效。

七、发汗

壮医认为，毛孔是水道的重要出口，可排出体内代谢产物及病理产物。当出汗而无汗，则可因体内代谢产物或病理产物积蓄而产生疾病。通过针刺或药线点灸三道两路在人体体表的一定穴位或部位，壮医针灸可畅通三道两路，调整天、地、人三部之气复归同步运行，调节毛孔开合，促使机体发汗。因此，壮医针灸对感冒无汗、发热无汗，或其他原因引起的当汗而不出汗有较好的治疗作用。

八、调气

壮医认为，气是构成人体的最基本的物质，气调则路通，而路通则三气同步。通过针刺或药线点灸三道两路在人体体表的一定穴位或部位，壮医针灸可激发、畅通人体三部之气，使道路畅通、气血恢复平衡，从而达到调气的效果。壮医针灸激发、畅通人体三部之气，调气通路作用明显，对各种原因引起的气滞、气郁、气逆、气陷有较好的治疗作用。

临床治疗气滞，壮医针灸常针刺脐环穴。作为壮医针灸调气最常用的穴位，壮医认为其调气作用尤为突出，可有效疏通三道两路，促进三气同步，调节气血均衡。

九、开胃

壮医认为，食欲不振属壮医谷道病范畴，而谷道在人体体表有一定的反应点（穴位）。通过针刺或药线点灸这些谷道反应点以及龙路、火路在体表的相应穴位，壮医针灸可以调节谷道，畅通胃肠的龙路、火路网络分支，促进气血循环流通，从而起到开胃消食、促进消化吸收的作用。因此，对小儿厌食症、成人消化不良等，壮医针灸效果显著，可以开胃消食。

临床上，治疗脾虚湿盛（阴证）引起的消化不良、纳呆等问题，壮医针灸为了补虚调气，常取下关元穴、食背穴、脐环穴等，如此可促进胃肠蠕动，迅速提高食欲。

十、止泻

壮医认为，通过针刺或药线点灸可疏通三道两路，壮医针灸可调整和提高人体免疫功能，增强抗病能力，从而实现止泻的作用。壮医针灸可调节谷道，对因伤食引起的泄泻有显著而快速的疗效，对急性肠胃炎、痢疾等引起的泄泻，治疗效果良好。

临床治疗因伤食引起的泄泻，壮医针灸常取食背穴、趾背穴、脐外环穴，配合四缝穴，以调气、补虚为主，可起到较好的止泻效果。

十一、止血

壮医认为，通过针刺或药线点灸三道两路在人体体表的一定穴位或部位，壮医针灸畅通龙路、火路网络，调整道路功能，促使出血停止。壮医针灸对于鼻出血、口腔出血、便血、尿血等各种血证，有一定的止血功效。

临床上，治疗各种血证时，壮医针灸多取梅花穴及其他具有止血功效的穴位以进行止血。壮医认为，还有一些穴位具有活血和止血的双重作用，对这些穴位进行针刺则既可活血又能止血。对于因瘀血存在而导致的出血，只有先祛瘀而后才能止血。故治疗时需辨证论治，先明确病因，再进行选穴。例如，针对痔疮出血，壮医针灸常以调气、祛瘀为法，选用肛周四穴进行治疗，以达到活血止血效果。

十二、安神

壮医认为，“巧坞”（大脑）位居人体上部，上部属天，即天部，因此为人体各部的总指挥部。人类的神志及精神活动由“巧坞”（大脑）主宰，而“巧坞”又依赖“嘘”（气）、“勒”（血）等物质给养。通过针刺或药线点灸三道两路在人体体表的一定穴位或部位，壮医针灸可以疏通、调整三道两路，促使天、地、人三部之气同步运行，滋养气血，“巧坞”（大脑）得养，从而使心神安宁。故在治疗心神不宁诸疾时，壮医针灸常常取“巧坞”（大脑）上龙路、火路的穴位进行治疗。通过疏通通路、调理“巧坞”(大脑)，壮医针灸对一些心神不宁及神志异常的疾病，如失眠、紧张、焦虑、郁证、神经官能症、更年期综合征等有一定治疗效果。

临床上，因紧张引起的失眠，症见入睡困难、睡后易醒、心神不安等问题，壮医针灸常取安眠三穴、发旋穴、脐内环穴，配合内关穴、三阴交穴进行治疗，可获得良好的治疗效果。

除了以上多种功效，壮医针灸还可治疗临床各科多种疾病。例如，针灸通利小便的穴位可以治疗癃闭，而针灸固涩小便的穴位则可以治疗遗尿。可见，壮医针灸具有多方面功效，适应证范围广泛。

第五节　壮医针灸的预防保健功用

现代科学实验和临床实践证明，壮医针灸可以有效调整人体脏腑组织的功能，畅通人体气血，促进新陈代谢，提高血红蛋白及红细胞的数量，增强吞噬细胞的吞噬功能，从而调整和提高人体的免疫功能，增强人体的抗病能力。也就是说，壮医针灸具有治疗和预防保健的双重作用。

壮医认为，通过针刺或药线点灸三道两路在人体体表的一定穴位或部位，壮医针灸可调整气血，疏通道路，促使天、地、人三部之气同步运行，气血平衡，从而达到扶助正气，提高人体免疫功能，增强抗病能力的目的。临床上，对于各种虚弱患者，壮医常取下关元穴、脐环穴，配合气海穴、足三里穴进行定期针灸，以增强体质，防病健身。

此外，壮医认为，谷道是气血生化之源，调补谷道就能旺盛气血，增进健康。壮医针灸可调补谷道，补益气血，温养阳气，具有强壮补益的作用。不管是先天不足，还是后天失养的人群，使用壮医针灸都能取得较好的防病保健效果。

第五章

壮医针灸操作方法

壮医针灸包括壮医针刺和壮医灸法两大部分。壮医针刺运用器具刺激人体体表一定的穴位或部位以防治疾病。壮医针刺方法种类繁多，临床应用最为广泛的是壮医普通针刺术和壮医莲花针拔罐逐瘀疗法。壮医灸法通过烧灼或熏烤人体体表一定的穴位或部位，达到防治疾病的目的。在壮医灸法的十多种疗法中，壮医药线点灸疗法的临床应用最为广泛且最具壮医特色。本章具体介绍壮医普通针刺术、壮医莲花针拔罐逐瘀疗法及壮医药线点灸疗法的使用材料及操作方法。

第一节　壮医普通针刺术操作方法

一、材料准备

壮医针刺疗法起源于原始时期，经过数千年的发展，使用的工具种类繁多，渐趋精细，包括植物硬刺、石针、青铜针、陶针、银针、金针、合金针、不锈钢针、莲花针等。发展到今天，壮医普通针刺术最常用的工具为毫针，多由不锈钢制成，偶用银针或合金针。

壮医针刺用的毫针主要由两部分组成，分别是针和针柄，其中，针又细分为针尖、针身、针根、针尾。（如图 5-1）针尖为针上部尖端锋利部分，针身为针中间主体部分，针根为针身与针柄的连接部分，针柄为持针部分，针尾为针柄的末梢部分。针柄与针尾多用钢丝或银丝缠绕，呈螺旋状或圆筒状。

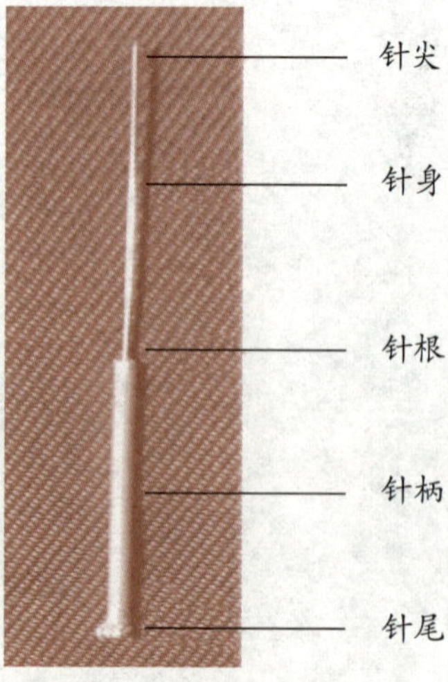

图 5-1　毫针结构图

壮医针刺使用的针常以毫米为计量单位，因此称为“毫针”。根据针身的长短和粗细，毫针又可以分为几种规格，其中临床上最常用的是 0.25 毫米 ×25 毫米、0.30 毫米 ×40 毫米这两种规格。

各种规格的毫针在性能上无明显差别，常按进针深度选择使用。临床上需根据不同疾病，不同针刺部位和穴位，以及患者体质、年龄、胖瘦等因素来选择合适的针具。

具体而言，男性、体壮、形胖的患者，患壮医阳证范畴疾病且病变部位较深的患者，应选较粗、较长的针进行针刺；女性、体弱、形瘦的患者，患壮医阴证范畴疾病且病变部位较浅表的患者，应选较细、较短的针进行针刺。此外，对皮薄肉少处进行针刺，应用较细、较短的针；而对于皮厚肉丰之处进行针刺，宜选较粗、较长的针。需要注意的是，针柄松动，针尖弯曲、带钩，针身生锈的针具不能选用。

二、术前准备

施针前，施针人员需对患者的病情进行全面评估，做出科学诊断，制定合理的治疗方案，进而选择针刺部位，了解施术部位的特点。对初次体验壮医针刺的患者，施针人员还需要进行耐心说明，争取患者的信任及配合。施针前，患者常取卧位，一般不取坐位，以防晕针，且需提前充分暴露施针部位或穴位。

在进针前，施针人员还需先消毒要针刺的穴位或部位，常规采用含 75% 酒精的消毒棉球或含碘伏消毒液的消毒棉球。

三、操作手法

根据现代医学，人体呼吸的主要作用是进行气体交换，排出体内细胞新陈代谢过程中产生的过多的二氧化碳，补充人体所需氧气，保证细胞新陈代谢和其他生命活动的正常进行。

与现代医学类似，壮医也很重视气的功能和作用。壮医诊断一个人是否活着的一条重要依据就是鼻孔是否有气进出。活人一呼一吸，一吐一纳，全都是气。而人若死了，天地之气进不了人体，体内的废气也排不出体外，生命也就自然终止了。

不过，与现代医学略有不同的是，壮医所称的“气”，分为有形之气和无形之气。前者是指人的生命活力或人的总体功能；后者是指人虽然肉眼看不到，但可以感觉到的自然之气。

根据壮医气血理论，气和血是维持人体生命的两种最基本物质。气血保持均衡，则人体处于健康状态，若气血失去协调平衡，则疾病滋生。可见，作为人体不可或缺的物质，气与呼吸吐纳息息相关，特别是呼吸吐纳能控制气血升降，促进气血正常运化，所以壮医对呼吸吐纳历来极其重视。事实上，壮医针灸治病的机制就在于运用补虚泻实手法，祛邪扶正，畅通道路，使人体气血复归平衡。

壮医中的虚指正气不足，实指邪气壅盛。虚则补之，实则泻之；补即补正气，泻即祛邪气。壮医针灸操作手法，主要有补法和泻法两种。通过补泻手法，壮医针灸可以达到补虚泻实、祛邪扶正的目的，使人体气血恢复平衡。

（一）普通针法

1. 补法

◎ **步骤一：进针**

首先，施针者根据患者病情选好体位、穴位，进行常规消毒，并引导患者做腹式深呼吸吐纳运动。接着，用左手拇指指甲重切穴位，在患者吐气时将针尖迅速刺入穴位；静候片刻，待患者吐气时将针再深刺 1/3；再静候片刻，待患者再吐气时将针刺至所需深度，完成进针过程。进针时，可采用针管无痛进针法（如图 5-2），亦可徒手进针。

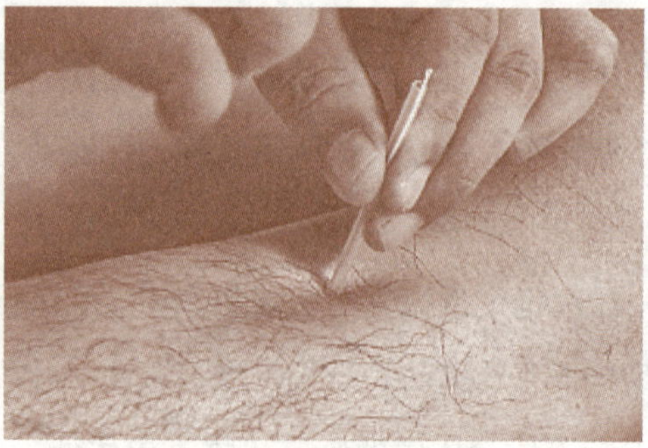

图 5-2　针管无痛进针法

◎ **步骤二：留针候气**（**如图 5-3**）

进针完毕后，略做提插或轻刮针柄 1 ～ 2 分钟，然后留针 20 ～ 40 分钟待“气至”。怎么判定“气至”呢？判断依据有三：第一，针体自行摆动；第二，针感沉紧下坠；第三，针口处周围皮肤隆起或下陷。只要出现以上三项中任何一项，即可判定已经“气至”。若留针 20 ～ 40 分钟后，仍未“气至”，可重复一次吐纳补泻手法后再留针 10 分钟。待“气至”之后再进行运针吐纳施补手法治疗疗效会比较好。

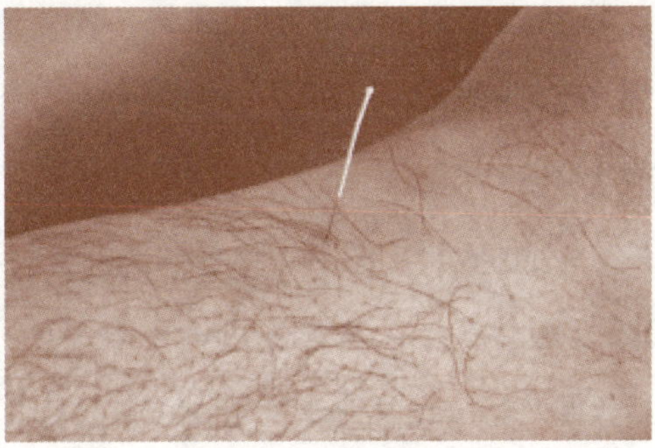

图 5-3　留针候气

◎ **步骤三：运针吐纳施补**

首先，施针者将针提起 2 ～ 3 分（1 寸 ≈ 10 分，1 寸 ≈ 3.33 厘米，下同），再迅速插下，快速重复提插 9 次（一提一插为 1 次）；接着，患者做缓慢而细长的腹式吐纳运动，重复 3 次（一吐一纳为 1 次）。9 次提插（奇数）和 3 次吐纳（奇数）的过程为 1 次穴位吐纳补法（1 个穴位）。至于患者需要在哪些穴位施行补法治疗手法，每个穴位又施补几次，则视病情而定。一般为 3 ～ 9 次。

◎ **步骤四：出针**

患者进行腹式深呼吸吐纳运动（速度越慢越好）。当患者吸气时，施针者慢慢将针拔出，整个过程在 3 次吸气中完成。拔针后，用手指快速按压并轻轻按摩所刺穴位，以防气泄。

2. 泻法

◎ **步骤一：进针**

首先，根据患者病情选好体位和穴位，并进行常规消毒。然后，嘱咐患者做腹式深呼吸吐纳运动，施针者用左手拇指指甲重切穴位，在患者纳气时将针尖迅速刺入穴位；静候片刻，患者再纳气时将针再深刺1/3；再停片刻，再纳气时将针刺入所需深度，完成进针步骤。

◎ **步骤二：留针候气**

完成进针后，提插或轻刮针柄1～2分钟，留针20～40分钟以候“气至”。判断“气至”方法同补法。“气至”后再进行运针吐纳泻法治疗手法。

◎ **步骤三：运针吐纳施泻**

提针2～3分，约30秒钟后插下，接着快速重复提插6次（一提一插为1次）。患者做腹式呼吸吐纳运动，连续吐纳4次（一吐一纳为1次）。6次提插（偶数）和4次吐纳（偶数）的过程为1次泻法手法治疗（1个穴位）。如果需要再行施泻手法者，重复上述过程即可。至于每个病人需要在哪些穴位施行泻法治疗手法，每个穴位又需泻几次，则视病情而定。

◎ **步骤四：出针**

患者做腹式深呼吸吐纳运动。患者在吐气时，施针者慢慢出针，在3次吐气过程中将针出完。

3. 平补平泻法

◎ **步骤一：进针**

首先，根据患者病情选好体位和穴位，并进行常规消毒。然后，嘱咐患者做腹式深呼吸吐纳运动，施针者用左手拇指指甲重切穴位，在患者纳气时将针尖迅速刺入穴位；静候片刻，患者再纳气时将针再深刺1/3；再停片刻，患者再纳气时将针刺入所需深度，完成进针。

◎ **步骤二：留针候气**

完成进针后，施针者提插或轻刮针柄 1 ～ 2 分钟，然后直接留针 20 ～ 40 分钟。无须进行运针吐纳补泻手法。

◎ **步骤三：出针**

患者做腹式深呼吸吐纳运动，患者在吐气时施针者慢慢出针，在 3 次吐气过程中将针出完。

（二）特殊针法

1. 普通穴位针法

◎ **步骤一：选针**

施针者根据穴位所在部位的肌肉情况，选用规格为 0.25 毫米 ×25 毫米（1 寸针）或规格为 0.30 毫米 ×40 毫米（1.5 寸针）的一次性无菌毫针（管针）。

◎ **步骤二：进针**

施针者快速无痛进针，进针后不提插，不捻转，不强求酸、麻、胀等针感。

◎ **步骤三：留针**

一般留针 30 ～ 60 分钟后出针。

◎ **步骤四：出针**

施针者将针轻柔地慢慢拔出。若有出血，立即用消毒棉签按压针孔止血。

2. 特殊穴位针法（脐内环穴针法）

◎ **步骤一：选针**

选用规格为 0.25 毫米 ×25 毫米（1 寸针）的一次性无菌毫针。

◎ **步骤二：取穴**

以脐窝的外侧缘旁开 0.2 寸做 1 个圆环，环线上均是穴位，称为“脐内环穴”。将脐内环看成 1 个钟表，以脐中央（神阙穴）为钟表中心，根据脏腑归属分别在8个点上取穴，这8个点分别是12时位、1点30分时位、3时位、4点30分时位、6时位、7点30分时位、9时位、10点30分时位。

◎ **步骤三：进针**

进针前，患者需做腹式吐纳运动，调整好呼吸，平稳情绪，避免紧张；施针者采用管针无痛进针。施针时，以脐为中心，向外呈10°角放射状平刺，进针深度约为0.8寸。

◎ **步骤四：调气**

完成进针后，患者继续做3～5分钟腹式吐纳运动，直到感觉脐部出现温暖感。调气期间，若患者某个部位出现疼痛或其他不适感，说明该处三道两路不畅通，施针者需在痛点加刺一针。

◎ **步骤五：留针**

一般留针30～60分钟。

◎ **步骤六：出针**

将针轻柔地慢慢拔出。如若出血，立即用消毒棉签按压针孔止血。

第二节　壮医莲花针拔罐逐瘀疗法操作方法

作为壮族医学针灸疗法中最具民族特色的独特疗法，壮医莲花针拔罐逐瘀疗法结合了莲花针叩刺与拔罐来排出瘀血并生成新血以加强疗效。该疗法以泻为主，可促进血液循环并消除瘀血，可有效地消散体内经络中的气滞血瘀，并疏通三道两路。因此，凡属气血瘀滞病机的疾病，均可应用。不过，若患者正气虚弱明显，该疗法则不宜应用。

一、材料准备

莲花针拔罐逐瘀疗法操作前需提前准备好以下器具：莲花针、拔罐器、皮肤消毒液（碘酒、75%酒精等）、棉签、止血纱布片、止血棉球、镊子、一次性手套、一次性口罩、壮医通路酒等。其中，莲花针是壮医莲花针拔罐逐瘀疗法必不可少的独特工具。

壮医莲花针由7枚不锈钢针集成，其针排列成圆形莲花状，故名“莲花针”，又名“七星针”。按不锈钢针束的形状或钢针数量来分，莲花针规格还有以下四种：由1枚不锈钢针构成的称为“一星针”，又称“单针”“独脚针”；由2枚不锈钢针集成的称为“二星针”，又称“一字针”；由3枚不锈钢针集成的称为“三星针”，又称“三角针”；由5枚不锈钢针集成的称为“五星针”，又称“梅花针”。

不管何种规格，壮医莲花针通常由两部分组成：针体和针柄。针体固定于针柄一端，由不锈钢针（针数根据不同规格为1～7枚）集成一束，针与针之间间隔相等，针尖平齐、针身平行，用木头或塑料等固定，针尖露出部分约0.5厘米。针柄一般用竹棒、木棒或塑料棒制成，长度为15～20厘米。针柄又可细分为柄根、柄

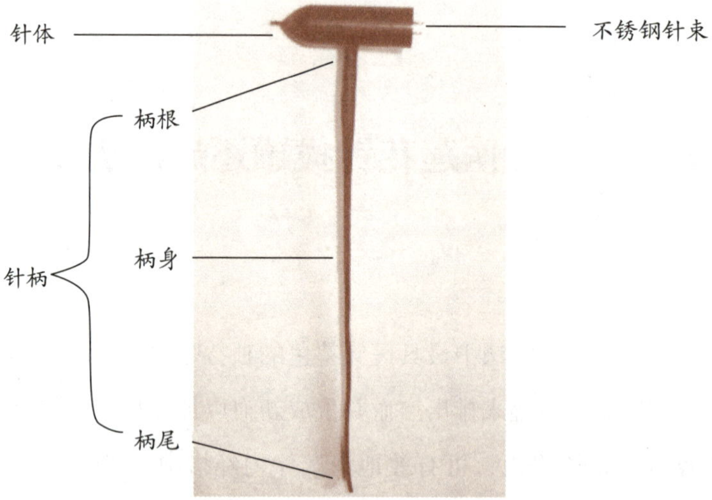

图 5-4　莲花针结构图

身与柄尾。其中，针柄与针体连接的部分为柄根；针柄的另一端为柄尾，为手持的部位；柄根与柄尾之间为柄身。（如图 5-4）

需要注意的是，不同莲花针的刺激作用大小与针数多少相关。一般而言，一星针针数最少，对皮肤的刺激最小，适用较轻浅或范围较小的疾病；梅花针针数较多，对皮肤的刺激较大，多用于一般的常见病、多发病；莲花针针数最多，对皮肤的刺激最大，适用于各类顽固性疾病。因此，操作时需根据疾病种类、病情及部位选择使用。对于较轻浅的疾病，可选用独脚针、一字针、三角针或梅花针；对于常见病及多发病，则多用梅花针；对于较顽固的各类疾病，如偏头痛、顽癣等则可选用莲花针。

在准备材料时，应注意检查莲花针针尖是否平齐、无钩、缺损、生锈，针柄与针体连接处是否牢固。

二、术前准备

施针前，施针者需对患者的病情进行全面评估，做出科学诊断，制定合理的治疗方案，进而根据患者的患病情况选取莲花针叩刺、拔罐的部位，并了解施术部位的特点。壮医莲花针拔罐逐瘀疗法治疗时需排出病血，会有疼痛感，因此，对初次体验该疗法的患者需提前耐心解释，争取患者的信任和配合。患者一般取卧位或坐位，避免强迫体位，且施术前需提前充分暴露穴位。

施针前，还应该对莲花针针具、拔罐器具及叩刺部位皮肤进行消毒。建议在治疗室安装紫外线消毒灯。具体消毒方法如下：

（1）莲花针消毒：用75%酒精或2%戊二醛消毒液将莲花针进行浸泡消毒。建议采用一次性无菌莲花针，用完即置于利器盒中集中销毁处理。

（2）罐具消毒：罐具须用含氯消毒片溶液或2%戊二醛消毒液浸泡消毒。

（3）叩刺穴位或部位消毒：常用碘伏消毒液（或碘酒、75%酒精）消毒施术穴位或部位的皮肤。

三、操作手法

壮医莲花针拔罐逐瘀疗法是叩拔结合的疗法，包含莲花针叩刺与拔罐两个重要流程。而拔罐又可细分为拔罐、留罐、起罐及擦药酒这四个步骤。接下来具体介绍壮医莲花针拔罐逐瘀疗法的五个操作步骤及方法。

（一）莲花针叩刺

医者使用一次性无菌莲花针连续叩击选定穴位或部位。具体而言，以右手拇指、食指握住莲花针针柄尾部，食指置于针柄下，拇指压在针柄上；针尖对准叩刺部位，用腕力将针尖垂直叩打在皮肤上，并立即提起，如此反复。每穴叩刺持续约1分钟，以刺破龙路、火路在皮肤上的网络分支，形成比罐口略小的梅花状图案。进行莲花针叩刺时应注意三点：第一，叩打时针尖应与皮肤垂直，避免勾挑；第二，若叩打时出血，应注意清洁消毒，防止感染；第三，若局部皮肤有创伤、溃烂，则不宜叩刺。

莲花针叩打皮肤时，叩打的力度取决于患者的感受和疾病的情况，因此需注意掌握叩打的手法。按叩打力度、局部皮肤出血情况及病人疼痛程度，莲花针叩打方法可以分为轻、中、重三种手法。轻手法，即医生用较轻的手腕力量进行叩打，患者的局部皮肤会出现潮红，但没有出血和明显疼痛感，适用于老弱妇儿、虚证患者，以及头面等肌肉浅薄处。中手法，介于轻手法和重手法之间，患者的局部皮肤会潮红，伴有少量出血和轻微疼痛，适用于一般疾病及多数患者。重手法，即医生用较重腕力叩打，患者的局部皮肤会有轻微出血，疼痛为可忍受的程度，适用于体壮者患、实证者患，以及患者肌肉厚实处。

至于如何选定叩击位置，临床上通常采用三种方法：循路叩刺、循点叩刺及局部叩刺。循路叩刺是指循龙路、火路路线叩打，如可在项背、腰骶部进行循路叩刺。循路叩刺时，应每隔 1 厘米左右叩刺一下，一般循路叩打 10 ～ 15 次。循点叩刺是指根据三道两路在体表上穴位的主治病症进行叩刺，如可在华佗夹脊穴、反应点等特定穴位进行循点叩刺。局部叩刺是指在局部病变部位进行散刺、围刺，如可在跌打损伤导致的局部瘀肿疼痛部位进行局部叩刺。

（二）拔罐（如图 5-5）

莲花针叩打完毕后，紧接着用罐具对准叩刺部位进行拔罐逐瘀，以吸出瘀滞之气血。

壮医拔罐器具有竹罐、陶罐、玻璃罐、抽气罐等。抽气罐不仅使用方便、易于观察，而且吸拔效果较好，因此在壮医针灸中最常用。本书凡用到拔罐疗法的，所用拔罐器具均为抽气罐，抽气罐又分为圆口罐和歪口罐。圆口罐，外口为正圆状，适用于平整部位的吸拔。歪口罐专为人体关节部位、凹凸部位设计，故可用于关节凹凸不平部位进行拔罐。

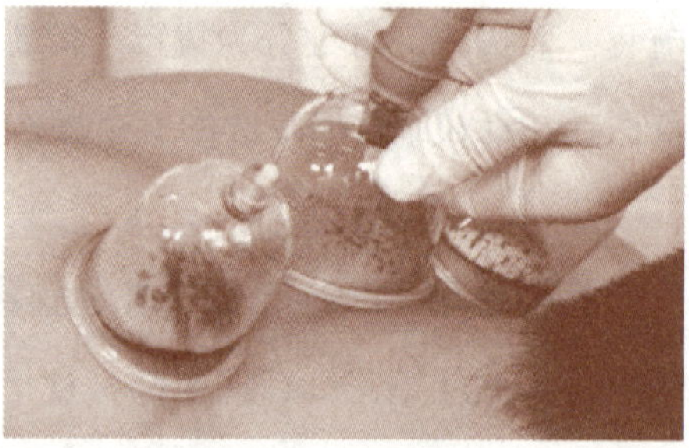

图 5-5　拔罐

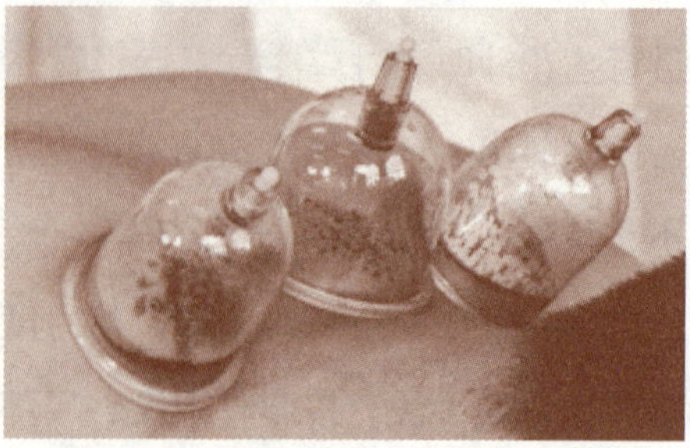

图 5-6　留罐

（三）留罐（如图 5-6）

留罐时间据病情及叩刺部位而定。不

过，一般留罐时间为 10 ～ 15 分钟。若病情较轻或进行面部拔罐，可行闪罐，而不必留罐。

（四）起罐

起罐时，先将气罐活塞拔起，罐体向一侧倾斜，空气入罐后，瘀血亦流入罐内，即可慢慢起罐。接着，用无菌纱布或棉球擦拭吸拔部位，清理渗出瘀血。要注意保持清洁，避免感染，防止瘀血下流污染皮肤和衣服。起罐后须将罐体清洗干净，并放入消毒液中浸泡以备用。

（五）涂擦药酒

起罐后，用壮医通路酒（如图 5-7）或具有活血化瘀作用的药酒涂擦患处，可起到消毒、散瘀及提高疗效的作用。

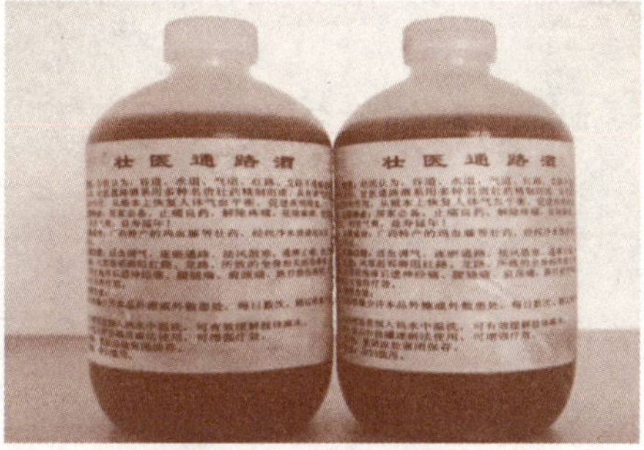

图 5-7　壮医通路酒

壮医通路酒常于拔罐结束后涂擦患处，配合壮医莲花针拔罐逐瘀疗法，以提高疗效。它由多种壮药精制而成，具有活血祛瘀、调气止痛、温通三道两路等功效。壮医通路酒不仅对叩刺伤口无刺激，病人涂擦后反而感觉非常舒适。

第三节　壮医药线点灸操作方法

壮医药线点灸是以壮医理论为指导，运用壮医药线点灸三道两路在体表的相应穴位或部位，用以预防和治疗疾病的一种独特医疗保健方法。该疗法具有多种功效，应用甚为广泛，尤对痛、痒等病症有立竿见影之功效。

一、材料准备

壮医药线点灸疗法操作简单，只要备好火源及药线即可操作。火源方面，只要能将药线点燃即可，因此很多选择可供点灸使用，如煤油灯、酒精灯、蜡烛、打火机等。临床上较为常用的是酒精灯、蜡烛和打火机（如图 5–8、图 5–9、图 5–10）。不过，含有有毒物质或烟灰较多的火源，如蚊香火等不宜使用。

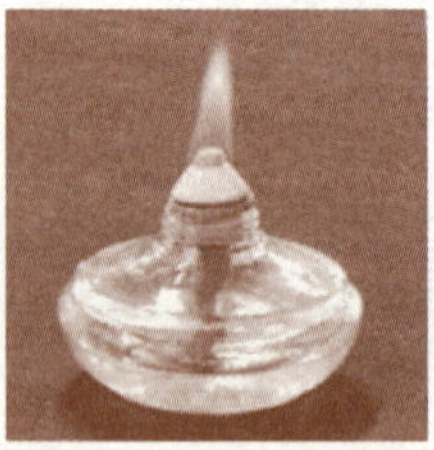

图 5–8　酒精灯

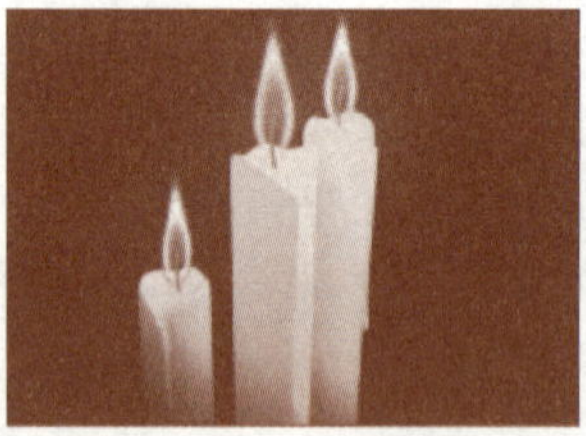

图 5–9　蜡烛

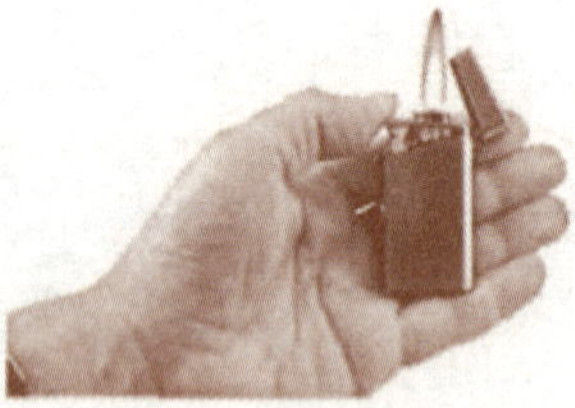

图 5–10　打火机

壮医药线的长度一般为 30 厘米，常采用苎麻线为原料。药线制作过程分两步：首先将苎麻根皮搓成直径约 0.7 毫米的细线，然后将其放入由 30 多种名贵壮药制成的制备液中进行浸泡。壮医药线可分为两个部分：线端、线身。药线的两端称“线

端"，又称"线头"；药线两端之间的主体部分称"线身"，又称"线体"。（如图 5-11）

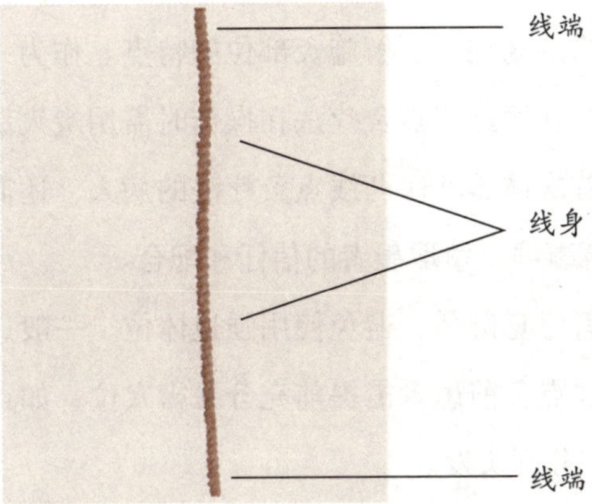

图 5-11　壮医药线结构图

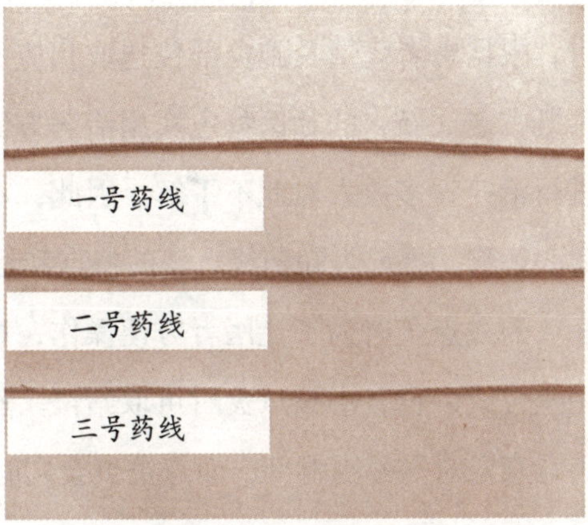

图 5-12　壮医药线规格

根据药线线身粗细程度，壮医药线又分为三种规格（如图 5-12）：第一种药线直径约 1 毫米，称为"一号药线"；第二种药线直径约 0.7 毫米，称为"二号药线"；第三种药线直径约 0.25 毫米，称为"三号药线"。不同规格药线的性能有所不同，临床上需根据疾病种类、病情及点灸部位选择使用。一般而言，药线粗细与产生的刺激作用成正比。一号药线最粗，产生的刺激最强，常用于灸治皮肤较厚处的穴位或部位及治疗癣症等顽疾。二号药线居中，使用范围最广，临床上常用于治疗各种常见病、多发病及一些疑难杂症。三号药线最细，产生的刺激最小，故适用于治疗皮肤较薄较嫩处的穴位或部位，以及用于小儿灸治。

市面上出售的壮医药线按包装可分为瓶装和袋装两种。药线均在一定量的药液中浸泡，以保持原有药效和一定的湿度。壮医药线使用前后均应存放在药水中以备用，用多少取出多少，未用部分密封保存，避免频繁打开瓶盖或袋口，以免药效散失。用完后应将药线整理好，放回瓶中或袋中密封保存。药线应存放于阴凉干燥处，远离高温或近火的地方，不宜暴晒或强光照射。

二、术前准备

点灸前需对患者的病情进行科学评估，做出诊断并制定合理的治疗方案。同时，根据患者病情及施灸部位选取相应规格的药线，了解施灸部位的特点。作为一种既古老又新兴的壮医特色实用治病方法，壮医药线点灸疗法在操作时需用炭火星进行治疗，多数人对此不了解。因此，对首次体验壮医药线点灸疗法的病人，还需耐心解释，提前告知药线点灸的特点和注意事项，争取患者的信任和配合。

药线点灸时为了让医者方便操作，患者感觉舒适，避免使用强迫体位。一般选用坐位或卧位，小孩点灸时可取站位。药线点灸前患者需提前充分暴露穴位，如点灸背廊穴时需暴露背部，而点灸百会穴时需分开头发。

三、操作手法

首先，拿出经过多种壮药制备液浸泡过的苎麻线（直径约为 0.7 毫米），选一边线端在灯火上点燃，使之形成圆珠状炭火星，然后将炭火星快速地灼灸在人体体表特定的穴体或部位。具体操作手法如下：

（一）整线（如图 5-13）

药线经药液浸泡后通常处于松散状态，因此取出后需进行整线。整线就是把药线取出、拉直、搓紧。具体而言，用两手拇指和食指分别固定药线两端，再同时以相反方向把药线拧紧、拉直。整线非常重要，必须做到位，否则直接影响治疗效果。

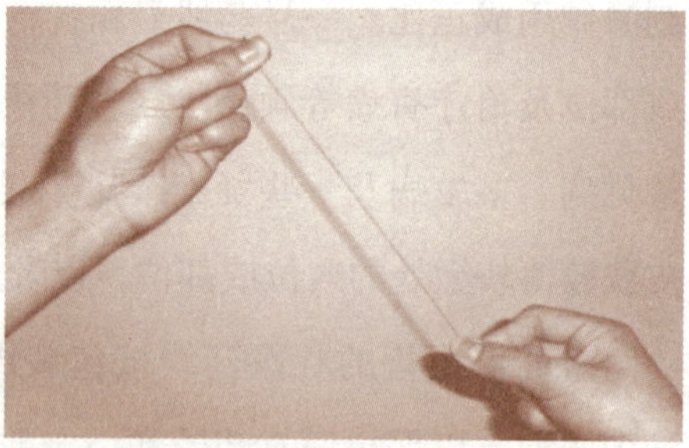

图 5-13　整线

（二）持线（如图 5-14）

右手食指和拇指捏住药线线端（任一线端均可），并露出线头 1 ～ 2 厘米。线头露出部分不宜过短或过长，否则不便于操作。

（三）点火（如图 5-15）

点火指的是将露出的线端在灯火上点燃，以产生圆珠状炭火星。按燃烧时间的长短，药线点燃后一般可出现明火、条火、珠火、径火等四种火候（如图 5-16），但只有珠火可以使用。临床操作时，必须严格掌握火候，抓住点灸时机，及时施灸，才能确保疗效。四种火候具体介绍如下：

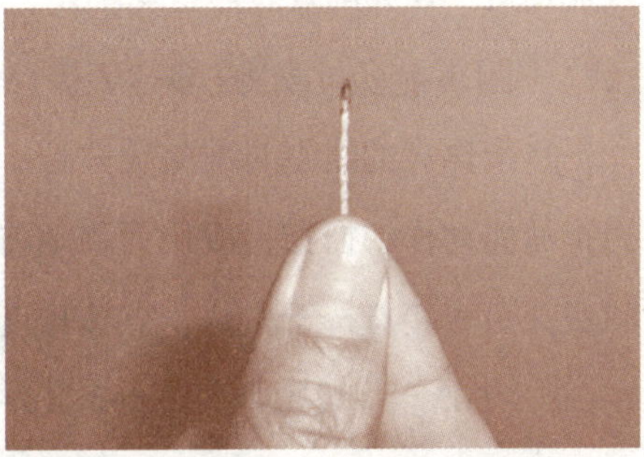

图 5-14　持线

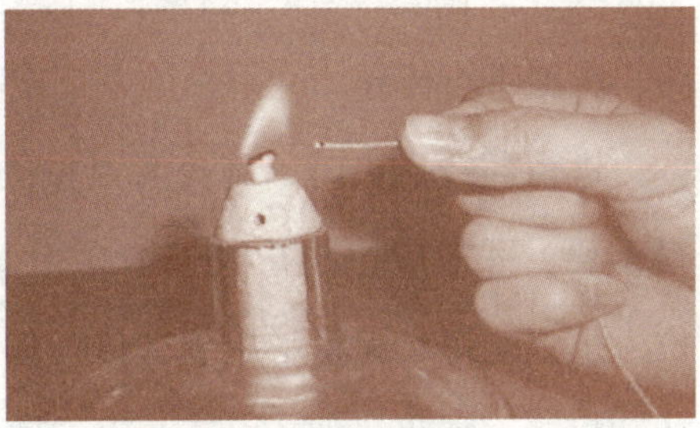

图 5-15　点火

1. 珠火：珠火指的是药线点火端的炭火星，状如圆珠，不带火焰。珠火星最旺时为点灸的最佳时机。此时施灸，留在穴位上的药线炭灰将呈灰白色，治疗效果最好。因此，药线点灸时必须使用珠火点灸。

2. 明火：明火即火焰，药线点燃后，若带有火焰，必须将其吹灭。若使用明火点灸，极易烧伤皮肤，出现水泡，因此不宜使用。

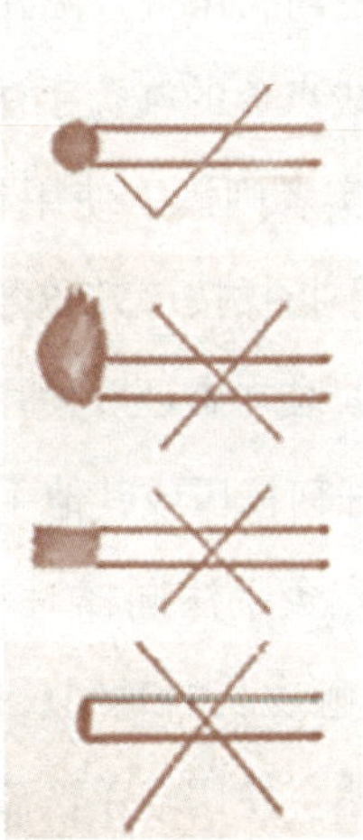

图 5-16　药线点灸四种火候平面图

3. 条火：条火为火焰熄灭后留下的一条较长的线状炭火星。若出现条火，必须把条火灭掉，重新点火。若使用条火施灸，不仅难以对准穴位，还容易灼伤皮肤，故不宜使用。

4. 径火：若珠火停留过久，逐渐变弱，只剩半边或微弱炭火星，说明已经错过了点灸良机。径火药效及热量均不足，此时点灸效果欠佳，故径火也不宜使用。

（四）施灸（如图 5-17）

将带珠火的线端对准施灸穴位，顺应拇指屈曲动作，拇指指腹快而稳地将圆珠状炭火星直接点按于穴位，点按角度保持在 30°～60°。一般每个穴位点灸 1～3 壮（一按火灭即起为 1 壮），每天点灸 1～3 次。对于患者而言，点灸时会感觉局部有蚁咬样灼热感，有时这种感觉还会沿龙路、火路进行传导。

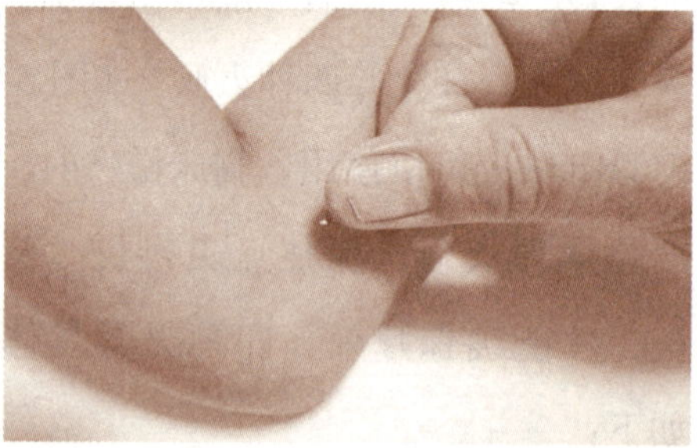

图 5-17　施灸

进行药线点灸时，施灸者点按的角度很重要。一般应控制在 30°～60°，既不能像针刺一样将药线线端的炭火星刺向穴位，也不能将炭火星平压于穴位。如果采取 90° 进行直刺，容易烧伤患者皮肤，且特别疼痛；如果采取 180° 平压施灸，则珠火不能集中火力对穴位进行刺激，无法达到预期效果。不过，由于耳穴特殊的解剖特点，点灸耳穴时需应用特殊的点灸方法，即需要将药线拉直，像扎针一样拿着药线将线端炭火星点灸在耳穴上。

壮医药线点灸的施灸手法分补法和泻法两种，临床应用时，根据病情需要，虚者则补之，实者则泻。使用补法时，施灸者将壮医药线的炭火星点按于穴位上之后，迅速用手指揉按该穴位数秒，此时患者会感觉到一股热流向穴位深处传导。补法用于气血偏衰之虚证。使用泻法时，施灸者将壮医药线的炭火星点按于穴位上之后，不施加任何按压或其他手法。泻法常用于气血偏亢、气血瘀滞之实证。

此外，点灸手法同样对壮医药线点灸的疗效起决定作用。按手法的轻重程度（以炭火星接触皮肤的时间长短来划分），药线点灸手法可以分为三种：轻手法、中手法和重手法。使用轻手法施灸时，施灸者快速扣压，火星接触穴位时间短，珠火火星接触穴位即灭，刺激量较小；使用重手法施灸时，施灸者缓慢扣压，珠火火星接触穴位时间较长，刺激量较大；介于轻手法和重手法之间为中手法。临床应用原则是“以轻应轻，以重对重”，又叫“以快应轻，以慢应重”，即轻病用轻（快）手法，重病用重（慢）手法，普通疾病用中手法。另外，在药线点灸前将药线搓紧实，使药线直径变小，此时进行点灸会得到轻手法的效果；反之，若将两条或多条药线搓在一起，使药线直径变粗，此时进行点灸会得到重手法的效果。

第六章

壮医针灸注意事项

壮医针灸疗法安全无毒副作用，具有简、便、廉、验、捷等优点。通过畅通道路，调畅气血，该疗法具有止痒、消肿、止痛、除晕、祛瘀、退热、发汗、调气、开胃、止泻、止血、安神、保健等多种独特功效，凡内科、外科、妇产科、小儿科、皮肤科、男科、眼科、口腔科、耳鼻喉科等临床各科的常见病、多发病均可应用，还可用于治疗不孕不育症等疑难杂症，对某些疾病甚至有立竿见影之功效。

可见，壮医针灸的适应证范围非常广泛。事实上，目前壮医针灸能治疗的疾病种类已超过百种。不过，壮医针灸的最佳适应证为以下七个范畴的疾病：恶寒、发热、肿块、疼痛、痿痹、麻木不仁、瘙痒。运用壮医针灸治疗常常能获良效，特别是对于疼痛、瘙痒等病症，效果立竿见影。壮医针灸虽然可以治疗临床各科多种疾病，但临床操作时也有很多注意事项及禁忌证。

第一节　壮医普通针刺术的注意事项

壮医普通针刺术可以用于治疗内科、外科、妇产科、小儿科、皮肤科、男科、眼科、口腔科、耳鼻喉科等临床各科的常见病、多发病，以及不孕不育症等疑难杂症。

不过，壮医普通针刺术的补泻手法，必须操作得当。以泻法为例，一般病人会在操作完后出现全身发冷甚至发抖等现象，因此应严格掌握，避免泻之太过。同样，有时候补法也不能过早实施，如对于体虚而毒邪盛实者，需先去邪毒，再予施补。一般来说，对于体质强壮而又毒邪壅盛的患者，可以加倍使用泻法，加快祛邪，尽早康复；对于轻病或体质虚弱而毒邪盛实不甚的患者，少用泻法，泻 1 ～ 2 次病痊愈者，不宜再泻，以免损伤正气；对于体质特别虚弱的患者，在治疗过程中，宜先补后泻，顾及正气，正气恢复后，再根据需要泻其毒邪。

壮医针刺过程中，还要特别注意以下禁忌：

（1）小儿囟门未闭时，不宜针刺其头顶部穴位。

（2）孕妇禁用或慎用。孕龄3个月以下者，慎用针刺，尤其不能针刺下半身穴位。孕龄3个月以上者，全身均应禁用针刺。整个孕期，禁针刺手十甲穴等一些具有通龙路、火路作用的穴位。

（3）患者皮肤有感染、溃疡、疤痕或肿瘤的部位，不宜针刺。

（4）有出血倾向或损伤后出血不止的患者，不宜针刺。

（5）患者情绪紧张、不能配合治疗时应先采取相应措施，不宜立即施行针刺。

（6）患者饥饿、疲劳时应先采取相应措施，不宜立即施行针刺治疗。

（7）针刺脐环穴时，须严格消毒，严格掌握进针方向、角度、深度。

（8）针刺眼区、项部及脊椎部穴位时，注意针刺的深度和角度，避免损伤重要组织器官。

（9）针刺心、肺、肝、肾、肠、膀胱（尤其是尿潴留时膀胱）等重要脏器所在的穴位时，需十分谨慎，不宜深刺，严格掌握进针的深度、角度，避免医疗事故。

第二节　壮医莲花针拔罐逐瘀疗法的注意事项

壮医莲花针拔罐逐瘀疗法的适应证为痛证和瘀证，尤其是气滞血瘀引起的痛证。该疗法对因风寒湿毒痹阻龙路、火路所致的四肢或关节痹痛、腰膝酸软、手足麻木等症状，以及对风湿性关节炎、骨质增生、肩周炎、颈椎病、跌打损伤等导致的痛证有独特疗效。此外，对于毒瘀痹阻龙路、火路所致的各种皮肤病，如带状疱疹后遗神经痛、湿疹、痤疮等，亦有独特疗效。

进行壮医莲花针拔罐逐瘀疗法操作前，要注意针罐器具的选择，包括：

（1）莲花针针尖应平齐、无钩、无锈蚀和缺损。

（2）莲花针针柄与针头须垂直，剔除歪曲者。

（3）莲花针须提前消毒。一人一针，以防交叉感染。

（4）根据叩刺部位选取适宜大小的罐具。

进行壮医莲花针拔罐逐瘀疗法操作时，要注意以下事项：

（1）莲花针针尖应垂直叩下，避免勾挑。

（2）若叩打过程中有出血，须清洁消毒，防止感染。

（3）叩打手法宜快、狠、准。

（4）留罐时间不宜过长。

（5）全程无菌操作，处理创口时须特别注意。

（6）莲花针叩打时，注意预防患者晕针、晕血，须密切观察患者面色、表情、皮肤情况、有无不适等。

进行壮医莲花针拔罐逐瘀疗法操作后，要注意术后护理，包括：

（1）施术部位 6 小时后方可用温水冲洗，避免冷水或化学制品刺激。

（2）术后如局部出现小水疱，无须处理，身体可自行吸收；如水疱较大，应先进行局部皮肤消毒，用注射器吸出液体后覆盖消毒敷料。

壮医莲花针拔罐逐瘀疗法是将莲花针叩刺和拔罐相结合以排出瘀血的独特疗法，应用时须注意以下禁忌：

（1）孕妇禁用。

（2）有出血倾向或损伤后出血不止者，禁用。

（3）皮肤有感染、溃疡、疤痕的部位，不宜叩刺。

（4）颜面的穴位或部位叩刺宜轻刺激。

（5）对老弱妇儿、体虚患者，以及患者肌肉浅薄处叩刺时宜轻刺激。

第三节　壮医药线点灸的注意事项

壮医药线点灸的适应证同样广泛，尤其对瘙痒、疼痛、发热、肿块、痿痹有独特疗效，常应用于治疗内科、外科、妇产科、小儿科、皮肤科、男科、眼科、口腔科、耳鼻喉科等临床各科的常见病、多发病。

壮医药线点灸疗法在操作时用点燃药线的炭火星直接灸灼于三道两路在体表的一定穴位或部位。炭火星点灸皮肤，若操作不当，有可能会灼伤皮肤，实际应用时要十分注意火候、手法、相关禁忌以及其他注意事项。

进行壮医药线点灸疗法操作前，要注意以下方面：

（1）对首次体验药线点灸治疗的患者耐心解释，消除其恐惧的心理，争取其信任及配合。

（2）药线点灸前，患者一般以坐位或卧位做好准备，同时暴露施灸部位。

壮医药线点灸疗法操作时，要注意以下方面：

（1）点火时，药线点火端须露出线头 1 ～ 2 厘米，略长于拇指端。若药线露出部分太长不便于点火和施灸，太短则易烧着施灸者手指头。

（2）必须使用珠火（圆形炭火星）点灸，不能使用明火、条火、径火等火候。严格掌握火候，避免烧伤皮肤。

（3）注意施灸角度。一般不能平按，也不能垂直点刺，药线前端与穴位皮肤之夹角应控制在 30°～60°，以获得最佳点灸效果。

（4）遵循“以轻应轻，以重对重”的原则，即轻病用轻手法，重病用重手法；皮肤薄嫩处用轻手法，皮肤粗厚处用重手法；面部一律用轻手法。

（5）必须根据病情，按照补虚泻实的原则，合理选用补泻手法。

（6）点灸时，一按火灭即起为 1 壮，每点一次火灸 1 壮。一般每穴点灸 1 ～ 3 壮，病情严重者如顽癣，可点灸数壮。

（7）注意观察点灸后局部皮肤表面遗留的炭火灰。若留在穴位上的药线炭灰呈灰白色，说明取得了最佳的治疗效果。若出现黑色炭灰，应注意分析操作失误的原因，以保证疗效。

壮医药线点灸疗法完成后，要注意以下方面：

（1）需提前告知患者点灸后局部可有灼热感或瘙痒感，并嘱患者不要抓破，以防感染。

（2）若不小心抓破，无须惊慌，注意保持清洁，或用 75% 酒精消毒即可。

（3）需提前告知患者，同一穴位连续点灸数天后，局部可出现浅表灼伤痕迹，无须惊慌，停灸后约 1 个月可自行消失，不会形成疤痕或留下后遗症。

（4）嘱患者点灸后 24 小时内不宜洗冷水澡，也不宜用毛巾用力擦洗点灸部位。

（5）嘱患者注意饮食禁忌。如胃肠道疾病患者，治疗期间应避免暴饮暴食，注意饮食卫生，忌食辛辣油腻食品等。

壮医药线点灸的局部刺激量虽小，但某些穴位反应却相当强烈。此外，用炭火星治病，必须注意以下禁忌，以免产生不良后果。

（1）孕妇禁灸。

（2）眼球角膜和结膜嫩薄，若用药线点灸则会产生永久性损伤，故应禁灸。

（3）男性外生殖器龟头部和女性小阴唇部位皮肤嫩薄，药线点灸时会烫伤产生疤痕，故应禁灸。

（4）乳头一般不宜点灸。如需点灸，应用轻手法或特殊手法。

（5）小黑痣可行点灸治疗，大黑痣一般不可点灸。

（6）如需点灸面部穴位，须用轻手法，以免影响美观。

（7）点灸眼区及头面部靠近眼睛的穴位时，须叮嘱患者闭目，避免火花入眼，烧伤眼球。

（8）病人情绪紧张、不能配合治疗时，应做好解释工作并及时处理后再予施灸。

（9）湿疹、荨麻疹、带状疱疹、白癜风等皮肤病的患者，点灸期间，应忌食生葱、牛肉、马肉、母猪肉、海味、竹笋、韭菜、南瓜苗、公鸡、鲤鱼等。

第四节　晕针、晕血的预防和急救

使用壮医针刺术、莲花针拔罐逐瘀疗法治病时，个别患者会出现晕针、晕血的情况。对于体质虚弱的患者，若医者观察判断其容易出现晕针、晕血，应避免使用针刺和莲花针叩刺。此外，有些体质壮实的患者也可能出现晕针、晕血的情况。因此，医者必须做好晕针、晕血的预防工作，发生晕针、晕血时才能立即急救，确保患者安全。

一、晕针、晕血的预防

体质虚弱、过度疲劳、过度饥饿及恐惧针灸的患者，比较容易出现晕针、晕血的情况。对于这些患者，应避免使用针刺和莲花针叩刺。若必须针灸，在进针或叩刺前应先嘱患者，若针刺或叩刺过程中感觉头晕、心慌，必须立即如实相告。发现晕针、晕血先兆后，医者应立即出针或停止莲花针拔罐，并马上用壮医药线以补法点灸足三里穴、内关穴、百会穴、人中穴、大椎穴等穴位，每穴 3 ～ 5 壮。

二、晕针、晕血的急救

若患者晕针、晕血，会出现脸色苍白、头目眩晕、大汗淋漓、手足冰冷、不省人事等症状。一旦出现上述情况，马上让病人去枕平卧，指压人中穴、内关穴、足三里穴等穴位，并用壮医药线以补法点灸大椎穴、足三里穴、百会穴、内关穴等穴位，每穴 3 ～ 7 壮。病人苏醒后，服用适量温糖水或温开水，静坐或静卧半小时至一小时，即可缓解。

第七章

壮医针灸常用穴位

第一节　壮医针灸穴位简介

壮医穴位是人体龙路、火路的网络分支在体表的交叉汇聚之处，也是人体气血交汇结聚之处。部分穴位还是谷道、水道、气道在体表的压痛点或敏感点，这些三道反应点虽然不直接与三道相连，但却通过龙路和火路与三道相感应。一方面，壮医穴位与人体的气血、脏腑、三道两路、形体官窍等密切相关，刺激穴位可以调整相应的人体组织器官；另一方面，人体组织器官的病变也可以反应于相应的穴位上。壮医针灸疗法运用针刺或药线点灸这些穴位，通过道路传导，畅通人体三道两路，使天、地、人三部之气同步运行，恢复气血平衡，从而达到治疗疾病的目的。具体来说，壮医针灸穴位有三个方面的治疗作用，即近治作用、远治作用、特殊作用。

近治作用是所有腧穴均具有的作用，指针灸壮医穴位可以治疗所在部位及邻近脏器的病变，如针灸耳尖穴和耳环穴可治疗耳部疾病。远治作用是指针灸四肢肘膝关节以下的腧穴，以及脐环穴、背廓穴位和头部穴位可以治疗远离该腧穴的部位或脏器的病变，如针灸脐环穴除了可以治疗脐部疾病、腹部疾病，还可以治疗全身多种疾病。有些针灸穴位对机体在不同状态下有着双向调节的作用，这就是壮医针灸穴位的特殊作用，如肛周四穴具有活血和止血的双重作用。

壮医针灸穴位与传统中医针灸穴位既有联系，又有区别，主要表现在以下四个方面：一是某些壮医针灸穴位与中医针灸穴位的名称、位置、功能及主治病证相同；二是某些壮医针灸穴位与中医针灸穴位的名称、位置相同，但功能及主治病证不同；三是壮医针灸有特定的穴位，穴位的名称、位置、功能及主治病证均与中医针灸穴位不同；四是指导理论不同，壮医针灸以三道两路理论为指导，中医针灸以传统的经络理论为指导。

壮医针灸穴位很多，主要分为壮医特定穴、十四经穴、奇穴、阿是穴等四大类。壮医特定穴是指壮医针灸使用的特有穴位，有自己的名称及位置。壮医特定穴是壮医针灸最常用的穴位，包括梅花穴、莲花穴、葵花穴等。阿是穴无固定名称、位置，医者主要根据患者的主观感受，以压痛点、敏感点或其他反应点作为针灸施术部位，因此，又称“不定穴”“压痛点”“敏感点”等。壮医针灸师擅长在三道两路指导下使用阿是穴治疗一切痛证。十四经穴简称“经穴”，是指归属于十二经脉、任脉和督脉循行线上的穴位，有固定的名称、位置和归经。壮医针灸使用十四经穴，功能与主治的病证与中医相同或稍有不同，且以壮医的三道两路理论为指导。奇穴又称“经外奇穴”，有固定名称、位置，但不属十四经系统。壮医奇穴增加了新功能及主治范围，且同样以壮医的三道两路理论为指导思想。

第二节　壮医针灸常见穴位

一、无固定位置特定穴

1. 梅花穴

【位置】在肿块或皮肤损害处。

【定位】按体表局部皮肤损害或肿块形状及大小，沿其周边及中点选取一组穴位，呈梅花形。（如图 7-2-1）

【作用】祛风止痒，消肿止痛，软坚散结。通调龙路、火路。

【主治】皮肤损害性疾病、肿块性疾病和痛证。

【操作】莲花针叩刺；药线点灸，每天点灸 1 次或数次，每次点灸 1 ～ 3 壮。

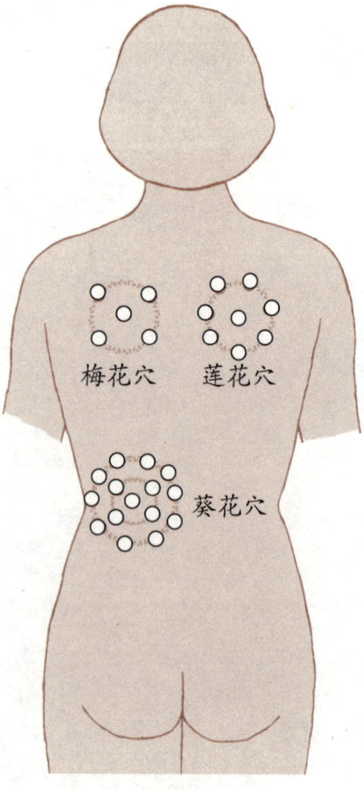

图 7-2-1

2. 莲花穴

【位置】在肿块或皮肤损害处。

【定位】按体表局部皮肤损害或肿块形状及大小，沿其周边及上面选取一组穴位，呈莲花形。（如图 7-2-1）

【作用】祛风止痒，消肿止痛，软坚散结。通调龙路、火路。

【主治】比较顽固的皮肤损害性疾病、肿块性疾病、痛证，如顽癣、脂肪瘤、偏头痛等。

【操作】莲花针叩刺；药线点灸，每天点灸 1 次或数次，每次点灸 1 ～ 3 壮。

3. 葵花穴

【位置】在肿块或皮肤损害处。

【定位】按体表局部皮肤损害或肿块形状及大小，沿其周边及上面选取一组穴位，呈葵花形。（如图 7–2–1）

【作用】祛风止痒，消肿止痛，软坚散结。通调龙路、火路。与莲花穴相同，但作用更强。

【主治】比较顽固的皮肤损害性疾病、肿块性疾病、痛证，如顽癣、脂肪瘤、带状疱疹后遗神经痛等。

【操作】莲花针叩刺；药线点灸，每天点灸 1 次或数次，每次点灸 1 ～ 3 壮。

4. 长子穴

【位置】在皮肤损害处。

【定位】询问患者，以最早出现疹子为穴。若难以辨别早晚，则以最大的几个疹子为穴。（如图 7–2–2）

【作用】祛风止痒，消肿止痛，软坚散结。通调龙路、火路。

【主治】皮肤损害性疾病和肿块性疾病。

【操作】莲花针叩刺；药线点灸，每天点灸 1 次或数次，每次点灸 1 ～ 3 壮。

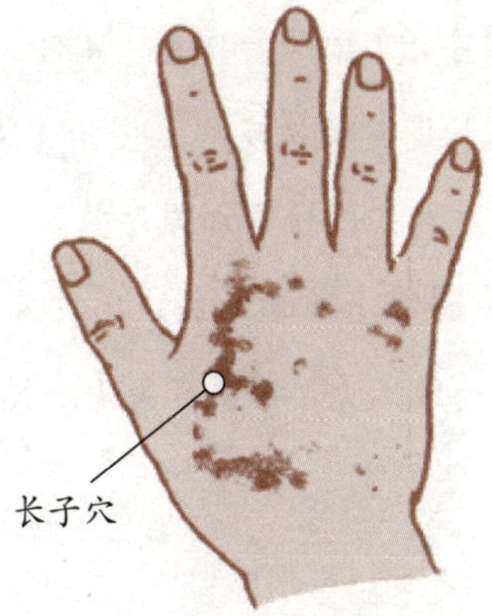

图 7–2–2

二、壮医头面部颈部特定穴位

1. 发旋穴

【位置】头顶处。

【定位】头顶头发旋窝处取穴。若有两个或多个旋窝者，分别取之。(如图 7-2-3)

【作用】醒脑开窍，安神，止痛，引热下行。通调龙路、火路。

【主治】中风、伤暑、头痛、眩晕、霍乱、急惊风、小儿夜啼等疾病。

【操作】普通针刺，斜刺 0.3 ～ 0.8 寸；药线点灸，每天点灸 1 ～ 2 次，每次点灸 1 ～ 3 壮。

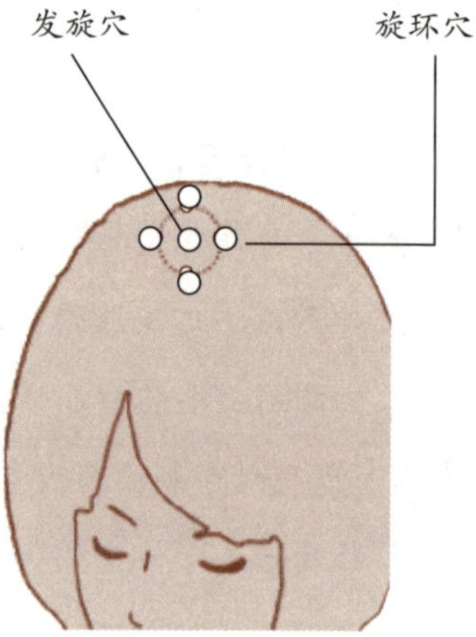

图 7-2-3

2. 旋环穴

【位置】头顶处。

【定位】以发旋穴为中心旁开 1 寸做 1 个圆环，环线上均是穴位。一般前后左右各取 1 穴，称之为“旋环四穴”。(如图 7-2-3)

【作用】醒脑开窍，安神，止痛。通调龙路、火路。

【主治】中风、伤暑、霍乱、头痛、眩晕、急惊风、小儿夜啼等疾病。主治与发旋穴相同，用之配合发旋穴以协同加强疗效。

【操作】普通针刺，向发旋方向斜刺 0.3 ～ 0.8 寸；药线点灸，每天点灸 1～2 次，每次点灸 1～3 壮。

3. 安眠三穴

【位置】眉毛内侧端。

【定位】沿眉毛内侧端边缘上、中、下各取1穴，共3穴。（如图7-2-4）

【作用】安神，助眠，调理大脑。通调龙路、火路。

【主治】失眠。

【操作】普通针刺，斜刺0.3～0.5寸；药线点灸，每天点灸1～2次，每次点灸1～3壮；莲花针叩刺，宜轻叩。

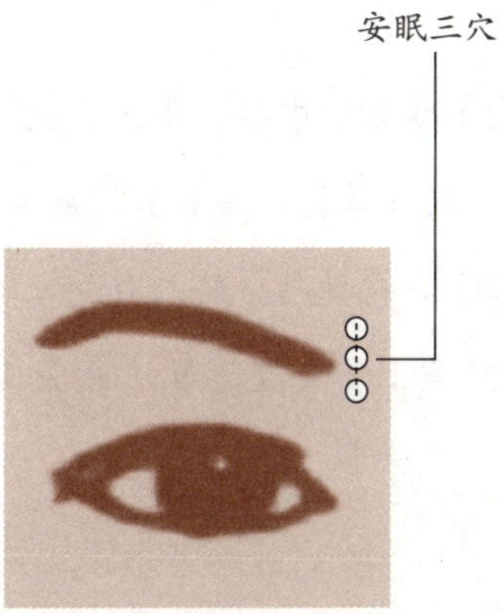

图7-2-4

4. 眉弓三穴

【位置】眉上端。

【定位】于眉头、眉腰、眉尾上端边缘各取1穴，共3穴，称“眉弓三穴”，简称“眉弓穴”。（如图7-2-5）

【作用】清热解毒，醒脑，明目，止痛。通调龙路、火路。

【主治】红眼病等各种眼病和头面部疾病。

【操作】普通针刺，斜刺0.3～0.5寸；药线点灸，每天点灸1～2次，每次点灸1～3壮。

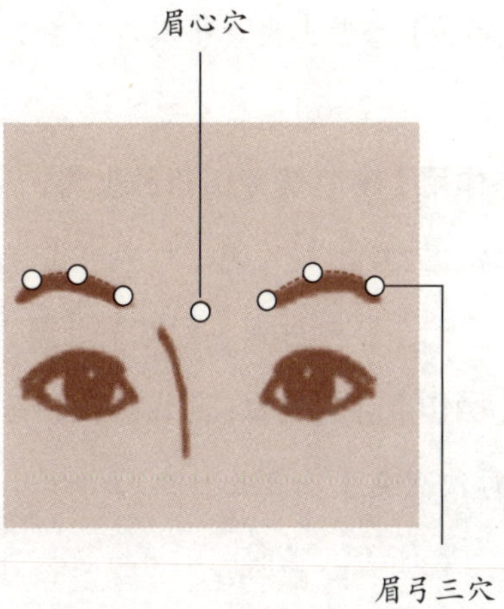

图7-2-5

5. 眉心穴

【位置】额部。

【定位】内侧两眉头连线中点处，相当于印堂穴。（如图7-2-5）

【作用】清热解毒，醒脑，明目，止痛。通调龙路、火路。

【主治】感冒、中暑、中风、红眼病、急惊风、慢惊风，以及鼻腔和头面部的疾病。

【操作】普通针刺，斜刺 0.3 ～ 0.5 寸；药线点灸，每天点灸 1 ～ 2 次，每次点灸 1 ～ 3 壮；莲花针叩刺，宜轻叩。

6. 耳尖穴

【位置】耳朵上端耳尖处。

【定位】患者正坐。折其耳向前，位于两耳耳尖处。(如图 7-2-6)

【作用】清热解毒，消肿止痛，通窍明目。通调龙路、火路。

【主治】目赤肿痛、红眼病、耳痛、偏头痛等。

【操作】点刺放血；药线点灸，每天点灸 1 ～ 2 次，每次点灸 1 ～ 3 壮。

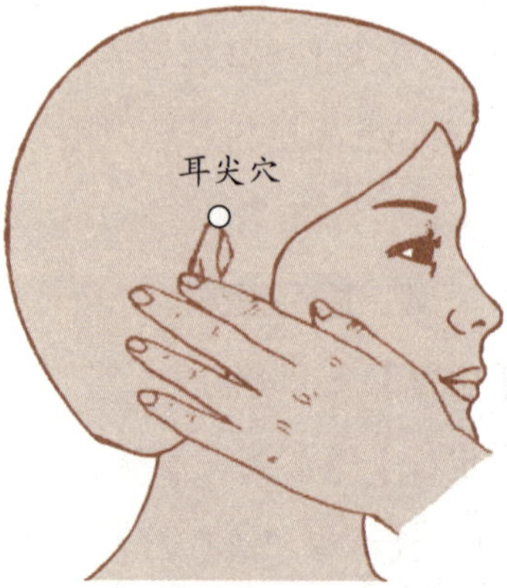

图 7-2-6

7. 耳环穴

【位置】耳周。

【定位】环绕耳根旁开 0.5 寸做 1 个圆环，环线上均是穴位。一般于环线上等距离各取一穴，共 10 穴。(如图 7-2-7)

【作用】消肿，止痛。通调龙路、火路。

【主治】痄腮以及各种耳部疾病。

【操作】普通针刺，向耳朵方向斜刺 0.3 ～ 0.8 寸；药线点灸，每天点灸 1 ～ 2 次，每次点灸 1 ～ 3 壮。

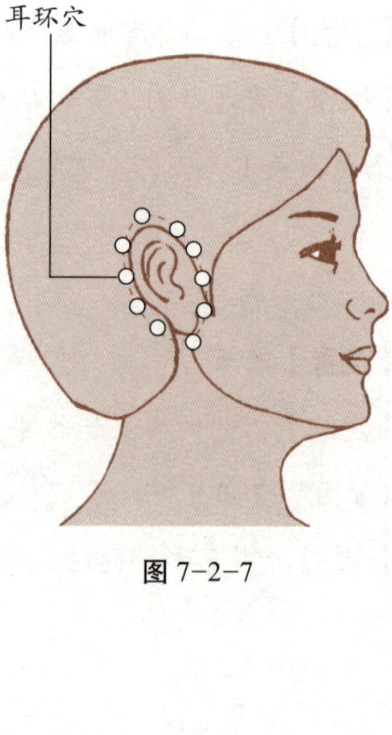

图 7-2-7

8. 鼻通穴

【位置】鼻梁处。

【定位】患者仰面，鼻梁高骨两侧取之。（如图 7-2-8）

【作用】清热，通利鼻窍。宣通气道。

【主治】过敏性鼻炎、感冒鼻塞等鼻腔疾病，以及口腔各种疾病。

【操作】普通针刺，平刺 0.2 ～ 0.5 寸；药线点灸，每天点灸 1 ～ 2 次，每次点灸 1 ～ 3 壮。

9. 下迎香穴

【位置】面部鼻翼处下方。

【定位】位于迎香穴与巨髎穴连线的中点处。（如图 7-2-8）

【作用】通利鼻窍。宣通气道。

【主治】过敏性鼻炎等各种鼻腔疾病，以及口腔疾病。

【操作】普通针刺，直刺或斜刺 0.3 ～ 0.5 寸；药线点灸，每天点灸 1 ～ 2 次，每次点灸 1 ～ 3 壮。

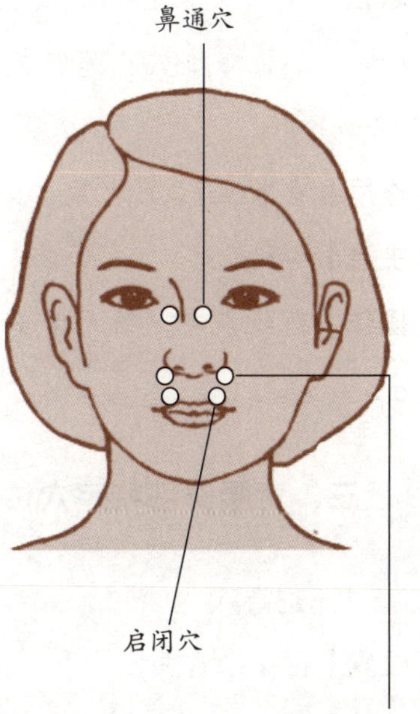

图 7-2-8

10. 启闭穴

【位置】上唇处。

【定位】位于鼻孔外缘直下与唇边的连线、鼻孔外缘与口角的连线及唇边线组成的三角形中心处。（见图 7-2-8）

【作用】通利口窍。通调谷道、水道、气道、龙路、火路。

【主治】牙关紧闭等。用于急救。

【操作】普通针刺，直刺0.3～0.5寸；药线点灸，连续反复点灸，直至患者苏醒，牙关紧闭消除。

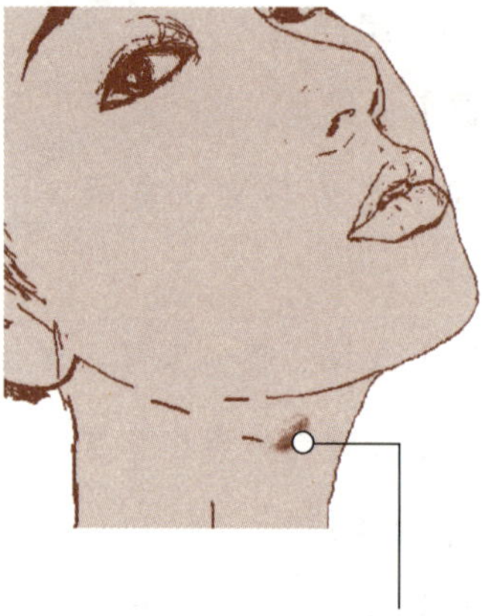

图 7-2-9

11. 结顶穴

【位置】在肿大的淋巴结上。

【取法】肿大之淋巴结顶部为穴。若肿块面积较大，可取梅花穴、莲花穴或葵花穴。(见图7-2-9)

【作用】清热解毒，软坚散结。通调龙路、火路。

【主治】各种炎症。

【操作】药线点灸，每天点灸1～2次，每次点灸1～3壮。

三、背腰脊部特定穴位

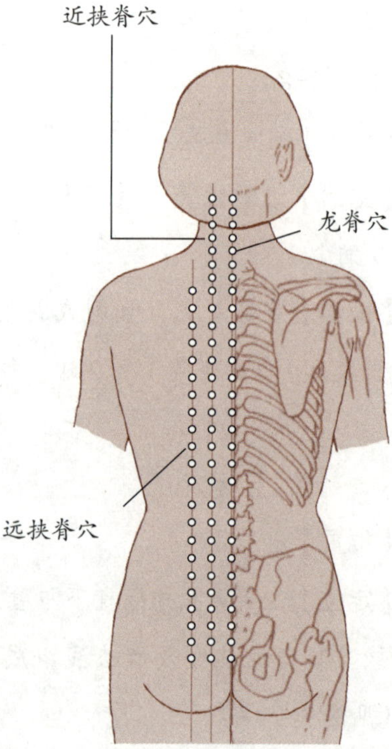

图 7-2-10

1. 龙脊穴

【位置】在背部脊柱上。

【定位】从颈椎至骶椎，每个椎骨棘突下凹陷中为1穴。具体来说，颈龙脊7穴，胸龙脊12穴，腰龙脊5穴，骶龙脊5穴。(如图7-2-10)

【作用】通调谷道、水道、气道、龙路、火路。

【主治】诸病通治。

【操作】普通针刺，直刺0.5～1寸；药线点灸，每天点灸1～2次，每次点灸1～3壮；莲花针叩刺，宜轻叩。

2. 挟脊穴

【位置】在背部脊柱两旁。

【定位】挟脊穴分近挟脊穴和远挟脊穴两个穴位群。近挟脊穴位于脊柱旁开1.5寸(后正中线旁开1.5寸)，左右各1行，每个椎骨棘突下凹陷旁为1穴，颈近挟脊7穴，胸近挟脊12穴，腰近挟脊5穴，骶近挟脊5穴。远挟脊穴（后正中线旁开3寸）为胸椎至骶椎、平肩胛骨内缘竖线上的穴位，胸远挟脊12穴，腰远挟脊5穴，骶远挟脊5穴。(如图7-2-10)

【作用】通调谷道、水道、气道、龙路、火路。

【主治】诸病通治。

【操作】普通针刺，向脊柱斜刺0.5～0.8寸；药线点灸，每天点灸1～2次，每次点灸1～3壮；莲花针叩刺。

3. 扁担三穴

【位置】肩部。

【定位】各肩颈根（胸锁乳突肌后缘与斜方肌前缘交点处）至肩峰连线上，取两端及中点共3个穴位。(如图7-2-11)

【作用】通路散结，止痛。通调龙路、火路。

【主治】肩凝症等肩部疾病。

【操作】普通针刺，直刺0.5～0.8寸；药线点灸，每天点灸1～2次，每次点灸1～3壮；莲花针叩刺。

4. 肩胛环穴

【位置】背部。

【定位】沿两肩胛骨外缘做椭圆环（包括两肩胛骨在内)，环线上均是穴位。(如图7-2-11)

【作用】通路散结，止痛。通调龙路、火路。

【主治】上肢及胸背部疾病，如上肢麻痹、肩胛疼痛、肺部诸疾等。

【操作】普通针刺，直刺或向肩胛骨斜刺 0.5～0.8 寸；药线点灸，每天点灸 1～2 次，每次点灸 1～3 壮；可莲花针叩刺。

5. 骶鞍环穴

【位置】骶部。

【定位】在骶骨部沿骶骨外缘做横鞍状环，环线上均是穴位。(如图 7-2-11)

【作用】通路散结，止痛。通调龙路、火路。

【主治】下肢麻痹、腰腿痛以及骶部诸疾。

【操作】普通针刺，直刺或向骶骨斜刺 0.5～1.5 寸；药线点灸，每天点灸 1～2 次，每次点灸 1～3 壮；可莲花针叩刺。

6. 上长强穴

【位置】骶部。

【定位】于长强穴上方凹陷处。(如图 7-2-11)

【作用】涩肠止泻，解毒退热，止血。通调谷道、龙路、火路。

【主治】泄泻、痔疮胀痛、大便出血、发热。

【操作】普通针刺，缘骶骨内缘向上斜刺 0.5～1 寸；药线点灸，每天点灸 1～2 次，每次点灸 1～3 壮；莲花针叩刺。

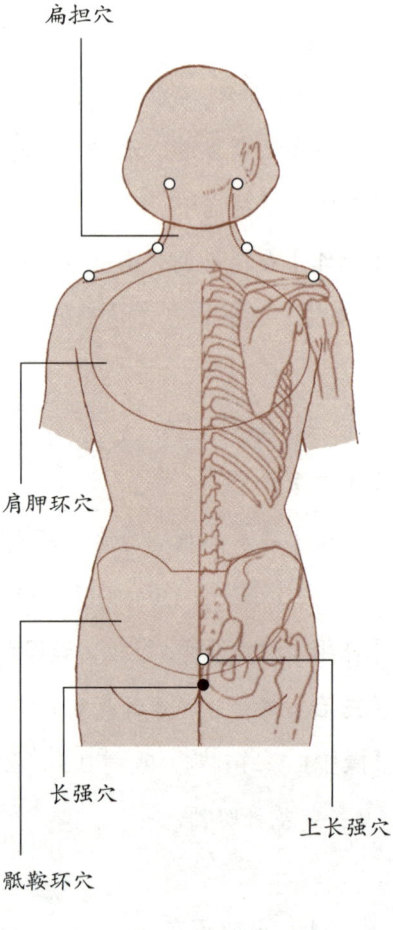

图 7-2-11

7. 肛环穴

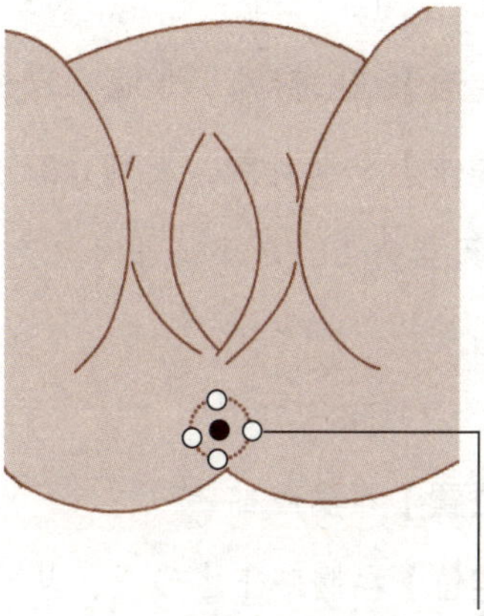

图 7-2-12

【位置】肛门外口处。

【定位】肛门口边缘旁开 0.5 寸处做 1 个圆环，环线上均是穴位。一般前后左右各取 1 穴，共 4 穴，习称“肛周四穴”。（如图 7-2-12）

【作用】收敛止血，清热解毒，消肿止痛。通调龙路、火路。

【主治】痔疮、痔疮出血等各种肛门疾病。

【操作】斜刺 0.3 ～ 0.5 寸；药线点灸，每天点灸 1 ～ 2 次，每次点灸 1 ～ 3 壮。

8. 痔顶穴

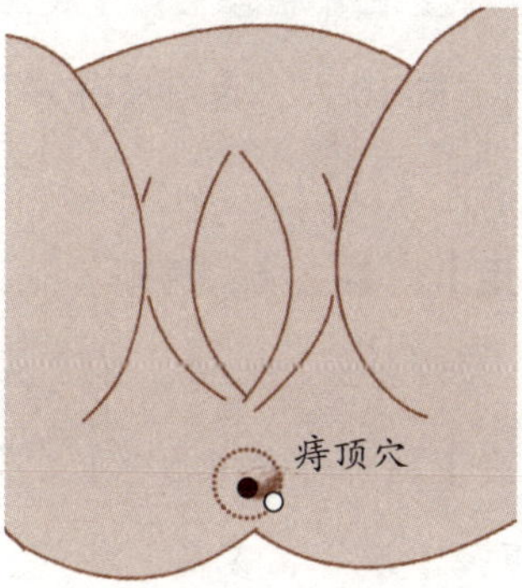

图 7-2-13

【位置】在外痔或肿大突出肛门口的内痔上。

【定位】取外痔顶部或脱出肛门口外的内痔顶部为穴。（如图 7-2-13）

【作用】通路消肿，活血止血。通调龙路、火路。

【主治】痔疮、痔疮出血。

【操作】药线点灸，每天点灸 1 ～ 2 次，每次点灸 1 ～ 3 壮。

四、胸腹部特定穴位

1. 喉侧穴

【位置】喉结处。

【定位】位于喉结高骨两侧，左右各 1 穴。（如图 7-2-14）

【作用】消肿散结，止咳平喘，通路止痛。通调谷道、水道、气道、龙路、火路。

【主治】咽喉肿痛、哮喘、百日咳、甲状腺疾病。

【操作】普通针刺，直刺 0.3 ～ 0.5 寸；药线点灸，每天点灸 1 ～ 2 次，每次点灸 1 ～ 3 壮。

2. 脐行穴

【位置】在胸腹部。

【定位】在胸腹正中线上，从胸骨柄上缘（天突穴）至耻骨联合上缘（曲骨穴），取 20 穴。胸段从胸骨柄上缘至肚脐（即从天突穴至神阙穴），等距离取 10 穴，为上脐行穴，也称“胸脐行穴”；腹段从肚脐至耻骨联合上缘（从神阙穴至曲骨穴），等距离再取 10 穴，为下脐行穴，也称“腹脐行穴”。（如图 7-2-14）

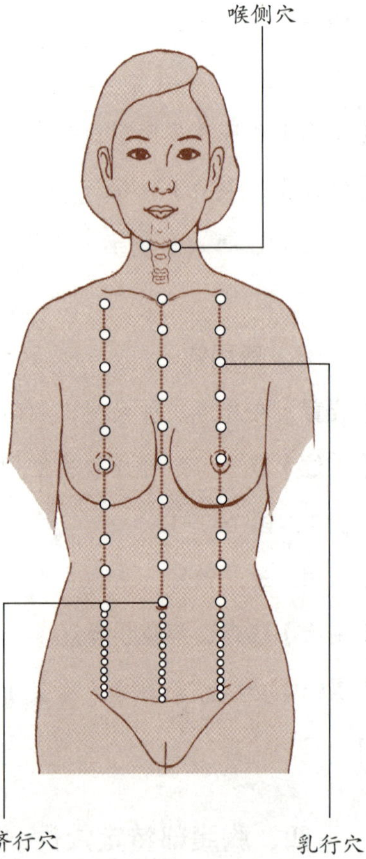

图 7-2-14

【作用】通路止痛，调理气血，宽胸理腹，健运谷道。通调谷道、水道、气道、龙路、火路。

【主治】胸脐行穴主治呕吐、胸痛等，腹脐行穴主治腹痛、泄泻、霍乱、疝气、痛经、不孕症、不育症、性功能减退等。

【操作】胸脐行穴，平刺 0.3 ～ 0.5 寸；莲花针叩刺；药线点灸，每天点灸 1 ～ 2 次，每次点灸 1 ～ 3 壮。腹脐行穴，直刺 0.5 ～ 1.5 寸；莲花针叩刺；药线点灸，每天点灸 1 ～ 2 次，每次点灸 1 ～ 3 壮。

【注意】不能针刺或叩刺脐中，可以药线点灸，每天点灸 1 ～ 2 次，每次点灸 1 ～ 3 壮。

3. 乳行穴

【位置】在胸腹部。

【定位】脐行线旁开 4 寸，过乳头，左右各 1 线，上平胸骨柄上缘（天突穴），下平耻骨联合上缘（曲骨穴），共 20 穴。胸段从胸骨柄上缘水平至肚脐水平，等距离取 10 穴，为上乳行穴，也称“胸乳行穴”；腹段从肚脐水平至耻骨联合上缘水平，等距离取 10 穴，为下乳行穴，也称“腹乳行穴”。（如图 7-2-14）

【作用】宽胸散结，降逆止呕，行气止痛，理腹消胀。通调谷道、水道、气道、龙路、火路。

【主治】上乳行穴主治呕吐、乳房疼痛、胸胁疼痛，下乳行穴主治腹痛、腹胀、月经不调等。

【操作】上乳行穴斜刺或平刺 0.3 ～ 0.8 寸；可莲花针叩刺；药线点灸，每天点灸 1 ～ 2 次，每次点灸 1 ～ 3 壮。下乳行穴直刺或斜刺 0.5 ～ 1.5 寸；可莲花针叩刺；药线点灸，每天点灸 1 ～ 2 次，每次点灸 1 ～ 3 壮。

4. 胁行穴

【位置】在胸腹外侧。

【定位】于胸腹两侧取穴，穴位上起腋窝顶端，下平脐，与腹正中线平行。一般将此线分为 9 等份，每两等份之间取 1 穴，加上两端各 1 穴，共 10 穴。（如图 7-2-15）

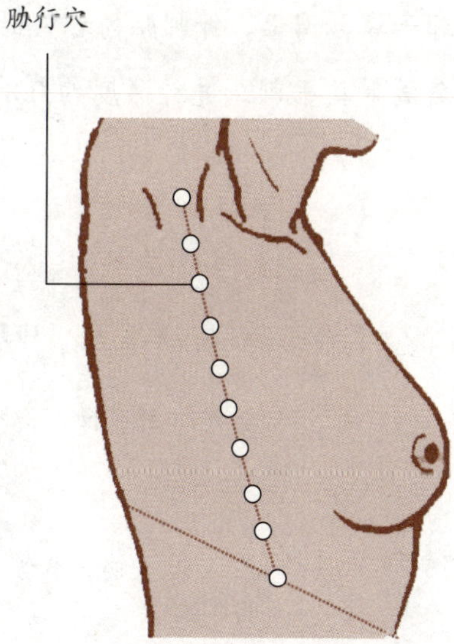

图 7-2-15

【作用】行气止痛。通调谷道、气道、龙路、火路。

【主治】胁肋疼痛。

【操作】腋窝端直刺 0.5～1 寸，胁肋部斜刺或平刺 0.3～0.8 寸，侧腹部直刺 0.5～1 寸；胁肋部及侧腹部可行莲花针叩刺；所有穴位均可药线点灸，每天点灸 1～2 次，每次点灸 1～3 壮。

5. 脐内环穴

【位置】脐壁上。

【定位】以脐窝的外侧缘旁开 0.5 寸做 1 个圆环，环线上均是穴位，称“脐内环穴”。把脐内环当作钟表，以脐中央（神阙穴）为钟表表盘的中心，临床习惯在 12h、1.5h、3h、4.5h、6h、7.5h、9h、10.5h 等 8 个方向上取穴。（如图 7-2-16）

【作用】通调谷道、水道、气道、龙路、火路。

【主治】失眠、腹痛、泄泻、痛经、子宫肌瘤、卵巢囊肿、乳腺增生、不孕症、不育症、性功能减退等。

【操作】患者取仰卧位。针刺前须严格消毒脐部，若脐窝较深及污垢较多，须先清理干净再消毒。针刺脐内环穴时，应用 1 寸针灸针，以脐中央为中心，向外呈 10°角放射状平刺，进针深度约 0.8 寸。注意进针深度不宜过深，以免刺伤腹内脏器。

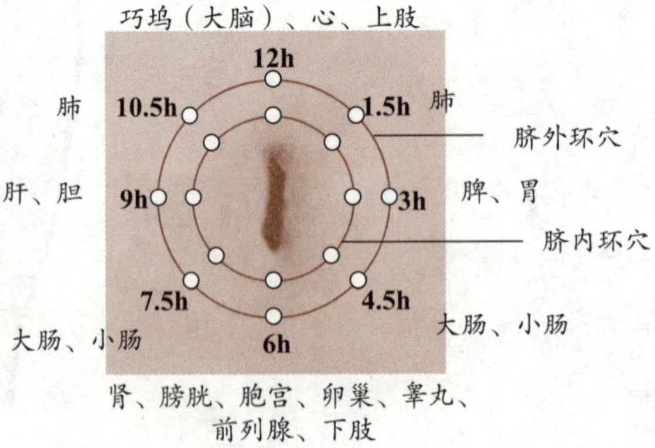

图 7-2-16

进针后留针30分钟，不能使用提插捻转等行针手法。所有穴位可施药线点灸，每天可点灸1～2次，每次点灸1～3壮。

6. 脐外环穴

【位置】脐外周部。

【定位】以脐窝的外侧缘旁开1.5寸做1个圆环，在环线上取穴。一般取12h、3h、6h、9h等4个方向共4个穴位。（如图7-2-16）

【作用】通调谷道、水道、气道、龙路、火路。

【主治】腹痛、泄泻、痛经、不孕症、性功能减退等。

【操作】普通针刺，直刺0.5～1寸；可莲花针叩刺；药线点灸，每天点灸1～2次，每次点灸1～3壮。

7. 下关元穴

【位置】下腹部。

【定位】于脐下3.5寸，即关元穴下0.5寸处取穴。（如图7-2-17）

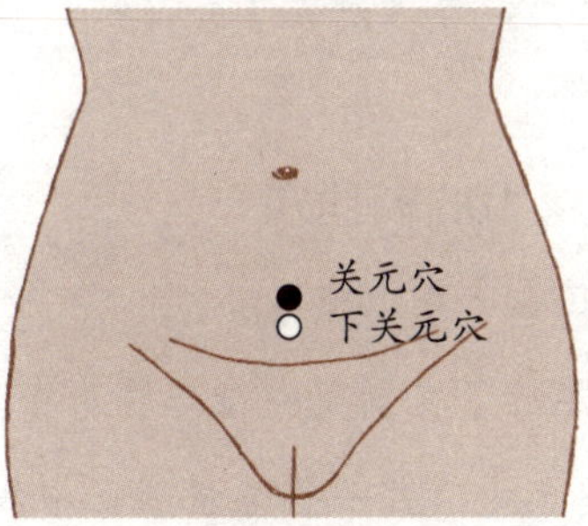

图7-2-17

【作用】温肾益精，补气回阳，调理冲任，强壮补益。通调谷道、水道、气道、龙路、火路。

【主治】阳痿、早泄、遗精、遗尿、泄泻、崩漏、月经不调、不孕、夹色、阴挺、虚劳冷惫、羸瘦无力、咳嗽、气喘、眩晕、痛经等。

【操作】普通针刺，直刺0.5～1.5寸；莲花针叩刺；药线点灸，每天点灸1～2次，每次点灸1～3壮。

8. 止吐穴

【位置】在胸部。

【定位】于鸠尾穴和膻中穴连线的中点处取穴。(如图 7-2-18）

【作用】宽胸理气，降逆止吐。通调谷道、气道。

【主治】呕吐、胸痛、胸闷等。

【操作】平刺 0.3 ～ 0.5 寸；可莲花针叩刺；药线点灸，每天点灸 1 次或数次，每次点灸 1 ～ 3 壮。

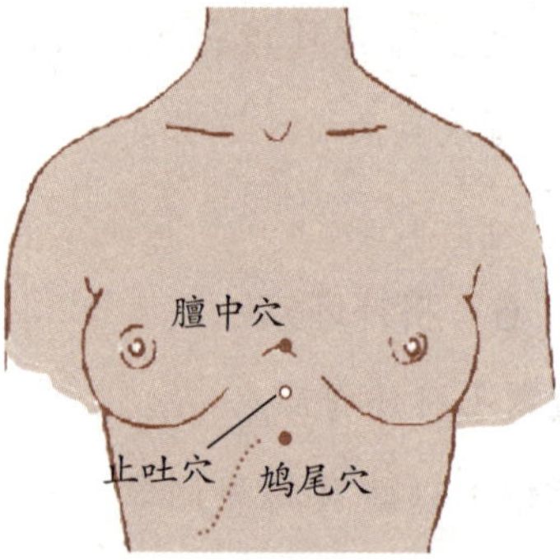

图 7-2-18

9. 膀胱三穴

【位置】下腹部。

【定位】于因尿潴留等而隆起的膀胱上缘，左、中、右各取 1 穴，共 3 穴。(如图 7-2-19）

【作用】通利小便。通调水道。

【主治】癃闭。

【操作】直刺 0.3 ～ 0.8 寸；可莲花针叩刺；药线点灸，每天点灸 1 ～ 2 次，每次点灸 1 ～ 3 壮。

10. 谷线穴

【位置】在上腹部。

【定位】在剑突尖端与脐窝中点（神阙穴）连线的中点处，做一条与腹部正中线垂直的连线，两端距前正中线 4 寸，在此横线上取穴。一般将此线分为 6 等份，每两等份之间取 1 穴，两端各取 1 穴，共 7 穴。(如图 7-2-19）

【作用】和胃止痛，健脾止泻。通调谷道。

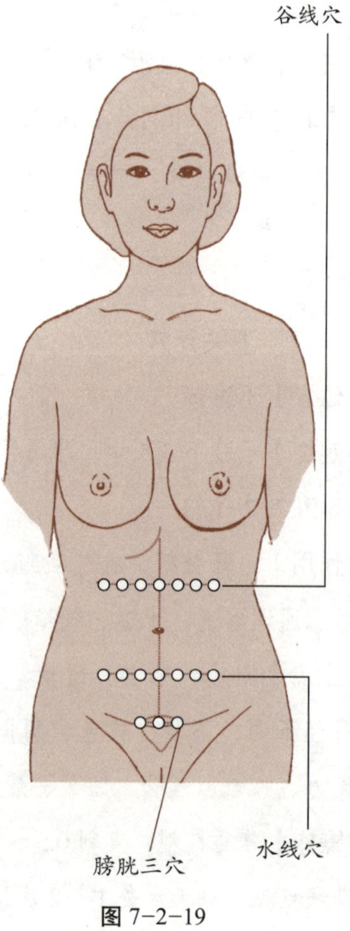

图 7-2-19

【主治】胃脘痛、泄泻、呕吐。

【操作】直刺 0.5 ～ 2 寸；可莲花针叩刺；药线点灸，每天点灸 1 ～ 2 次，每次点灸 1 ～ 3 壮。

11. 水线穴

【位置】下腹部。

【定位】在脐窝中点（神阙穴）与耻骨联合上缘（曲骨穴）连线的中点处，做一条与腹部正中线垂直的连线，与谷线穴平行，两端距前正中线 4 寸，在此横线上取穴。一般将此线平分 6 等份，每两等份之间取 1 穴，两端各取 1 穴，共 7 穴。（如图 7–2–19）

【作用】通利小便，利水渗湿。通调水道。

【主治】闭尿、小儿遗尿、尿失禁等。

【操作】直刺 0.5 ～ 1.5 寸；可莲花针叩刺；药线点灸，每天点灸 1 ～ 2 次，每次点灸 1 ～ 3 壮。

五、上肢部特定穴位

1. 手十甲穴

【位置】手指头背部。

【定位】位于手指指甲根下缘处。每手 5 穴，共 10 穴。（如图 7–2–20）

【作用】清热解毒，除暑，止痛。通调谷道、水道、气道、龙路、火路。

【主治】中暑、伤暑等。拇指甲穴治虚痨、哮喘、牙痛、红眼病、喉痛、慢惊风等，食指甲穴治咽痛、牙痛、红眼病、慢惊风等，中指甲穴治小儿夜啼、遗尿等。

【操作】点刺放血；药线点灸，每天点灸 1 ～ 2 次，每次点灸 1 ～ 3 壮。

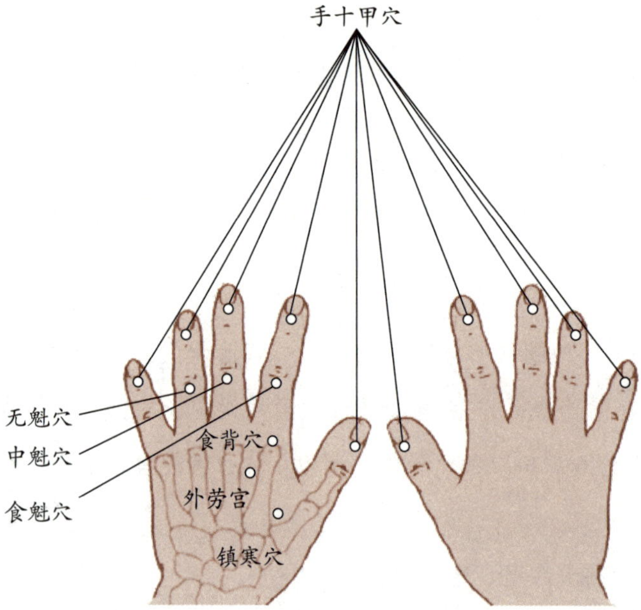

图 7-2-20

2. 食背穴

【位置】手掌背部。

【定位】于食指背侧掌指关节中点处取穴。(如图 7-2-20)

【作用】健运脾胃。通调谷道。

【主治】胃脘胀痛、呕吐等肠胃道疾病。

【操作】点刺出血；药线点灸，每天点灸 1 ～ 2 次，每次点灸 1 ～ 3 壮。

3. 食魁穴

【位置】手掌背部。

【定位】于食指背侧近端指骨间关节中点上近心端 0.5 寸处取穴。(如图 7-2-20)

【作用】通路止痛。通调火路。

【主治】前额头痛。

【操作】点刺放血；莲花针叩刺；药线点灸，每天点灸 1～2 次，每次点灸 1～3 壮。

4. 中魁穴

【位置】手掌背部。

【定位】于中指背侧近端指骨间关节中点上近心端 0.5 寸处取穴。（如图 7-2-20）

【作用】通路止痛。通调谷道、火路。

【主治】巅顶头痛、呕吐、食欲不振、胃脘疼痛。

【操作】点刺放血；莲花针叩刺；药线点灸，每天点灸 1～2 次，每次点灸 1～3 壮。

5. 无魁穴

【位置】手掌背部。

【定位】于无名指背侧近端指骨间关节中点上近心端 0.5 寸处取穴。（如图 7-2-20）

【作用】通路止痛。通调火路。

【主治】后头头痛。

【操作】点刺放血；莲花针叩刺；药线点灸，每天点灸 1～2 次，每次点灸 1～3 壮。

6. 外劳宫穴

【位置】手掌背部。

【定位】于手背部与劳宫穴相对处取穴。（如图 7-2-20）

【作用】舒筋活路。通调龙路、火路。

【主治】落枕。

【操作】普通针刺，直刺 0.3～0.5 寸；莲花针叩刺；药线点灸，每天点灸 1～2 次，每次点灸 1～3 壮。

7. 镇寒穴

【位置】手背部。

【定位】于合谷穴后方凹陷处取穴，即第一掌骨与第二掌骨之间后方凹陷中。（如图 7-2-20）

【作用】温阳祛寒，扶助阳气。通调龙路、火路。

【主治】畏寒怕冷。

【操作】直刺 0.3 ～ 1 寸；药线点灸，每天点灸 1 ～ 2 次，每次点灸 1 ～ 3 壮。

8. 燕口穴

【位置】两手拇指端。

【定位】两手拇指指腹相对时指尖是穴。(如图 7-2-21)

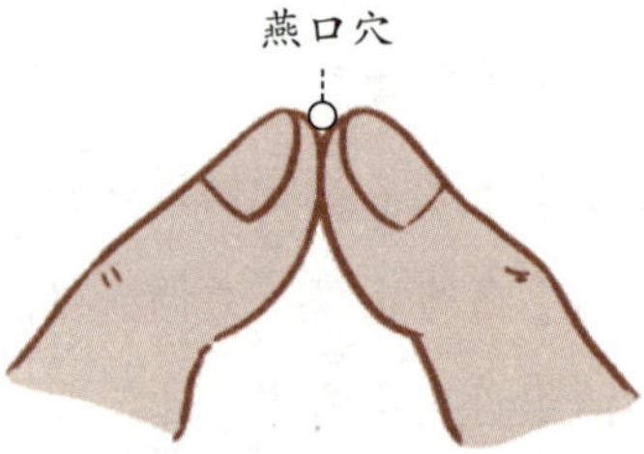

图 7-2-21

【作用】宁心安神，镇惊。通调龙路、火路，主“咪心头”(心脏) 病变。

【主治】癫痫、精神分裂症。

【操作】点刺出血；每天点灸 1 ～ 2 次，每次点灸 1 ～ 3 壮。

9. 肩关穴

【位置】在肩部。

【定位】围绕肩关节一圈为环，环线上均是穴位。一般取外侧 3 穴和内侧 3 穴，共 6 穴。(如图 7-2-22)

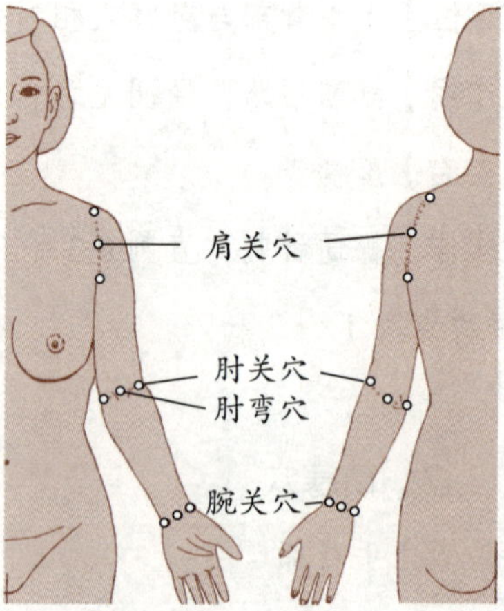

图 7-2-22

【作用】祛风胜湿，通路止痛。通调龙路、火路。

【主治】肩部疼痛。

【操作】普通针刺，向肩关节斜刺 0.5 ～ 1.5 寸；莲花针叩刺；药线点灸，每天点灸 1 ～ 2 次，每次点灸 1 ～ 3 壮。

10. 肘关穴

【位置】在肘部。

【定位】围绕肘关节一圈为环，在环线上取穴。一般取外侧3穴和内侧3穴，共6穴。（如图7-2-22）

【作用】祛风胜湿，通路止痛。通调龙路、火路。

【主治】痹痘、肘关节疼痛。

【操作】普通针刺，向肘关节直刺0.5～1.2寸；莲花针叩刺；药线点灸，每天点灸1～2次，每次点灸1～3壮。

11. 腕关穴

【位置】在腕部。

【定位】围绕腕关节一圈为环，在环线上取穴。一般取外侧3穴和内侧3穴，共6穴。（如图7-2-22）

【作用】祛风胜湿，通路止痛。通调龙路、火路。

【主治】痄腮、腕关节疼痛。

【操作】普通针刺，向腕关节直刺0.3～0.5寸；莲花针叩刺；药线点灸，每天点灸1～2次，每次点灸1～3壮。

12. 肘弯穴

【位置】在肘部。

【定位】两上肢内侧肘弯（肘窝）正中点处。（如图7-2-22）

【作用】祛风定惊。通调龙路、火路。

【主治】急惊风、霍乱等。

【操作】点刺放血或直刺0.5～1.2寸；可莲花针叩刺；药线点灸，每天点灸1～2次，每次点灸1～3壮。

六、下肢部特定穴位

1. 趾背穴

【位置】足背部。

【定位】于足背第一跖趾关节中点处取穴。(如图 7-2-23)

【作用】健脾和胃。通调谷道。

【主治】肠胃道疾病。

【操作】点刺放血；药线点灸，每天点灸 1～2 次，每次点灸 1～3 壮。

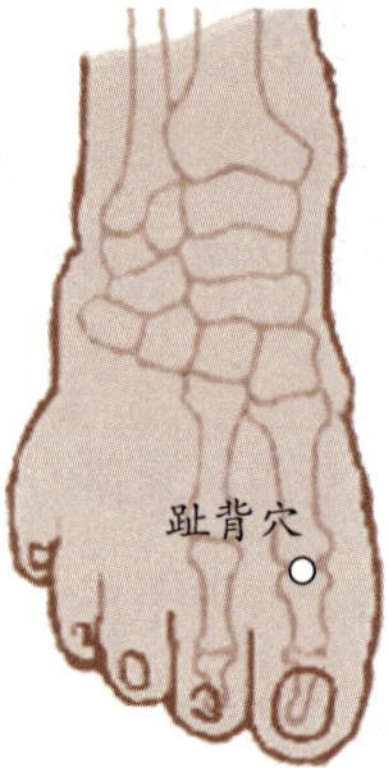

图 7-2-23

2. 髋关穴

【位置】在髋部。

【定位】在髋关节外侧做扇形半环，在环线上取穴，一般取外侧 3 穴。(如图 7-2-24)

【作用】祛风胜湿，通路止痛。通调龙路、火路。

【主治】小儿瘫痪、腰痛、髋关节疼痛等。

【操作】向髋关节直刺 1～2 寸；莲花针叩刺；药线点灸，每天点灸 1～2 次，每次点灸 1～3 壮。

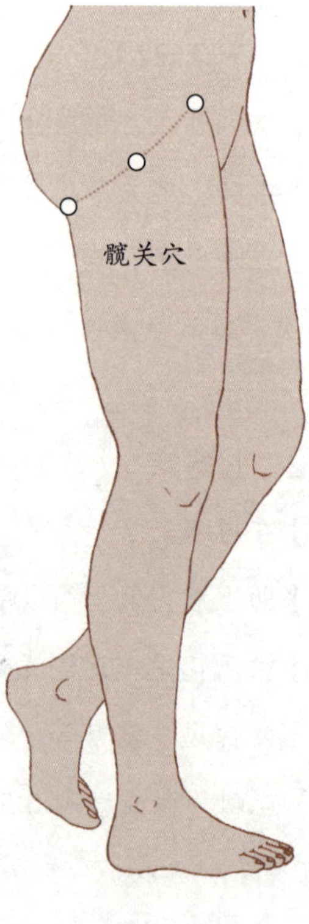

图 7-2-24

3. 膝关穴

【位置】在膝部。

【定位】围绕膝关节一圈为环，环线上取穴。一般前后每侧各取 3 穴，共 6 穴。(如图 7-2-25)

【作用】祛风胜湿，通路止痛。通调龙路、火路。

【主治】膝关节肿痛等。

【操作】膝关节直刺0.5～1.5寸；莲花针叩刺；药线点灸，每天点灸1～2次，每次点灸1～3壮。

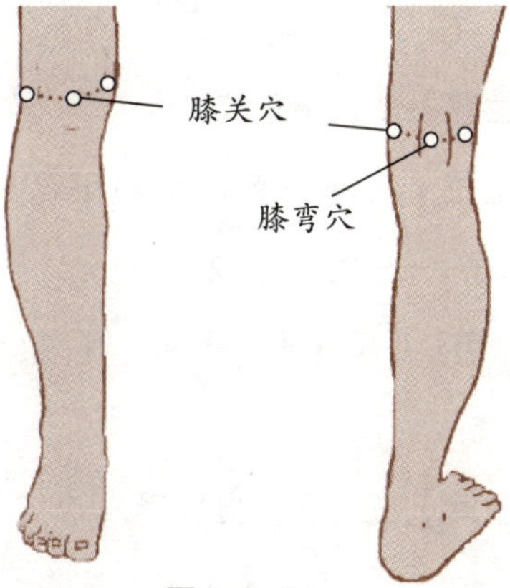

图 7-2-25

4. 膝弯穴

【位置】在膝部。

【取法】位于下肢后侧膝弯（即腘横纹）正中点处，相当于委中穴。（如图 7-2-25）

【作用】清热解毒，除暑。通调龙路、火路。

【主治】中暑、疔疮等。

【操作】点刺放血；或直刺0.5～1.5寸；可莲花针叩刺；可灸，每天点灸1～2次，每次点灸1～3壮。

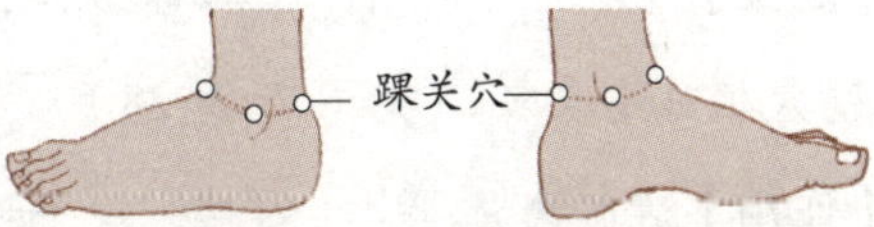

图 7-2-26

5. 踝关穴

【位置】在踝部。

【定位】围绕踝关节一圈为环，在环线上取穴。一般取外侧3穴和内侧3穴，共6穴。（如图 7-2-26）

【作用】祛风胜湿，通路止痛。通调龙路、火路。

【主治】踝关节痛，内踝关穴并治小儿瘫痪。

【操作】避开内踝尖、外踝尖和跟腱，向踝关节直刺0.3～0.8寸；可莲花针叩刺；药线点灸，每天点灸1～2次，每次点灸1～3壮。

6. 足十甲穴

【位置】足趾头背部。

【定位】位于足趾趾甲根下缘处。每足5穴，共10穴。（如图7-2-27）

【作用】祛风清热，止痛。通调水道、气道、龙路、火路。

【主治】伤暑等。拇趾甲穴治疝气、慢惊风等，小趾甲穴治闭尿、牙痛、中暑等。

【操作】点刺放血；药线点灸，每天点灸1～2次，每次点灸1～3壮。

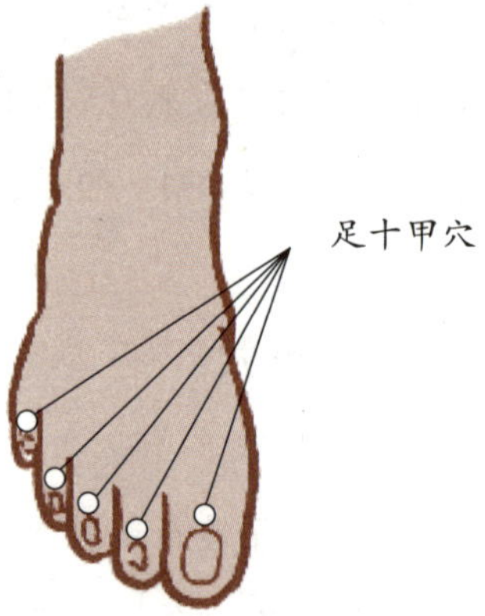

图7-2-27

7. 里内庭穴

【位置】足底部。

【定位】患者仰卧时，于足底部第二、三趾间与内庭穴相对处取穴。（见图7-2-28）

【作用】活血祛瘀，宁心安神，泻下通便。通调谷道、龙路、火路。

【主治】大便秘结、习惯性便秘、产后胞衣不下、闭经、癫痫、急性胃痛等。

【操作】直刺0.3～0.5寸；药线点灸，每天点灸1～2次，每次点灸1～3壮。

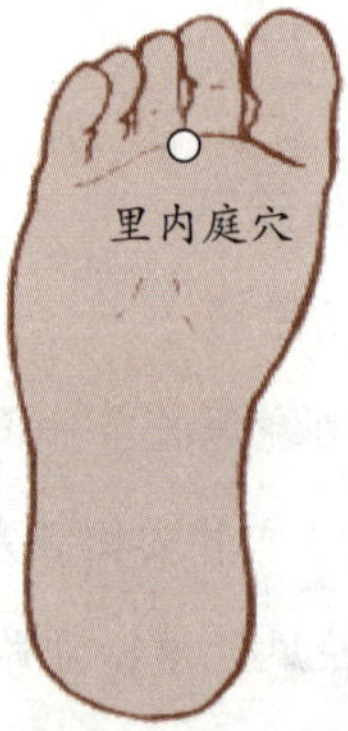

图7-2-28

8. 四强穴

【位置】在大腿前侧。

【定位】患者正坐垂足时，在其髌骨上缘中点直上4.5寸处。(如图7-2-29)

【作用】疏通道路。行气止痛，通调龙路。

【主治】下肢痹痛等。

【操作】直刺1～1.5寸；莲花针叩刺；药线点灸，每天点灸1～2次，每次点灸1～3壮。

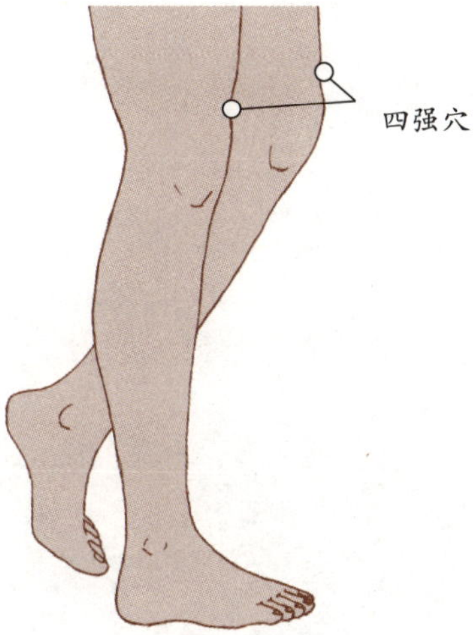

图7-2-29

9. 独阴穴

【位置】在足底。

【定位】患者仰卧时，在足底第二趾远端趾间关节横纹的中点处。(如图7-2-30)

【作用】调理气血，活路止痛。通调谷道、龙路、火路。

【主治】胸胁痛、腹痛、便秘、呕吐、产后胞衣不下、疝气、闭经等。

【操作】直刺0.2～0.3寸；药线点灸，每天点灸1～2次，每次点灸1～3壮。

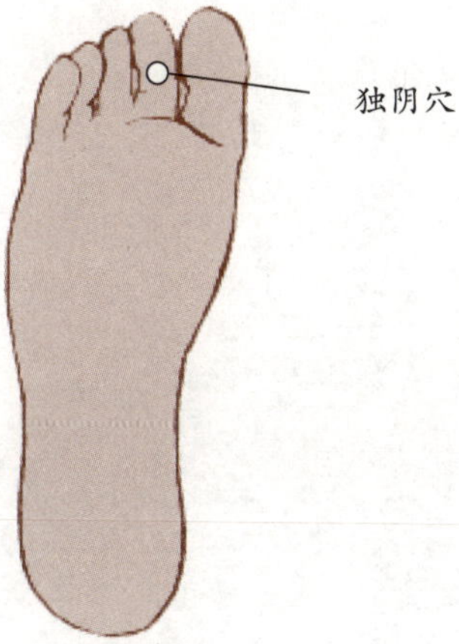

图7-2-30

第八章

壮医针灸现代研究概况

第一节　现代医学视角中的壮医针灸

壮医针灸已有几千年的历史，是壮族人民在长期的生产生活实践和同疾病做斗争的经验总结，是壮医最具特色、最实用的治疗方法。壮医针灸以壮医五大基础理论为指导，而这五大基础理论和现代医学理论并不矛盾。

三道两路理论是壮医针灸的核心理论基础，三道指谷道、水道、气道，两路指龙路和火路。从现代医学的观点来分析，谷道主要对应解剖学上的消化系统，水道对应部分消化管及整个泌尿系统，气道对应呼吸系统，龙路对应循环系统，火路对应神经系统和内分泌系统。谷道、水道、气道、龙路和火路既相互影响又相互联系。谷道吸收的营养成分，水道吸收的水分子，气道吸收的氧分子，经过龙路（循环系统）运输，供给机体细胞进行同化作用，合成新物质，储存能量，同时不断地将机体原有的物质经异化作用分解为代谢产物，释放能量，供给机体进行生命活动，代谢产物又通过龙路（循环系统）运输，经谷道的肛门、水道的尿路、气道的鼻，以及毛孔和咽部排出体外。

根据壮医气血均衡理论，气血是构成人体的基本物质。从现代医学来看，气是动力，是人体生命活力的表现，而血是营养，包括参与生命活动的各种化学成分。新陈代谢是生物的基本特征之一，生物体内各种物质都按一定规律进行代谢，为生命活动提供所需能量。物质代谢是机体与环境不断地进行物质交换的过程，体内代谢不仅要适应外部环境的变化，还要维持内部环境的相对稳定，这就需要各条代谢途径之间的互相协调。若协调失败，则疾病产生。

壮医毒虚致病理论认为，毒和虚是疾病发生的两个必备因素，毒是外因，虚是内因。从现代医学看来，毒既包括人体外部各种物理性、化学性和生物性的伤害，如超剂量放射性物质、有毒化学物质、各种致病病原体等，又包括人体内部发生的不利于人体生理机能的变化和失衡。相对于机体外部自然环境而言，细胞外液是细胞直接接触的生活环境，一般称为“内环境”。其中各种成分和理化因素的稳定状态称为“稳态”。稳态是在多种功能系统相互配合下实现的一种动态平衡，也是细胞外液中各种成分相互比例、酸碱度、温度、渗透压等方面的相对稳定。内环境中各种成分和理化因素会不断地改变，但通过肺的呼吸、胃肠道的消化吸收、肾脏的排泄，以及内分泌的调节等功能，机体能够处于稳态。壮医阴阳理论和三气同步理论都强调机体生命活动和生理过程中的平衡与协调，而平衡和协调的含义与现代医学稳态的概念和内涵一致。稳态的破坏或失衡将会引起机体功能的紊乱，甚至产生疾病。

在壮医毒虚致病理论中，虚是指机体对内外环境变化的应答能力的减退。细胞及其构成的组织、器官对内外环境中的持续性刺激和各种有害因子产生的非损伤性应答反应，称为“适应”。适应的目的在于避免细胞和组织受损，因此在一定程度上反映了机体的调整应答能力。实际上，适应是介于正常和损伤之间的一种状态，对应了壮医学上的虚，其临床主要表现包括免疫力低下、神经内分泌失调、遗传变异、先天性缺陷，以及年龄增长引起的组织和器官退行性变化。

在壮医针灸各种疗法中，以壮医针刺术、壮医莲花针拔罐逐瘀疗法和壮医药线点灸疗法最具壮族特色，应用也最广泛。从现代生理学角度来看，针刺属于机械刺激，药线点灸属于温度刺激。刺激是指能引起细胞、组织和机体发生反应的环境变化，包括化学、机械、温度以及声、光、电等。刺激又分为阈刺激和阈下刺激。阈刺激是时间变化率固定不变的条件下，能引起组织细胞兴奋所需的最小刺激强度。阈下刺激是指刺激强度小于阈值的刺激，不能引起组织细胞兴奋，但能引起局部反应。壮医针刺目的是为了使针刺对人体相关穴位的机械刺激达到阈刺激水平，引起相关组织细胞兴奋，达到治疗效果。同样，药线点灸也是为了使点灸对人体相关穴位的温度刺激达到阈刺激的程度，从而实现治疗目标。

可见，在现代医学视角中，针灸的基本原理是通过刺激特定的穴位来调节人体内的生理过程，从而达到疏通三道两路、调整内分泌等目的。尽管壮医针灸有着悠久的历史，从古至今在壮族地区广泛使用，但在现代医学领域内，它仍然需要更多的研究来证明其有效性和安全性。壮医针灸有数十个特定穴，近百个配穴，如何更好地取穴、配穴以更有效地针刺、施灸，如何找到针刺和点灸穴位起治疗作用的机制，这些都是壮医针灸临床工作者及研究人员面临的问题及挑战。

第二节　壮医针灸现代研究概况

壮医针灸具有操作简便、成本低廉、易学易掌握等优点，在治疗内科、外科、妇科、儿科等各种临床疾病方面都表现出显著的疗效，甚至对某些疾病如偏头痛具有即时疗效，现在受到越来越多学者的重视和应用，逐渐成为研究热点。范小婷等通过检索中国知网、万方数据库、维普数据库和中国生物医学文献数据库，获得2021年3月前发表的壮医针灸临床研究文献598篇，涉及16大类疾病，共160种病症。其统计发现壮医针灸一级适宜病症主要为带状疱疹、带状疱疹后遗神经痛、头痛、失眠、原发性痛经、痛风性关节炎、膝关节骨性关节炎，优势病种主要有带状疱疹、带状疱疹后遗神经痛、头痛和失眠。可见，壮医针灸治疗的疾病谱较广泛，适宜病症范围广。

20世纪末以来，不少研究人员运用现代科学技术和方法对壮医针灸进行了广泛的研究，涉及基础理论、腧穴、刺法、灸法、治疗机理、方法疗效、临床教学等各方面。以“壮医针灸”为关键词检索中国知网，获得文献261篇，相关内容概述如下：

从发表趋势来看，壮医针灸相关研究始于20世纪末，2010年黄瑾明教授在他的《中国壮医针灸学》一书中正式提出“壮医针灸”这一概念后，一直保持较快的发展速度，近几年保持年均20篇以上的发文量。（如图8-2-1）

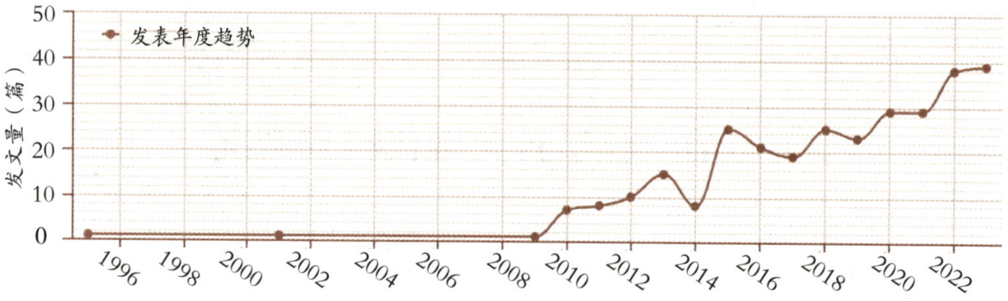

图 8-2-1

从论文发表的主题来看，发文量较多的主题依次为临床研究、临床观察、壮医针刺、壮医经筋疗法、壮医莲花针拔罐逐瘀疗法等。（如图 8-2-2）

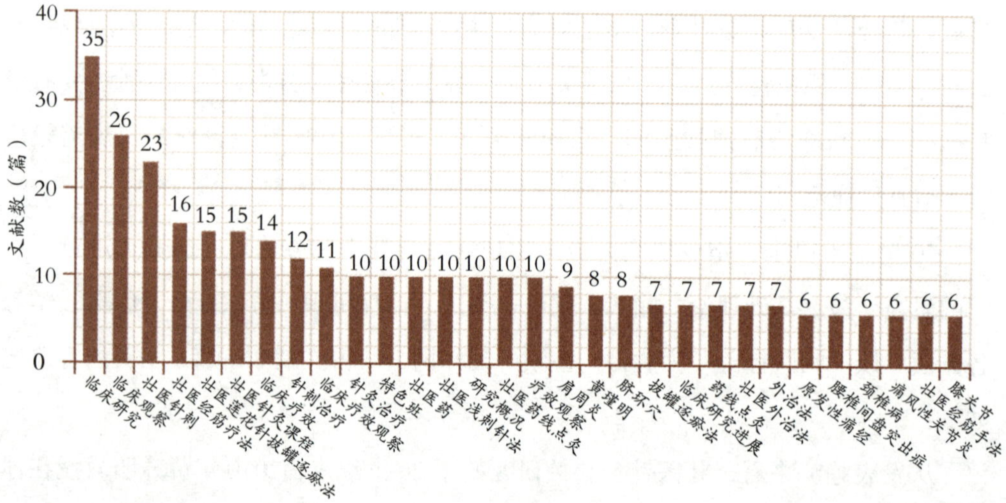

图 8-2-2

从论文文献类型来看，研究论文数量最多，为 137 篇，占了 52%；综述其次，为 24 篇，占了 9%。（如图 8-2-3）

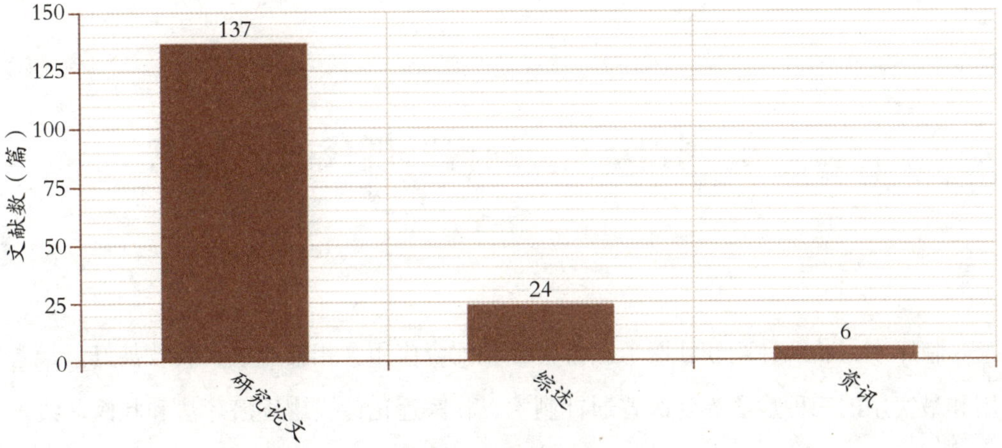

图 8-2-3

不过，“壮医针灸”是一个比较宽的概念，以此作为关键词进行搜索，具有一定的局限性，会检索不到不以壮医针灸作为主题名却属于壮医针灸领域的文献。鉴于壮医普通针刺术、壮医莲花针拔罐逐瘀疗法和壮医药线点灸疗法是壮医所有疗法中最具代表性、应用也最为广泛的三种疗法，下一节将就这三个疗法的现代研究现状进行总结分析，以对壮医针灸的现代研究概况做进一步补充。

第三节　壮医“三剑客”现代研究概况

临床中，壮医针刺和壮医灸法常常互相配合应用，相辅相成，收效甚好。最常用和最实用的三种疗法为壮医普通针刺术、壮医莲花针拔罐逐瘀疗法和壮医药线点灸疗法。他们各有所长，最具壮族特色，是壮医临床治疗和预防疾病的重要手段和方法，被媒体誉为壮医针灸“三剑客”。现就壮医“三剑客”现代研究概述如下：

一、壮医普通针刺术

以“壮医针刺”为关键词检索中国知网，获得相关文献 256 篇。从发表趋势来看，关于壮医针刺的相关研究开始于 2012 年，且一直保持着较快的发展速度，近十年年均发文量为 21.7 篇，2018 年发文量最多，达到 31 篇。(如图 8-3-1)

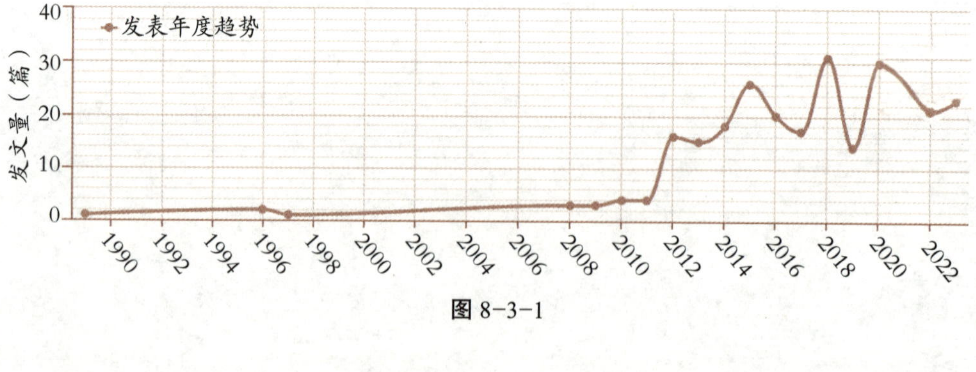

图 8-3-1

从发表主题来看，发文量较多的主题包括临床各科疾病（类风湿关节炎、腰椎间盘突出、颈椎病、偏头痛、带状疱疹后遗神经痛、失眠等）、脐环穴、临床观察、临床研究等。（如图 8-3-2）可见，目前大多数壮医针刺的研究围绕壮医针刺在临床各科上的应用展开。临床各科相关研究示例如下：

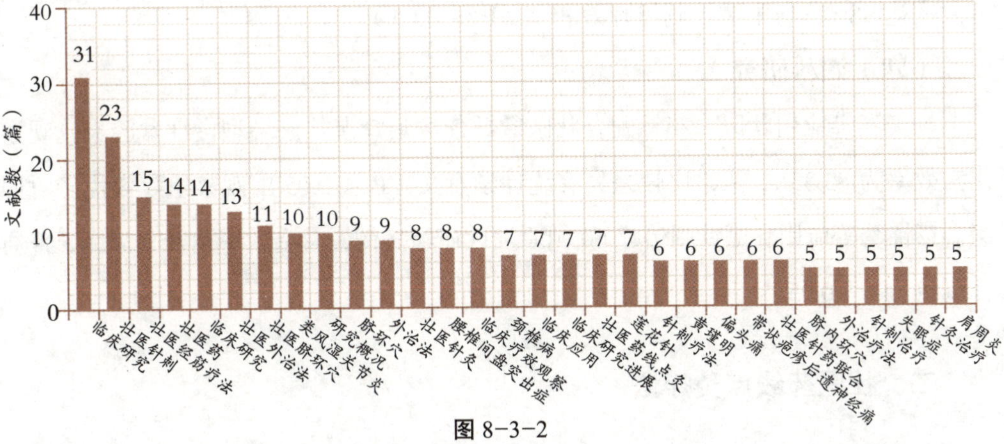

图 8-3-2

（一）内科研究

罗木华等使用壮医脐内环针刺治疗失眠症，有较肯定的改善失眠症患者焦虑量表、抑郁量表和匹兹堡睡眠质量指数（PSQI）等量表评分的作用。张艳等使用壮医针刺疗法针刺天部穴循环缺血性眩晕 30 例，患者治疗后平均血流速度均有明显改善，差异具有统计学意义（$P < 0.05$）。

（二）外科研究

黄安等使用壮医热敏探穴针刺疗法配合抗风湿病联合西药治疗 64 例类风湿关节炎病例，总有效率为 85.19%，高于对照组（$P < 0.05$）。黄正干以壮医特定穴为主，采用壮医针刺配合壮药辨证熏蒸颈肩部治疗颈椎病 82 例，总有效率达 97.56%。林华胜等观察壮医针刺对膝骨性关节炎的疗效，总有效率为 94.57%，明显优于普通针刺组（$P < 0.01$），在视觉模拟疼痛评分量表（VAS 疼痛评分）和勒奎斯纳指数（Lequesne Index）改善方面亦优于对照组（$P < 0.05$）。

（三）五官科研究

李秀娟等使用壮医脐内环穴配合壮医针刺治疗肾虚型神经性耳鸣 30 例，总有效率为 93.3%（28/30），优于对照组。秦祖杰等应用壮医针刺配合壮医莲花针拔罐逐瘀治疗周围性面瘫 35 例，总有效率（97.14%）、H–B 得分及面神经功能积分改善均优于对照组（$P < 0.01$）。罗本华等使用壮医针刺治疗周围性面瘫 51 例，总有效率达 98%，与中医针刺组疗效相似（$P > 0.05$）。

（四）妇科研究

杨美春等应用壮医梅花针配合壮医敷贴疗法治疗湿热瘀结型慢性盆腔炎，观察组有效率为 83.33%，两组比较差异有统计学意义（$P < 0.05$），观察组疗效优于对照组。彭锦绣等应用壮医针刺治疗 60 例原发性痛经病例，总有效率达 95%，优于普通针刺组（$P < 0.05$）。

二、壮医药线点灸疗法

以“壮医药线点灸”为关键词检索中国知网，获得相关文献 692 篇。从发表趋势来看，壮医药线点灸相关研究开始较早。1986 ～ 2006 年，经历了一段起伏，期间发文量最少的为 1989 年 1 篇，最多的为 2000 年 22 篇。2007 年开始，发文章发展迅速，保持在 20 篇以上。近十年年均发文量为 35.1 篇，2015 年发文量最多，达到 41 篇。（如图 8–3–3）由此可见，壮医药线点灸疗法已经成为壮医研究的热点。

从发表主题来看，发文较多的主题为临床各科疾病，包括带状疱疹、带状疱疹

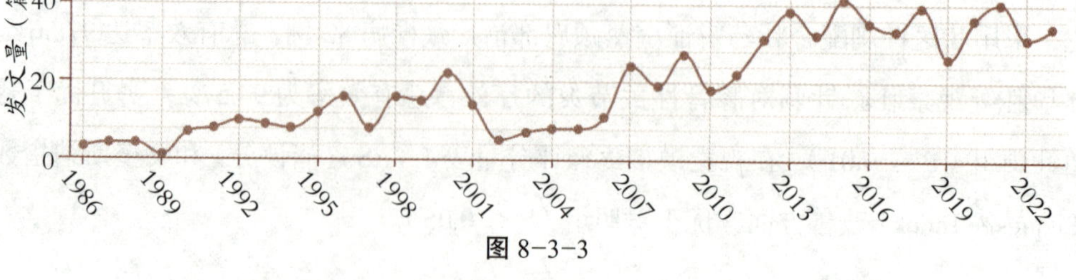

图 8–3–3

后遗神经痛、类风湿关节炎、原发性痛经、偏头痛、慢性盆腔炎、肩周炎、糖尿病性胃轻瘫、皮肤病、痛风性关节炎等。（如图 8-3-4）由此可见，与壮医针灸一样，壮医药线点灸的研究大多围绕药线点灸在临床各科上的应用而展开。临床各科相关研究示例如下：

（一）内科研究

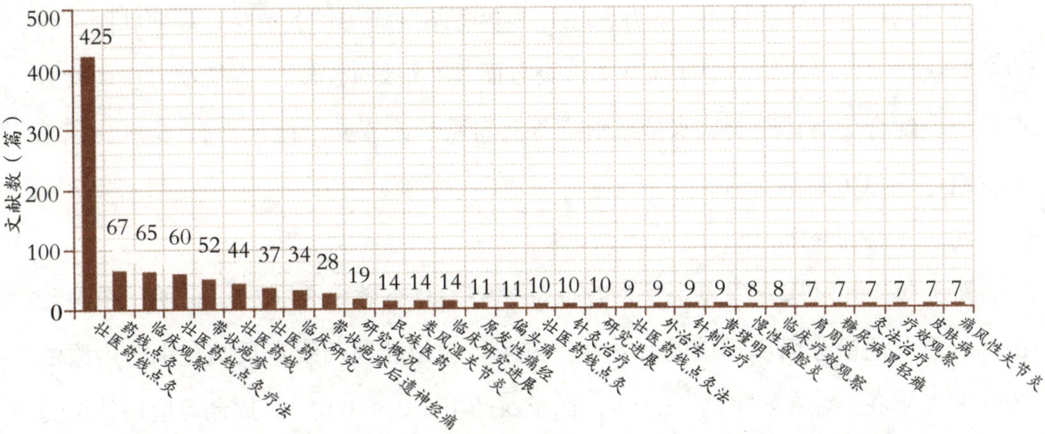

图 8-3-4

陈攀研究应用壮医药线点灸治疗偏头痛的疗效和不良反应，发现壮医药线点灸治疗偏头痛与药物疗效相当，但无不良反应。秦祖杰等应用壮医药线点灸结合莲花针拔罐逐瘀疗法治疗偏头痛，获得总有效率 95.56%，优于对照组（$P < 0.01$）。宋宁等采用壮医药线点灸结合针刺及莲花针拔罐逐瘀疗法治疗紧张性头痛，疗效优于对照组（$P < 0.01$）。韦羡萍等应用壮医药线点灸结合独活寄生汤内服治疗脑卒中伴偏身感觉障碍，获得总有效率 93.3 %，优于西药常规治疗组（$P < 0.05$）。古联等观察壮医药线点灸疗法结合康复治疗对急性脑卒中患者神经功能缺损程度及日常生活能力的作用，发现能明显降低神经功能缺损评分、提高日常生活能力评分。江小荣应用壮医药线点灸治疗中风痉挛性瘫痪，获得总有效率 96%，优于常规针刺组（$P < 0.01$）。韦茂渊应用壮医药线点灸结合香砂六君子汤加味治疗慢性萎缩性

胃炎，获得总有效率 94.74%，优于对照组（$P < 0.01$）。柯玲玲应用壮医药线点灸治疗泄泻，获得总有效率 91.67%，优于对照组（$P < 0.05$）。麦威等发现电针联合壮医药线点灸可在一定程度上降低糖尿病性胃轻瘫大鼠的血糖，并提高胃肠动力。李珪应用壮医药线点灸与针刺治疗肺虚哮喘，证明壮医药线点灸对肺虚哮喘有较好疗效，且安全方便。

（二）外科研究

陈日兰等应用壮医药线点灸疗法治疗湿热蕴结型痛风性关节炎，证明壮医药线点灸疗法在治疗湿热蕴结型痛风性关节炎方面具有很好的疗效。韦锐斌等应用壮医药线点灸配合美洛昔康及秋水仙碱治疗急性痛风性关节炎，总有效率 96.9%，优于对照组（$P < 0.05$）。

（三）皮肤科研究

陈莲等应用壮医药线点灸法治疗面部痤疮，总有效率 86.67%，证明了单纯壮医药线点灸法治疗面部痤疮的有效性。宋宁等应用壮医药线点灸结合中药内服治疗结节性痤疮，总有效率达 93.75%，优于西药组（$P < 0.01$）。周翔等应用壮医药线点灸治疗玫瑰糠疹，总有效率 86.6%，优于西药组（$P < 0.01$）。罗继红等应用壮医药线点灸结合龙胆泻肝汤内服治疗带状疱疹，总有效率达 96.67%，优于西药组（$P < 0.05$）。陈红路等研究壮医药线点灸对实证和虚证斑秃的疗效，结果两组有效率分别达到 92.9% 和 90.9%，痊愈率实证组高于虚证组（$P < 0.05$）。

（四）妇科研究

陈秋霞等发现壮医药线点灸疗法能显著提高围绝经期模型大鼠血清中 IL-2 和 IFN-γ 水平，降低 IL-4 和 IL-10 的水平，改善大鼠围绝经期的卵巢病理变化。宋宁探讨壮医药线点灸疗法治疗原发性痛经的临床疗效，总有效率 98.82%，优于对照组（$P < 0.01$）。梁瑾冰等应用穴位贴敷结合药线点灸治疗痛经，总有效率 91.4%，差异有统计学意义（$0.01 < P < 0.05$）。陈少卿等应用壮医药线点灸治疗乳腺增生病，总有效率达 98.6%。韦金香等开展壮医药线点灸治疗慢性盆腔炎的多中心、大样本临床验证，共治疗 1682 例，总有效率达 98.93%。

（五）儿科研究

王小平等应用壮医药线点灸治疗小儿厌食症，总有效率 90.41%，优于对照组（$P < 0.05$）。蔡晓静应用壮医药线点灸防治小儿反复呼吸道感染，总有效率 87 %，优于转移因子口服组（$P < 0.05$）。曾春祥等用壮医药线点灸治疗小儿发热，总有效率为 94.74%，优于西药组（$P < 0.05$）。农秀明等采用壮医药线点灸结合护理治疗小儿遗尿症，总有效率达 94.3%。

（六）五官科研究

黄贵华等采用壮医药线点灸治疗急性出血性结膜炎，总有效率达 98.3%，优于西药组（$P < 0.05$）。周翔采用壮医药线点灸治疗三叉神经痛，总有效率达 95%，优于西药组（$P < 0.01$）。林柳燕等应用壮医药线点灸治疗眼睑黄色瘤、针眼、眉棱骨痛和风赤疮痍，疗效令人满意。范郁山等用壮医药线点灸配合针刺治疗风火牙痛，总有效率达 94.7%，优于西药组（$P < 0.01$）。

三、壮医莲花针拔罐逐瘀疗法

“壮医莲花针拔罐逐瘀”一词，最早出现于黄瑾明教授 2010 年主编的《壮医针灸学》一书，属于新研究领域，因此相关研究成果不算多。以“莲花针拔罐逐瘀”为关键词检索中国知网，共获得相关文献 51 篇，近十年年均发文量为 4.25 篇。从发表主题来看，发文较多的主题为临床各科疾病，包括带状疱疹后遗神经痛、痛风性关节炎、偏头痛、偏身感觉障碍等。（如图 8-3-5）由此可见，目前相关研究大多围绕壮医莲花针拔罐逐瘀疗法在临床各科上的应用而展开。临床各科相关研究示例如下：

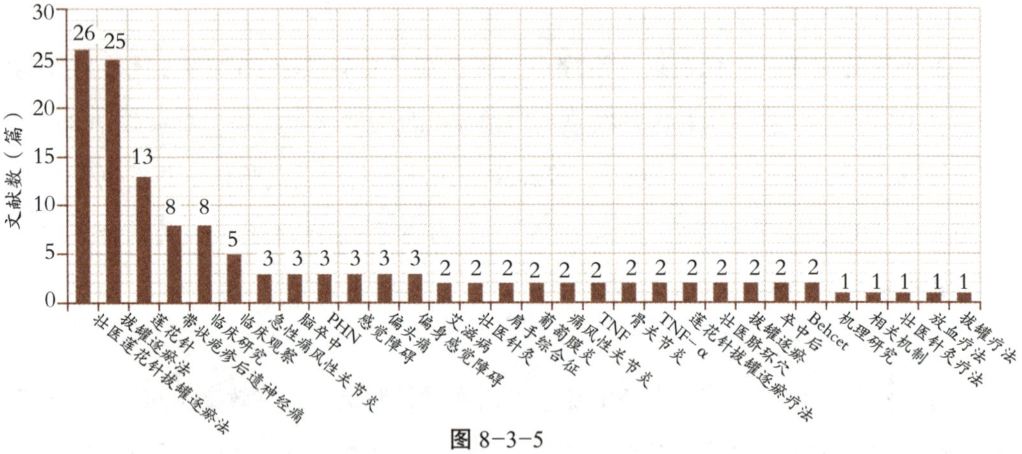

图 8-3-5

（一）内科研究

宋宁等应用壮医莲花针拔罐逐瘀疗法治疗瘀血型偏头痛，获得总有效率（95.56%）、偏头痛积分改善率（0.77±0.29）、起效时间（0.48±0.64）小时、疗后视觉模拟疼痛评分量表（VAS）评分（1.29±1.75），均优于西药组（$P < 0.01$）。韦兰岚发现使用壮医莲花针背廊拔罐法辅助治疗慢性支气管炎疗效明显。黄义松等应用壮医莲花针拔罐逐瘀法治疗脑卒中偏身感觉障碍，可显著提高患者的感觉和运动功能，临床疗效显著。

（二）外科研究

苏淑丹等应用壮医莲花针拔罐逐瘀疗法结合四妙汤加味治疗急性痛风性关节炎，总有效率 91.1%，优于西药组（$P < 0.05$）。梁振兴用壮医莲花针拔罐逐瘀疗法治疗痛风性关节炎，总有效率（91.1%）及尿酸改善率均优于西药组（$P < 0.05$）。卢波采用壮医莲花针拔罐逐瘀疗法，结合患侧股骨头电针围刺，治疗髋关节滑囊炎，总有效率达 97%。程先明应用壮医莲花针拔罐逐瘀疗法治疗急性腰扭伤，总有效率达 96.4%，优于布洛芬组（$P < 0.05$）。黄柏鑫采用莲花针拔罐逐瘀疗法治疗慢性腰肌劳损，总有效率为 93.18%。李金溢等发现壮医莲花针拔罐逐瘀法能够缓解或消除膝骨关节炎患者膝关节疼痛，改善膝关节功能，疗效优于玻璃酸钠注射液膝关节腔注射治疗。

（三）五官科研究

桂雄斌等应用莲花针拔罐逐瘀疗法治疗 60 例过敏性鼻炎病例，发现壮医莲花针拔罐逐瘀疗法治疗过敏性鼻炎疗效较好，且安全。

（四）皮肤科研究

黄瑾明等应用壮医莲花针拔罐逐瘀疗法治疗带状疱疹后遗神经痛，总有效率达 95.9%，优于普通针刺组（$P < 0.05$）。韩海涛等发现壮医莲花针拔罐逐瘀疗法能明显改善带状疱疹后神经痛患者的疼痛症状，其作用机制可能与其能抑制促炎因子 IL-18、TNF-α 的表达，减轻炎症反应，从而减轻疼痛有关。窦锡彬等应用壮医莲花针拔罐逐瘀疗法结合放血疗法治疗黄褐斑，总有效率为 89%。

四、结语

自进入 21 世纪以来，在国家和地区政策的支持下，壮医针灸的现代研究硕果累累。相关研究主要围绕壮医针灸在临床各科疾病的应用展开，壮医针灸对内科、外科、妇科、儿科等临床各科多种疾病有良好疗效，具有广泛的应用前景，值得进一步推广和学习。不过，现有的研究主要依赖于临床观察报告，缺乏大样本、多中心、随机、双盲对照试验。目前关于动物实验、基础研究和治疗机制的研究较少。因此，有必要开展更多系统化和标准化的临床研究和疗效评价，并从生物化学和分子生物学等现代医学领域的角度阐明治疗机制，为推广和应用壮医针灸提供科学实验基础，并为壮医走向世界、服务全球奠定基础。

参考文献

[1] 范小婷，赵明阳，梁弘，等．基于现代文献的壮医针灸疾病谱研究[J].广西中医药大学学报，2022，25（03）:53-59.

[2] 罗本华，覃斌宁，范小婷，等．脐内环针与安定片对失眠症心理量表影响的比较研究[J].辽宁中医杂志，2015，42（01）:27-30.

[3] 张艳，柯玲玲，石云，等．针刺壮医天部穴治疗后循环缺血性眩晕的疗效观察[J].中国中医急症，2017，26（09）:1641-1643.

[4] 黄安，庞宇舟，汤倩倩，等．壮医热敏探穴针刺辅助治疗类风湿关节炎临床疗效分析[J].中国针灸，2018，38（03）:245-250.

[5] 黄正干．应用壮医针刺疗法配合壮药熏蒸疗法治疗82例活邀尹（颈椎病）的临床疗效观察[J].中国民族民间医药，2011（22）:1-2.

[6] 林华胜，黄瑾明，黄贵华，等．壮医针刺疗法治疗膝骨性关节炎疗效观察[J].广西中医药，2013（5）:60-62.

[7] 李秀娟，李婕，韩海涛，等．壮医脐内环穴配合常规针刺治疗肾虚型神经性耳鸣疗效观察[J].中国针灸，2015，35（04）:345-348.

[8] 秦祖杰，宋宁，黄鑫，等．针刺配合莲花针拔罐治疗周围性面瘫疗效观察[J].辽宁中医药大学学报，2012，14（6）:48-50.

[9] 罗本华，林辰，李晶晶．壮医针刺与中医针刺治疗周围性面瘫118例[J].陕西中医，2012，33（10）:1390-1391.

[10] 杨美春，刘姣，江宁，等．壮医梅花针刺配合壮医敷贴疗法治疗慢性盆腔炎的临床研究[J].辽宁中医杂志，2019，46（01）:136-138.

[11] 彭锦绣，黄瑾明，王粤湘，等．壮医针刺疗法治疗青春期原发性痛经的效果及护理[J].中国民族医药杂志，2010（3）:15-16.

[12] 陈攀．壮医药线点灸治疗偏头痛疗效观察[J].中国针灸，2012，32（03）:224-226.

[13] 秦祖杰，宋宁．点灸梅花穴联合莲花针拔罐逐瘀法治疗偏头痛临床观察[J].右江民族医学院学报，2012（3）:397-398.

[14] 宋宁，黄鑫，梁薇，等．针刺联合壮医特色疗法治疗紧张性头痛疗效观察[J].广西

中医药，2012，35（2）:48-50.
[15] 韦羡萍，姚宝农，郑静 . 独活寄生汤结合壮医药线点灸治疗脑卒中感觉障碍 30 例临床观察 [J]. 湖南中医药，2013，29（6）:61-62，70.
[16] 古联，陈清，谢娟娟 . 急性脑卒中患者的早期壮医药线点灸法结合康复治疗 [J]. 中国老年学杂志，2013，33（2）:258-260.
[17] 江小荣 . 壮医药线点灸疗法治疗中风痉挛性瘫痪 50 例 [J]. 甘肃中医，2011，24（2）:14-15.
[18] 韦茂渊 . 香砂六君子汤加味配合壮医药线点灸治疗慢性萎缩性胃炎 38 例观察 [J]. 实用中医药杂志，2013，29（6）:433.
[19] 柯玲玲 . 壮医药线点灸治疗泄泻 24 例 [J]. 中医外治杂志，2013，22（3）:13.
[20] 麦威，范郁山，苗芙蕊 . 电针联合壮医药线点灸对糖尿病胃轻瘫大鼠胃窦组织凋亡相关蛋白表达的影响 [J]. 针刺研究，2022，47（09）:801-808.
[21] 李珪 . 壮医药线点灸疗法治疗肺虚哮喘临床效果观察 [J]. 中国针灸,2005（03）:37-39.
[22] 陈日兰，王秋凤，赖俊玉，等 . 壮医药线点灸治疗湿热蕴结型痛风性关节炎的临床观察 [J]. 辽宁中医杂志，2016，43（02）:381-383.
[23] 韦锐斌，刘江 . 壮医药线点灸治疗急性痛风性关节炎疗效观察 [J]. 中国中医药信息杂志，2012，19（12）:79-80.
[24] 陈莲，韦善玲，黄秀兰，等 . 单纯壮医药线点灸治疗面部痤疮疗效观察 [J]. 山西中医，2011，27（01）:34-35.
[25] 宋宁，梁薇，肖华业，等 . 重用夏枯草内服联合壮医药线点灸治疗结节性痤疮 32 例疗效观察 [J]. 新中医，2011，43（9）:83-84.
[26] 周翔，罗鸿宇 . 壮医药线点灸治疗玫瑰糠疹的疗效观察 [J]. 广西中医药，2012，35（5）:35-36.
[27] 罗继红，钟江 . 龙胆泻肝汤联合壮医药线点灸治疗带状疱疹临床观察 [J]. 广西中医药，2013，36（2）:21-22.
[28] 陈红路 . 壮医药线点灸治疗寻常型痤疮 54 例 [J]. 中医外治杂志，2012，21（3）:43.
[29] 陈秋霞，徐晶，盘启敏，等 . 壮医药线点灸对围绝经期大鼠血清 IL-2、IFN-γ 和 IL4、IL10 表达的影响 [J]. 世界科学技术 - 中医药现代化,2023,24（10）:3737-3744.
[30] 宋宁 . 壮医药线点灸治疗原发性痛经 85 例观察 [J]. 中国民族医药杂志，2008，

No.69（07）:22-23.
[31] 梁瑾冰，梁茜茜，吕计宝．穴位贴敷结合壮医药线点灸治疗痛经临床及护理观察[J]. 辽宁中医杂志，2014，41（01）:154-156.
[32] 陈少卿，张宏生，吴美群．壮医药线点灸治疗乳腺增生病 70 例 [J]. 中国针灸，2011，31（7）:642.
[33] 韦金香，覃文波，卓秋玉，等．壮医药线点灸疗法治疗慢性盆腔炎疗效观察 [J]. 广西中医药，2013，36（3）:49-50.
[34] 蔡晓静．壮医药线点灸防治小儿反复呼吸道感染 92 例临床观察 [J]. 现代中西医结合杂志，2011，20（23）:2897-2898.
[35] 曾春祥，唐利娟．壮医药线点灸治疗小儿发热 76 例疗效观察 [J]. 云南中医中药杂志，2013，34（2）:75-76.
[36] 农秀明，李婕，陆璇霖．壮医药线点灸治疗小儿遗尿症的疗效及护理 [J]. 广西中医药，2012，35（6）:44-45.
[37] 黄贵华，黄瑾明，李婕，等．壮医药线点灸治疗急性出血性结膜炎疗效观察 [J]. 广西中医药，2011，34（3）:47-48.
[38] 周翔．壮医药线点灸治疗三叉神经痛疗效观察 [J]. 内蒙古中医药，2013（13）:43.
[39] 林柳燕，郝小波．壮医药线为主治疗眼病的特色与体会 [J]. 中医外治杂志，2013，22（1）:63-64.
[40] 宋宁，马广成，韦婷，等．壮医莲花针拔罐逐瘀疗法对偏头痛的即时镇痛效果研究[J]. 亚太传统医药，2018，14（05）:31-32.
[41] 韦兰岚．壮医莲花针背廊拔罐法辅助治疗慢性支气管炎的疗效观察 [J]. 世界最新医学信息文摘，2016，16（96）:190.
[42] 黄义松，黄永回，黄建钊，等．壮医莲花针拔罐逐瘀法治疗脑卒中偏身感觉障碍的临床研究 [J]. 临床医药文献电子杂志，2017，4（55）:10714-10715.
[43] 苏淑丹，梁振兴，罗清娇．四妙汤加味配合壮医莲花针拔罐逐瘀疗法治疗急性痛风性关节炎疗效观察 [J]. 中国民族民间医药，2013，22（17）:34-35.
[44] 梁振兴．壮医莲花针拔罐逐瘀疗法治疗痛风性关节炎疗效观察 [J]. 实用中医药杂志，2012，28（12）:1046-1047.
[45] 卢波．壮医莲花针拔罐逐瘀疗法配合电围刺治疗髋关节滑囊炎的临床疗效观察 [J]. 中国民族民间医药，2012（13）:6.

[46] 程先明．壮医莲花针拔罐逐瘀疗法治疗急性腰扭伤疗效观察[J]. 内蒙古中医药，2012（18）:29-30.

[47] 黄柏鑫．壮医莲花针拔罐逐瘀法治疗慢性腰肌劳损的疗效观察[J]. 世界最新医学信息文摘，2016，16（96）:183.

[48] 李金溢，曾平，陈金龙，等．壮医莲花针拔罐逐瘀法治疗膝骨关节炎疗效观察[J]. 西部中医药，2020，33（07）:73-76.

[49] 桂雄斌，李振兴，魏卫兵．壮医莲花针拔罐逐瘀法治疗过敏性鼻炎临床疗效[J]. 实用中医药杂志，2020，36（01）:99-100.

[50] 黄瑾明，韩海涛，李婕，等．莲花针拔罐治疗带状疱疹后遗神经痛的疗效观察[J]. 广西中医药，2011，34（1）:31-32.

[51] 韩海涛，李美康，李婕，等．壮医莲花针拔罐逐瘀法对 PHN 患者的镇痛作用及血清 IL-18、TNF-α 的影响[J]. 广西中医药大学学报，2019，21（04）:8-11.

[52] 窦锡彬，黄正干．壮医莲花针拔罐逐瘀疗法结合自血疗法治疗黄褐斑 36 例[J]. 中国民族民间医药，2012（8）:5.

Chapter 1

Introduction, Origin and Development of Acupuncture and Moxibustion of Zhuang Medicine

1.1 Brief Introduction to Zhuang Nationality and Zhuang Medicine

1.1.1 Brief Introduction to Zhuang Nationality

The Zhuang ethnic group is the largest ethnic group among the 55 ethnic minority groups in China. According to the *China Statistical Yearbook 2021*, the population of the Zhuang ethnic group in China is 19,568,546. The Zhuang people are mainly distributed in the southern frontier of China, and Guangxi Zhuang Autonomous Region is the main distribution area. According to the results of the seventh national census in 2020, among the permanent residents of the entire autonomous region, the Zhuang population was 15,721,956, accounting for 31.36% of the total population of the region, mainly concentrated in Baise, Hechi, Nanning, and Liuzhou and so on.

It is documented in textual research that the Zhuang people are descendants of the two ancient branches of the Baiyue ethnic group-Xi'ou and Luoyue. Also, their self-reference varies across different locations-exceeding 20 names such as "Buyue" "Buyi" "Budai" and "Buman". "Zhuang" and "Buzhuang" were originally self-referential terms for the Zhuang ethnic group. In Chinese historical books, they were translated as " 撞 " or " 僮 ", and their pronunciation was "Zhuang". The earliest record of this term was found in literature from the Song dynasty. During the Ming and Qing dynasties, the term "Zhuang" was widely used in the western part of Guangdong and the entire Guangxi region and became the most common name for the Zhuang people. After the establishment of the People's Republic of China, the Zhuang people were uniformly referred to as " 僮 ", also pronounced as "Zhuang". On October 12, 1965, with the proposal of Premier Zhou Enlai and the consent of the Zhuang people, the State Council officially approved changing the character " 僮 " to the character " 壮 " (also pronounced as "Zhuang") . From then on, the name " 僮族 " for the ethnic group was changed to " 壮族 " (Zhuang ethnic group) universally.

The Zhuang nationality has a long history. The evidence of this can be found in numerous archaeological sites and areas across the Zhuang region, including almost 20 human fossil sites, such as Liujiang people and Qilinshan people. Additionally, more than 100 Paleolithic sites and areas, and over 300 Neolithic sites, such as Zengpiyan in Guilin, Liyuzui in Liuzhou, Leopard Head in Nanning, Ganzao in Fusui, and Dalongtan in Long'an, have also been unearthed. Moreover, a large number of tombs of the Spring and Autumn Period and the Warring States Period were found in Tiandong, Binyang, Wuming, Gongcheng, and Pingle, while primitive cliff paintings with local ethnic characteristics were discovered in the Zuojiang River Basin. All these archaeological findings suggest that human civilization has existed in the Zhuang areas since the Spring and Autumn Period and the Warring States Period.

1.1.2 Brief Introduction to Zhuang Medicine

The Zhuang people live in a subtropical humid monsoon climate with an annual average temperature of about 20°C. Living in area with long sunshine in summer, less frost and snow in winter, wet summer and dry winter, it is easy for dampness, fire, heat and other pathogenic factors to invade the human body and cause disease, especially endemic diseases such as Sha, malaria and toxin, all with a high incidence rate. In the process of fighting against diseases, the ancestors of Zhuang people summarized many methods to treat diseases such as Sha, malaria and toxin, and found a large number of effective medicine, especially animal drugs and antidotes. With the development of economy, politics and culture in the Zhuang areas, Zhuang ethnic group has gradually formed a medical system with its own ethnic characteristics, including simple theories and a large number of effective prescriptions, secret prescriptions, single prescriptions and unique, rich and colorful diagnosis and treatment methods.

The medicine of the Zhuang ethnic group, referred to as Zhuang medicine for short, is a unique theoretical system gradually formed by Zhuang people in their long-term production and life practice, and in the process of tenacious struggle against diseases, through the refinement and sublimation of the accumulated and summarized experience of valuable medical treatment. As a precious cultural heritage of Zhuang ethnic group, Zhuang medicine is an important part of traditional medicine in China, and has made outstanding contributions to enriching traditional medicine in China. In terms of etiology, with a deeper and more comprehensive understanding of "toxin", Zhuang doctors have more experience in treating it; In terms of diagnosis method, the eye diagnosis, nail diagnosis and finger diagnosis of Zhuang medicine have rich and systematic contents; In terms of drugs, there are many kinds of Zhuang medicine produced in the Zhuang areas, such as cinnamon, notoginseng, gecko, etc; In terms of treatment, the external treatment methods of Zhuang medicine are rich in content and effective in practice, including the common acupuncture of Zhuang medicine, the medicated thread moxibustion therapy of Zhuang medicine, the lotus needle cupping for stasis-removing therapy of Zhuang medicine, which have greatly enriched the content of Traditional Chinese Medicine. Zhuang medicine, which has a long history, has made great contributions to the health and reproduction of its own ethnic group and other ethnic groups in history, and still plays an important role in the process of disease prevention and treatment, and will make greater contributions to mankind in the future.

1.2 Brief Introduction to Acupuncture and Moxibustion of Zhuang Medicine

Guided by the basic theory of Zhuang medicine and the clinical thinking method of Zhuang medicine, the acupuncture and moxibustion of Zhuang medicine is a therapy of treating or preventing diseases by stimulating respective acupoints or parts with needles or medicated thread of Zhuang medicine on the surface of human body to unblock the three channels and two ways, so as to achieve the synchronous operation of the three Qis of Heaven, Earth and Human as well as the balance of Qi and blood. Thanks to its simple selection of material, convenient operation, exact curative effect, freedom from toxic and other side effects, it is generally considered as a safe, economic and reliable therapy. Generally speaking, the acupuncture and moxibustion of Zhuang medicine includes two parts: the acupuncture of Zhuang medicine and the moxibustion of Zhuang medicine.

Under the guidance of the basic medical theory and clinical thinking method of Zhuang medicine, the acupuncture of Zhuang is a therapy of treating or preventing diseases by stimulating respective acupoints or parts with needles on the surface of human body. The most commonly used instrument of acupuncture of Zhuang medicine is needle, and other special instruments like miniature knife needles and ceramic pieces are also applied in the treatment. As for the specific therapies, there are more than ten kinds of treatments, ranging from common needling of Zhuang medicine, lotus needle cupping for stasis-removing of Zhuang medicine, hot needle therapy of Zhuang medicine, blood-pricking therapy of Zhuang medicine, pottery needle therapy of Zhuang medicine, needle pricking therapy of Zhuang medicine, Sha-pricking therapy of Zhuang medicine, oil needle therapy of Zhuang medicine, magical needle therapy of Zhuang medicine, malnutrition-pricking therapy of Zhuang medicine, haemorrhoid-pricking therapy of Zhuang medicine, scraping-wraping-pricking therapy of Zhuang medicine to auriculo therapy of Zhuang medicine among others. However, the common needling of Zhuang medicine and lotus needle cupping for stasis-removing of Zhuang medicine are two most widely used therapies in clinical treatment.

Under the guidance of the basic medical theory and clinical thinking method of Zhuang medicine, the moxibustion of Zhuang medicine is a therapy used to prevent and cure diseases by achieving the synchronous operation of the three Qis of Heaven, Earth and Human and the balance of Qi and blood in human body through the transmission of channels and ways by means of cauterizing or fumigating certain acupoints or parts on the human body surface, causing local stimulation with medium heat or mild burning pain. Like acupuncture of Zhuang medicine, moxibustion of Zhuang medicine also has a wide variety of more than ten moxibustion methods, including medicated thread moxibustion therapy of Zhuang medicine, drug-free cotton yarn moxibustion therapy of Zhuang medicine, medicinal cotton cauterization moxibustion therapy of Zhuang medicine, hot square wood tapping therapy of Zhuang medicine, ephedra spike moxibustion therapy of Zhuang medicine, watering and blowing moxibustion therapy of Zhuang medicine, charcoal fire therapy of Zhuang medicine, moxa-sulfur moxibustion therapy, bullrush moxibustion therapy of Zhuang medicine, bamboo tube moxibustion therapy of Zhuang medicine, flower-leaf therapy moxibustion of Zhuang medicine and so on. Among them, the medicated thread moxibustion therapy of Zhuang medicine is the most distinctive and widely used therapy.

Under the guidance of the basic medical theory, the medicated thread moxibustion therapy of Zhuang medicine is a unique method used to prevent and treat diseases by means of cauterizing certain acupoints or parts on the human body surface with the medicated thread of Zhuang medicine. The specific operation method is as follows: The medicated thread, generally a ramie with a diameter of about 0.7 millimeters, is made by soaking it in the preparation solution made from a variety of Zhuang medicinal materials. In practice, the thread is lit on one end to form a ballpoint fire to quickly and swiftly cauterize certain acupoints or parts on the surface of human body.

In clinical practices, acupuncture of Zhuang medicine and moxibustion of Zhuang medicine are often used together, in the order of one following the other. Complementing each other, they usually produce good curative results for severe and lingering illness. As to the choices of specific therapies, the three most commonly used and most practical ones are the common needling of Zhuang medicine, the lotus needle cupping for stasis-removing therapy of Zhuang medicine and the medicated thread moxibustion therapy of Zhuang medicine. Each with its own advantages, the three therapies are unique to Zhuang medicine and are widely known as important means and methods for clinical treatment and disease prevention in Zhuang medicine, so they are praised by the media as the Three

Swordsmen of the acupuncture and moxibustion of Zhuang medicine.

To sum up, as an important part of Traditional Chinese Medicine and an important aspect of the precious cultural heritage of Zhuang nationality, the acupuncture and moxibustion therapy of Zhuang medicine is the crystallization of Zhuang people's wisdom in their prolonged and accumulated experience against everyday hardships and diseases. They are widely applied to treat common diseases, frequently-occurring diseases and some difficult and miscellaneous diseases in various clinical departments. For some diseases, they have proved to produce immediate effect. Therefore, for thousands of years, they have been widely practiced and passed along among the Zhuang people, with popularity and trust gained with each day passing by.

1.3 Origin and Development of Acupuncture and Moxibustion of Zhuang Medicine

1.3.1 Archaeological Findings

In 1973, sharp and well-made bone implements such as bone arrows, bone cones and bone needles were unearthed at Zengpiyan Site, located in the southern suburb of Guilin, Guangxi. Dated from 10,000 BC to 4,500 BC, the site is a representative of the early Neolithic Age in South China. Also, many bone needles and other objects were found in the caves in Zengpiyan Site in Guilin, Bailian Cave Site in Liuzhou and other caves in Huashan Mountain and near Zhushan Mountain in Ningming. In other primitive cultural sites in the Zhuang areas, archaeological objects such as sharp polished stone tools and tablets were also discovered. Though further research is needed to verify whether these sharp stone tools, stone tablets and bone needles were special medical tools for the ancestors of Zhuang people, the chances of them being used as early needling tools are high, judging from their multi-purpose function.

Because iron was not popularized in the south back in the Qin and Han dynasties, the ancestors of the Zhuang people started to choose pottery tablets to make sharper and more suitable tools for the acupuncture treatment. Because of its remarkable curative effect, simple material selection and easy operation, pottery needle of Zhuang medicine has been widely spread among the people for a long time and has remained popular till now.

As has been shown in the textual research on the existing pottery needle of Zhuang medicine, its needle shape is very similar to the Chan needle which ranks first in the nine needles in *The Nine Needles and Twelve Origins of Miraculous Pivot*. And both the pottery needle and the Chan needle are closest to the stone needle of the primitive society, which is indicative of the long history of the pottery needle of Zhuang medicine which can date back to the brilliant Pottery Age that came between the Stone Age and the Bronze Age. Given the fact that the nine needles recorded in *The Nine Needles and Twelve Origins of Miraculous Pivot* were all metal medical appliances, the pottery needle in Zhuang medicine predates Chan needle.

In October 1985, two bronze needles were unearthed in the ancient tomb in Matou Township, Wuming County (now Wuming District, Nanning), Guangxi, dating from the late Western Zhou period to the Spring and Autumn period. Flat and rectangular-shaped, the whole needle is 2.7 cm in length, 0.6 cm in width and 0.1 cm in thickness; with a 2.2 cm handle; a fine, sharp and conical tip and a short and tiny body only 0.5 cm in length and 0.1 cm in diameter. Upon textual research, these two medical needles have proved to be used for shallow puncture, consistent with the description of "micro-needle" by the ancients. Like pottery needles, bronze needles have short bodies and are mainly used for shallow needling, which is indicative of the rich experience in shallow needling treatment of the ancestors of the Zhuang people.

In July 1976, archaeologists found three silver needles among the burial objects of Han Tomb M1 in Luobowan, Gui County (now Guigang City), Guangxi. Similarly shaped, these needles are 9.3 cm, 9.0 cm and 8.6 cm long respectively with needle handles like twisted ropes that have round holes at the top. And with sharp needle tips, all the needles are conical in shape with a diameter of 0.2 cm. Judged from the appearance, these three silver needles are very similarly shaped to the modern needles for acupuncture. Thus, they can basically be confirmed as medical needles. They are also proved as the earliest metal needle with a handle like twisted rope found in China so far. This kind of needle handle has far-reaching influence on the styling of needle handle of later generations, and has been used up to now. It is of great significance in the history of needle tools in China.

1.3.2 Study of Historical Documents

As has been recorded in *Different Ways and Appropriateness of Plain Questions* in *Inner Canon of the Yellow Emperor*, the Southern part of China is rich in sunlight thus favorable for the growth of plants, however, its low terrain and weak capacity to keep the soil and water has made the fog and dew gather easily. Therefore, people living in this area have been long used to a sour-flavored diet with various fermented food. As a result, their skin is generally dense and red, and it is easy for them to suffer from diseases such as spasm of muscles and sinews, in the treatment of which micro-needle acupuncture is highly recommended. This is a major explanation of the south being the source of the Nine-Needle treatment. Guangxi Zhuang region enjoys a subtropical humid monsoon climate featured with abundant sunshine, Yang Qi and rainfall, thus it is always wet and rainy with a lot of fog and dew. Having lived in such an area for a long time, Zhuang people are susceptible to rheumatism (arthralgia syndrome) and other diseases related to toxic dampness. As a matter of fact, rheumatism (arthralgia syndrome) has become a common and frequently-occurring disease in the Zhuang areas. It is evident that the stilt house invented by the ancestors of the Zhuang people were meant to help avoid the attack of fog, dew, toxin and miasm. Therefore, though the "Southern part of China" recorded in *Different Ways and Appropriateness of Plain Questions* does not necessarily refer specifically to the Zhuang area, judging from the geographical and climatic characteristics described above, the present Zhuang areas is included as part of the South. Also, from the historical documents, Guangxi should have been part of the South.

As Ge Hong in the Jin dynasty noted in *A Handbook of Prescriptions for Emergencies* (Volume 7, *Therapeutic Prescription for Chigger*), in case of chiggers entering the body deeply, needle pricking treatment should be carried out to prick them out. The chigger disease recorded in the book is consistent with the morbidity and clinical characteristics of tsutsugamushi which is mainly prevalent in the tropical and subtropical areas with high temperature and humidity. In China, the disease is often seen in areas like Fujian, Zhejiang, Guangdong, Guangxi, Yunnan and Taiwan. Ge Hong had been to Lingnan where tsutsugamushi was prevalent, and had practiced alchemy for years in Luofu Mountain in Guangdong and Goulou Cave in Guangxi. Some said that he was the county magistrate of Goulou County (now Beiliu City of Guangxi), and was familiar with the common diseases in the Zhuang areas. Therefore, the needle pricking therapy for "chiggers" described in this book could trace back to the ancestors of the Zhuang people. In other words, the needle pricking therapy of Zhuang medicine has been favored by folk Zhuang practitioners as a treatment method, thus widely spread in the Zhuang areas.

Back in the Song dynasty, the history and customs of minorities like Zhuang, Yao and Miao in Guangxi were detailed in *Guihai Yuheng Zhi (Record of an Official Posting in the Gui Region)*, a book written by Fan Chengda during his appointment as magistrate of the prefecture of Jingjiang (now Guilin region of Guangxi) and the governor of Guangnan West Road (now Guangxi region) from the Eighth Year of Qiandao (in 1172) to the Second Year of Chunxi (in 1175). As for needle pricking therapy, it states: "During epidemic period, when a common resident in the South suffers from headache, regardless of the source of disease, it will be treated as miasm with the victim's lips and tongue tip pricked with a small cone-like object without any medicine taken, hence the therapy Pricking Miasm." It also provides evidence for the fact that needle pricking therapy can trace back to the ancestors of the Zhuang people who had mastered a relatively advanced needle pricking technique.

1.3.3 Origin and Development of Acupuncture of Zhuang Medicine

1.3.3.1 Emerging in the Clan Tribal Period

As early as in ancient times, human beings have lived and multiplied in the Zhuang areas, so the Zhuang people becomes an ethnic group with a long history in the south of China. According to textual research, the earliest primitive human being living in the Zhuang areas was the "Liujiang people" about 50,000 to 60,000 years ago. And back during the clan tribal period, the ancestors of Ouluo people in Lingnan mainly made a living by fishing and hunting because of extremely low productivity. During such activities, the people were from time to time poked by sharp plants, abraded by rocks, accidentally stabbed by utensils or even bruised and bitten by wild animals. In treating these injuries, Ouluo people found that sometimes the pain could be alleviated and even cured with the use of certain stones or needles from animals and plants when they started to realize that such stones and needles can be used to cure diseases. After repeated practices and continuous reflection, Ouluo people began to conclude a set of principles and methods in the selection of tools to prick and poke on the body to treat certain diseases, which has gradually developed into the acupuncture therapy of Zhuang medicine.

1.3.3.2 Budding in the Primitive Society

Moving onto the primitive society, Ouluo people developed a deeper understanding of acupuncture therapy and accumulated a fair amount of treatment experience. The general choice to employ needles of animals and plants to remove pus while stone tablets to relieve pain is a good example in case. Because the ancestors of the Zhuang people had not yet formed a standardized writing system of their own at that time, the medical experience of Zhuang practitioners could only be passed on orally from generation to generation and only few written materials in Chinese have been preserved. The health care practices of Zhuang practitioners were active in this period, and the acupuncture therapy of Zhuang medicine was sprouting.

1.3.3.3 Prevailed in the Spring and Autumn Period and the Warring States Period

The earliest bronze needles and silver needles have been unearthed successively in the Zhuang areas, yet without any documentation in the relevant records of the same period. They are not exactly the same as the "nine needles" mentioned in *Inner Canon of the Yellow Emperor*. Also, the same or similar needles have not been found in other places. What's more, with the geographic and climatic features of the Zhuang areas consistent with those described of the "Southern Part" in *Different Ways and Appropriateness of Plain Questions*, it can be well said that the Zhuang areas is part of the South. Based on the above evidences, it is likely that the needles were only used in the Zhuang areas, which shows that the ancestors of the Zhuang people had accumulated their own unique experience of acupuncture treatment at a very early age, exerting a significant impact on the formation of the "nine needles" of Traditional Chinese Medicine. In other words, the acupuncture therapy of Zhuang medicine, originated from the primitive period, was prevalent in the Spring and Autumn Period and the Warring States Period, and then introduced to the Central Plains where great success was achieved.

1.3.3.4 Enriched in the Tang, Song, Ming and Qing Dynasties

The ancestors of the Zhuang people had accumulated rich experiences in the treatment of diseases by acupuncture in the long-term clinical practice, and summed up many effective acupuncture treatment methods unique to Zhuang medicine. By the Tang, Song, Ming and Qing dynasties, there emerged dozens of acupuncture methods, including hot needle therapy, needle pricking therapy, pottery needle therapy, Sha-pricking therapy, musk needle therapy and blood-pricking therapy, which greatly enriched the contents of Zhuang medicine. It is a pity that though many of them are still in wide use today in Zhuang areas, because no standard universal written language was formed, it is difficult for such acupuncture experience to be systematically collected, summarized and recorded, only to be passed down orally or briefly mentioned in Chinese historical materials.

1.3.3.5 Shinned in New China

After the foundation of the People's Republic of China, the government attached great importance to the written language in the Zhuang areas. In early 1950s, with the help from the government, Zhuang people created a new Zhuang language based on Latin letters, which was approved by the State Council and popularized among the Zhuang people. Finally, the Zhuang people started to have their unified language. Subsequently, the government began to organize experts and scholars to carry out in-depth excavation, reorganization and systematic development and research on acupuncture and other special external treatment techniques unique to Zhuang medicine with abundant results achieved. Among them, with unique techniques and remarkable curative effect, some therapies like the needle pricking therapy, pottery needle therapy, Sha-pricking therapy, lotus needle therapy and blood-pricking therapy have been thoroughly researched and widely used in clinical practices of Zhuang medicine. These therapies have not only rendered a fair amount of social and economic benefit, but also played an important role in Chinese traditional therapy. These achievements of acupuncture of Zhuang medicine can not be separated from the painstaking exploration and silent dedication of the vast number of Zhuang doctors, including Qin Baolin, Luo Jia'an and Huang Jinming. Their research achievements not only have high academic research value, but also greatly promote the development of acupuncture in Zhuang medicine.

In 1959, Qin Baolin, a renowned expert of Zhuang medicine in Liuzhou City, Guangxi, compiled a book titled *Pottery Needle Therapy*. Generally considered as the earliest publication of Zhuang medicine, this book has summarized and given full play to the experiences of Zhuang people in using pottery needle to treat diseases. The book not only preliminarily expounds the principles, location, rules and methods of acupuncture in Zhuang medicine, but also introduces the treatment plans with pottery needle for more than 30 common diseases with plentiful textual images included. Therefore, although the meridian theory of acupuncture in Zhuang medicine has not been officially and systematically formed, with features unique to the local area and Zhuang people, it is the first summary of the experiences of acupuncture of Zhuang medicine and has provided an insight into further research.

In 1965, Luo Jia'an, a well-known local expert of Zhuang medicine in Debao County, Baise City, Guangxi, compiled a manuscript titled *Illustrations of Needle Prescriptions for Sha Syndrome*. Born in 1901, Luo Jia'an began to learn from local folk doctors of Zhuang medicine since childhood, and has gradually become an expert in needle pricking therapy of Zhuang medicine. With a thorough study and careful summary of the treatment of Sha disease, a common and frequently occurring disease in the Zhuang areas, he has summarized many methods to cure the disease with the acupuncture of Zhuang medicine and drawn up various prescriptions for needle selection (acupoints) . Of the 90 kinds of Sha diseases and syndromes mentioned in this manuscript, more than 20 kinds are unique to Zhuang medicine, not to be found in general Chinese medicine or Western medicine. Furthermore, Luo Jia'an differentiated and classified the Sha syndromes into three kinds: syndrome of Yang deficiency due to Yin excess, syndrome of Yin deficiency due to Yang excess, and syndrome of Yin and Yang excess. Besides, respective clinical manifestations and treatment methods of each disease and syndrome are compiled and illustrated with the acupoints or parts for needle pricking clearly presented. Though not published, the manuscript is another summary of the experience of acupuncture in Zhuang medicine. With significant research and application value, it has promoted the development of acupuncture and moxibustion of Zhuang medicine.

Professor Huang Jinming, one of the second batch of veteran Chinese medicine experts, one of the first batch of Gui-faction Chinese medicine masters and a renowned expert of Zhuang medicine, has taken the lead in the research of exploring and reviewing Zhuang medicine since the 1960s. He has made great efforts to excavate, arrange and verify various kinds of acupuncture and moxibustion techniques spread among the Zhuang people. During a folk research, Professor Huang came across the lotus needle cupping for stasis-removing therapy. After further investigation, it was found that the therapy had evident curative effect for many diseases, especially those with pain syndrome. With further exploration and repeated application, Huang Jinming further verified its curative effect for dominant diseases in clinical practices, especially in the removal of blood stasis. In 2009, a thematic interview with Professor Huang was held by Guangxi Television Station along with a program on *The Magical Lotus Needle Cupping for Stasis-removing Therapy of Zhuang Medicine* on the sport channel. In September 2013, the therapy of "Lotus Needle Cupping for Stasis-removing of Zhuang Medicine" excavated and reorganized by Professor Huang Jinming was appraised by the Chinese Society of Traditional Chinese Medicine as the first batch of special diagnostic and therapeutic projects of folk Chinese medicine in China.

Over the years, the scientific researching team of Zhuang medicine led by Huang Jinming has made a thorough study on various acupuncture techniques of Zhuang medicine. They have not only compared their curative effects and summarized their experiences, but also introduced modern acupuncture technology used in Chinese medicine into their therapies to perfect the modern acupuncture therapy of Zhuang medicine with common needling and lotus needle cupping for stasis-removing therapy included. And in 2010, Huang Jinming compiled the book titled *The Science of Acupuncture and Moxibustion of Zhuang Medicine,* in which he pointed out for the very first time that the acupuncture and moxibustion therapy of Zhuang medicine is conducted and regulated not in accordance with meridian system but on the basis of the system of three channels and two ways. That is to say, the acupuncture and moxibustion therapy of Zhuang medicine is based on three channels and two ways instead of the Meridian theory. Besides *The Science of Acupuncture and Moxibustion of Zhuang Medicine,* Huang Jinming also compiled a series of books about *Selected New Acupoints of Acupuncture and Moxibustion*, *Diagnosis and Treatment Criteria of Advantage Diseases of Zhuang Medicine* and *Manual of Application of Special Points with Illustrations in the Science of Acupuncture and*

Moxibustion of Zhuang Medicine. Over the years, these books have gradually developed into the system of acupuncture and moxibustion of Zhuang medicine, and the school of acupuncture and moxibustion of Zhuang medicine was created by Huang Jinming. In 2012, Inheritance Studio of Huang's Acupuncture and Moxibustion of Zhuang Medicine in Guangxi was approved as a project by the State Administration of Traditional Chinese Medicine, which has embared a new journey in the inheritance work of the acupuncture and moxibustion school of Zhuang medicine.

1.3.4 Origin and Development of Moxibustion of Zhuang Medicine

Moxibustion of Zhuang medicine came into being and developed with the understanding and use of fire by Zhuang ancestors. In ancient times, Zhuang ancestors found that certain symptoms of some diseases were alleviated or even rid of upon exposure to heat by fire. After repeated practices, with their perception of fire deepened, the ancestors of Zhuang people gradually realized the therapeutic effect of fire moxibustion. In the long-term clinical practice, Zhuang practitioners have gradually formed dozens of distinctive moxibustion therapies. Among them, the medicated thread moxibustion therapy is considered as the most widely used and most distinctive one, with the best clinical effect.

First orally handed down from generation to generation among the Zhuang people, the medicated thread moxibustion is a unique medical method widely spread among the Zhuang people in Guangxi. As an important part of the Zhuang medicine, it could be traced back to the end of the 19th century in Liujiang where the Zhuang people lived. This therapy was originally the ancestral secret therapy of the Long's family in Liuzhou. It is said that in the 1930s, the Long's family used the medicated thread moxibustion to cure many diseases for the local villagers. When the therapy was passed on to the generation of Long Yuqian, he made it known to the world. Before him, it was passed on by his great grandfather, grandmother and father, so it has a history of at least more than one hundred years. For decades, Long Yuqian has applied the therapy for hundreds of thousands of times, cured many difficult and miscellaneous diseases, relieved many patients' pain, and won the trust and praise of the people.

Since 1983, researchers from the institute of Zhuang medicine and the outpatient department of Zhuang medicine of Guangxi College of Traditional Chinese Medicine (now Guangxi University of Traditional Chinese Medicine), have conducted the work of discovering, arranging, researching, improving and popularizing the medicated thread moxibustion therapy of Zhuang medicine on the basis of the ancestral experience of Long Yuqian. It took eight years for them to fully explore and sort out the medicated thread moxibustion therapy of Zhuang medicine in the Zhuang areas. At the same time, it was verified in clinical practices that the medicated thread moxibustion therapy of Zhuang medicine is proved with curative effect in the treatment of more than 130 diseases in various clinical departments.

In 1991, Huang Jinming completed all the scientific research work on the collation and efficacy verification of the medicated thread moxibustion therapy of Zhuang medicine, awarded with the Second Prize for Scientific and Technological Progress of Chinese Medicine and the First Prize for Scientific and Technological Progress of Guangxi Medicine and Health. In 1997, the research and teaching practice of medicated thread moxibustion therapy of Zhuang medicine, presided over by Huang Jinming, won the Second Prize for Outstanding Teaching Achievements in Guangxi. Over the years, Huang Jinming has compiled two books, namely *Medicated Thread Moxibustion Therapy of Zhuang Medicine* and *Clinical Treatment Record of the Medicated Thread Moxibustion Therapy of Zhuang Medicine*, accompanied with a TV teaching video entitled *Medicated Thread Moxibustion Therapy of Zhuang Medicine* (in both Chinese and English) .

In addition to Huang Jinming, Huang Hanru also devoted himself to exploring and collecting the scattered medical experiences among the masses, combining the ideas of Zhuang medicine with medical practices, proposing new concepts in many aspects such as the history and basic theories of Zhuang medicine, and compiled the foundational works of Zhuang medicine, namely the *History of Zhuang Medicine* and *The Science of Chinese Zhuang Medicine*, in 1998 and 2001 respectively. The book *The Science of Chinese Zhuang Medicine* first established a systematic theoretical system of Zhuang medicine, filled the critical blank in the history of Zhuang medicine without a medical monograph, and laid the theoretical foundation of Zhuang medicine, finally making "folk Zhuang medicine" become "the science of Zhuang medicine".

At the same time, the outpatient department of Zhuang medicine of Guangxi College of Traditional Chinese Medicine began to hold face-to-face and correspondence courses to apply and popularize the medicated thread moxibustion therapy of Zhuang medicine. Over the years, it has held more than 30 courses well received by the students, and trained more than 5,000 students at home and abroad. Besides, Medicated Thread Moxibustion Therapy of Zhuang Medicine, a course especially popular among students, has been included into the curriculum of undergraduate majors of Zhuang medicine, acupuncture and moxibustion of Guangxi University of Traditional Chinese Medicine. In November 2009, a thematic interview with Professor Huang Jinming at China Central Television Station was held along with a video titled "Cure by a Thread" played at a TV programme named "Science and Technology Expo" in CCTV-1, which sparkled much interest among the viewers. Patients from all over the country came to receive medicated thread moxibustion therapy of Zhuang medicine. In 2011, the medicated thread moxibustion therapy of Zhuang medicine was listed as a national intangible cultural heritage. It is convinced that with the extensive application of medicated thread moxibustion of Zhuang medicine in clinical practices and the further advances of scientific research, the therapy will surely embrace a bright future and prospects of gratification.

1.4 Future and Prospects of Acupuncture and Moxibustion of Zhuang Medicine

The acupuncture and moxibustion therapy of Zhuang medicine has played an important role in the survival and reproduction of the Zhuang nationality, and has remained an effective method for the Zhuang people, especially those in remote mountainous areas, to prevent and treat diseases. Though with a relatively late start of exploration, review and research, the lack of proper investment as well as the limited application in clinical practices, the acupuncture and moxibustion therapy of Zhuang medicine has enjoyed encouraging prospects of development, because it is low in medical cost, simple and convenient to apply, free from toxic and side effects and easy to master, with an irrefutable therapeutic effect.

In 1990, at the invitation of China Traditional Chinese Medicine Cultural Exposition, Huang Jinming, as a member of "Top 100 Chinese Medicine Experts Summoned to Beijing", employed the medicated thread moxibustion therapy of Zhuang medicine to treat patients at appointed outpatient departments. In 1991, at the invitation of the Australian College of Natural Medicine, Huang Jinming went to Brisbane to teach the course of Medicated Thread Moxibustion Therapy of Zhuang Medicine for half a month. In 1994, Huang Jinming went to the United States to attend the World Traditional Medicine Conference, and promoted the medicated thread moxibustion therapy of Zhuang medicine to the world for the first time. In the same year, at the invitation of the Acupuncture and Moxibustion Association in Southern California, Huang Jinming made a special academic report on the medicated thread moxibustion therapy of Zhuang medicine which helped promote the therapy. Thus, it can be seen that the acupuncture and moxibustion of Zhuang medicine started to be introduced abroad as early as the zoth century, well received by people in Europe and countries like the United States.

Upon the entrance into the 21st century, traditional medicine has shown unique advantages and vigorous vitality. An increasing number of countries and regions have begun to re-examine the value of traditional medicine and paid closer attention to and support the development of traditional medicine. Internationally, the World Health Organization has made the development of traditional medicine one of the goals of the future world health care. While in China, the *Constitution of the People's Republic of China* and *the Law of the People's Republic of China on Regional National Autonomy* have also specified the important role of inheriting and developing traditional medicine, including ethnic medicine. The Communist Party of China as well as the central government has valued and paid close attention to the inheritance of Zhuang medicine. Gan Ku, former vice-chairman of the Standing Committee of the National People's Congress, paid successive inspection visits to Guangxi with very important instructions given on the inheritance of Zhuang medicine. Cui Yueli and Chen Minzhang, former ministers of the Ministry of Health (now the National Health Commission), and Wang Guoqiang, former deputy minister of the Ministry of Health and director of the State Administration of Traditional Chinese Medicine, had also paid inspection visits to Guangxi in support of promoting ethnic medicine. This has provided a favorable long-term stable international and domestic environment for the further exploration, review and research of Zhuang medicine.

With the support of a series of national and regional policies, in October 2005, as the first faculty in China to explore and research Zhuang medicine and cultivate high-level talents of Zhuang medicine, the Faculty of Zhuang Medicine of Guangxi College of Traditional Chinese Medicine was officially established. In 2012, Guangxi Huang's Acupuncture and Moxibustion School Inheritance Studio was sponsored and approved by the State Administration of Traditional Chinese Medicine. Guangxi Huang's Acupuncture and Moxibustion School Inheritance Studio was set up in the First Affiliated Hospital of Guangxi University of Traditional Chinese Medicine. Professor Huang Guihua, then-president of the First Affiliated Hospital of Guangxi University of Traditional Chinese

Medicine, was appointed as the project leader and chaired the project. From then on, the inheritance and development of acupuncture and moxibustion of Zhuang medicine has pioneered a new era. Professor Huang Jinming formally recruited apprentices like Dr. Huang Kai, Professor Song Ning, Professor Qin Zujie, Professor Li Langhui, Dr. Mai Yueyao to pass on the academic ideas and accumulated experience of acupuncture and moxibustion therapy of Zhuang medicine. Up till now, Huang's School of Acupuncture and Moxibustion of Zhuang Medicine has been inherited to the fourth generation. More and more experts and scholars have been attracted to the inheritance and development of the school of acupuncture and moxibustion of Zhuang medicine.

In recent years, many training courses have been organized by the First Affiliated Hospital of Guangxi University of Traditional Chinese Medicine, such as National Training Course on Characteristic Therapies of Zhuang Medicine, Training Course on Relevant Theories, Operations, Disease Diagnosis and Treatment Techniques of Zhuang Medicine, Training Course for Backbone Physicians of Key Specialized Projects in Traditional Chinese and Ethnic Medicine at the Grass-roots Level, and Academic Experience Seminar and Training Course on Acupuncture and Moxibustion of Zhuang Medicine featuring Professor Huang Jinming, a Renowned Traditional Chinese Medicine Practitioner. Thanks to the efforts of many parties, acupuncture and moxibustion therapy of Zhuang medicine has been popularized and applied in more than 300 medical units in China, and began to spread into countries of Europe and America, Southeast Asia.

With the establishment of China-ASEAN Free Trade Area, the permanent settlement of China-ASEAN Exposition in Nanning, Guangxi in 2004, and the formal launch of Nanning-ASEAN International Medical Exposition City Project, recent years have witnessed the increased popularity of the acupuncture and moxibustion therapy of Zhuang medicine. According to a long-term study by scholars at home and abroad, China and ASEAN countries have a long history in traditional medicine exchanges and a good development foundation. The acupuncture and moxibustion of Zhuang medicine can be easily recognized and promoted by various countries in ASEAN.

Thanks to the joint efforts by practitioners of ethnic medicine, at all levels as well as opportunities brought by the policies of reform and opening up, acupuncture and moxibustion therapy of Zhuang medicine has become one of the most characteristic treatment methods of Zhuang medicine, with further and faster growth yet to embrace. Long considered as a precious ancient treasure of the ethnic group, the acupuncture and moxibustion therapy of Zhuang medicine has now been embraced in a brand-new manner by people both at home and abroad, ready to serve people all over the world.

Chapter 2

Theoretical Foundation of Acupuncture and Moxibustion of Zhuang Medicine

Based on the collective experiences accumulated by the ancestors through thousands of years of social production and life as well as clinical practices, influenced by the exchange and integration of Zhuang and Han cultures, Zhuang medicine has gradually formed its own unique theoretical system in the unique natural and geographical environment. The system is not only a simple understanding of the internal human organs and their respective functions, but also a summarized cognition of etiology, pathogenesis, diagnosis and treatment of various diseases. It includes five important theories: the theory of three channels and two ways, the synchronous circulation of the three Qis of Heaven, Earth and Human, the pathogenesis by toxin and deficiency, the balance of Qi and blood, and the balance of Yin and Yang. These five theories are the solid theoretical foundation of acupuncture and moxibustion of Zhuang medicine.

2.1 Theory of Three Channels and Two Ways

The three channels and two ways, are the five extremely important paths in the human body, which are gradually formed and developed upon the accumulated observations of the physiological and pathological changes of human body by doctors in practice of Zhuang medicine. Among the five important paths of the human body, the three channels of Gu, Shui and Qi help the body stay connected to the nature while the two ways of Long and Huo are responsible for the closed circulation of Qi and blood inside the body.

The Channel of Gu is the path where food (food crops and the rest) is taken in, digested and absorbed into the human body. It is connected to the mouth and the throat in the upper part of the body, the esophagus and the gastrointestinal tract in the middle part of the body and the anus and urethra in the lower part of the body. As the main place for the generation of Qi and blood, it not only connects the Heaven / upper part, the Earth / lower part and the Human / middle part in the human body, but also connects the nature. The function of the Channel of Gu is to digest and absorb food, and transform it into the blood and Qi needed by human body, while discharging the turbid substances in the body.

The Channel of Shui is the path where water gets in and out of the human body. Same as the Channel of Gu, the Channel of Shui connects the three parts in the human body by the mouth and the throat in the upper part, the kidney and the bladder in the middle part, the urethra in the lower part and the pores on the whole body surface. After the water is processed by the kidney and the bladder, some of the metabolites are formed into urine and sweat by the Channel of Shui to be discharged out of the body respectively via the urethra and the pores.

The Channel of Qi is the path where the Qi of human gets connected to and stays in exchange with the Qi of the nature. The Channel of Qi mainly includes the mouth, the nose, the throat, the trachea and the lung. The Qi of the nature enters the human body via the mouth and the nose and then reaches the lung to complete the exchange of Qi. Afterwards, some of the metabolites are transformed into Qi to be discharged out of the body via the mouth and the nose. The whole process is completed in the Channel of Qi.

The Way of Long, also referred to as the blood vessel and the blood path in Zhuang medicine, is the path where the blood circulates in the human body. The Way of Long is composed of a pivot, an arterial path, branches and networks. It runs throughout the three channels of Gu, Shui and Qi and the way of Huo as well as the three parts of the body. The Way of Long, with Qi and blood circulating smoothly, is what nourishes the internal organs, bones, tissues and flesh. In other words, the main function of the Way of Long is to transport nutrients for the body.

The Way of Huo is the path for transmission of signals. It is similar to the nervous system in modern medicine. Similar to the Way of Long, the Way of Huo composed of a pivot, an arterial path, branches and networks, also runs throughout the three channels of Gu, Shui and Qi and the way of Huo as well as the three parts of the body. The main function of the Way of Huo is to sense and transmit all kinds of information and stimuli from the outside world, then respond quickly under the command and processing of the brain.

The theory of three channels and two ways holds that the three channels of Gu, Shui and Qi and the two ways of Long and Huo are five important paths in the human body, which help connect the three parts of the human body (the Heaven part, the Earth part and the Human part), make the body an integral whole and adjust the metaplasia, circulation, distribution and discharge of Qi and blood in the body. Nutrients such as Qi, blood, essence and saliva are generated in the three channels of Gu, Shui and Qi and then circulated throughout the human body by means of the Way of Huo and the Way of Long to nourish the internal organs, the bones, the flesh and other tissues, ensuring the synchronous circulation of the three Qis of Heaven, Earth and Human for the human body to properly function.

And this is the basis of how the therapy of acupuncture and moxibustion of Zhuang medicine is carried out: needle or medicated thread moxibustion is applied on certain acupoints on the body surface to facilitate the circulation in the five paths, adjusting the functions of the internal organs, regaining the balance of Qi and blood, accelerating the removal or discharge of toxins through the channels and ways, ensuring the synchronous circulation of three Qis of Heaven, Earth and Human, so as to achieve the purpose of treatment.

2.2 Theory of Synchronous Circulation of Three Qis

The three Qis in Zhuang medicine is mainly about the Qi of Heaven, the Qi of Earth and the Qi of Human. The Qi of Heaven is positioned in the upper part of the human body which belongs with the Heaven part, hence the name. The Qi of Earth is positioned in the lower part of the human body which belongs with the Earth part, hence the name. The Qi of Human is positioned in the middle part of the human body which belongs with the Human part, hence the name. And the three Qis can be understood from two perspectives:

firstly, they refer to the three Qis of the nature, namely the Qi of Heaven, the Qi of Earth and the Qi of Human in the nature; secondly, they can refer to the three Qis of the human body, namely the Qi of Heaven, the Qi of Earth and the Qi of Human in the human body. Since the human body is a limited unit of the universe, the three Qis in this sense are circulating and changing inside the human body.

The synchronous circulation of the three Qis refers to the state of the Qi of Heaven, the Qi of Earth and the Qi of Human being closely linked, synchronously circulating and mutually restrained in terms of metaplasia. And the synchronous circulation of the three Qis can be understood from three different perspectives: a) the three Qis in the nature, namely the Qi of Heaven, the Qi of Earth and the Qi of Human in the nature, which are in the state of being closely linked, synchronously circulating and mutually restrained in terms of metaplasia; b) the three Qis in the human body, namely the Qi of Heaven, the Qi of Earth and the Qi of Human in the human body, which are in the state of being closely linked, synchronously circulating and mutually restrained in terms of metaplasia; c) the synchronous circulation between the Qi of the human body and the two Qis of the heaven and the earth in the nature, which are in the state of being closely linked, synchronously circulating and mutually restrained in terms of metaplasia.

The theory of the synchronous circulation of the three Qis believes that the three Qis of Heaven, Earth and Human are closely linked, synchronously circulating and mutually restrained in terms of metaplasia. Only when the synchronous circulation of the three Qis is achieved, can Qi and blood travel through the paths smoothly, making sure of the proper functions of the human body for it to stay healthy. The theory of synchronization of the three Qis is mainly specified from six aspects, namely, the Qi of Heaven descending, the Qi of Earth ascending, the Qi of Human for coordination, the interconnection of the three Qis, the inter-promotion of the three Qis and the mutual restraint of the three Qis.

The Qi of Heaven descending means that the Qi of Heaven needs to descend since it is located and circulating at the Heaven part, i. e., the upper part of the human body, though light and clear. The Qi of Heaven descending can be understood from two different perspectives: a) in the nature, when the Qi of Heaven descends while the Qi of Earth ascends, everything is born; b) in the human body, for the sake of normal physiological conditions of human body, the Qi of Heaven should descend to the Human part and the Earth part, ensuring the convergence of the pure and clear elements from the Qi of Heaven in the nature with the essence of water and grain. Only after this can Qi and blood be generated to enrich all parts of the human body, make the body function normally, unblock channels and ways and finally ensure body health.

The Qi of Earth ascending means that the Qi of Earth tends to ascend since it is located and circulating at the Earth part, i. e., the lower part of the human body, though turbid and heavy. It can be understood from two different perspectives: a) in the nature, when the ascending Qi of Earth converges and interacts with the descending Qi of Heaven, all things thrive; b) in the human body, the Qi of Earth also needs to rise to the Human part and the Heaven part to mix with the descending Qi of Heaven and finally to generate sufficient Qi and blood, with which the shape and function of the body can be maintained.

The Qi of Human for coordination means that the Qi of Human coordinates with the Qi of Heaven and the Qi of Earth by ascending and descending appropriately since the Human part, as a hub of Qi regulation, located at the middle part of the human body, is the only path for the descending of the Qi of Heaven and the ascending of the Qi of Earth. It can be understood from two different perspectives: a) in the nature, when the three Qis are in harmony and the use of natural resources is reasonable, a harmonious relationship will be developed between the heaven and the earth, with favorable climatic weathers for the crops, which will contribute to a prosperous human society with people living in peace; b) in the human body, the harmony of the Qi of Human will lead to the regular ascending and descending of the three Qis. If the three Qis are adjusted properly, the channels and ways will be unblocked, ensuring the harmony of Qi and blood to nourish the body normally.

The interconnection of the three Qis refers to the non-stop connection and synchronous circulation of the Qi of Heaven, the Qi of Earth and the Qi of Human. It can be understood from two different perspectives: a) in the nature, the Qi of Heaven descends and the Qi of Earth ascends while the Qi of Human coordinates, and when the three Qis meet and interact, the metaplasia of things is achieved; b) in the human body, the Qi of Heaven in the upper part, the Qi of Human in the middle part and the Qi of Earth in the lower part should also interconnect with each other and run synchronously, which results in unblocked channels and ways, harmonious Qi and blood as well as a healthy body.

The inter-promotion of the three Qis mainly refers to the mutual dependence, generation and furtherance among the Qi of Heaven, the Qi of Earth and the Qi of Human. It can be understood from two different perspectives: a) in the nature, the three Qis of Heaven, Earth and Human are interdependent on each other for metaplasia and they run coordinately and synchronously, ensuring the thriving of all things in the universe; b) in the human body, the three Qis are also interdependent for metaplasia, generation and nourishment, which ensures the harmonious regulation of Qi and blood so that the internal organs can maintain a healthy state.

The mutual restraint of the three Qis means that the three Qis of Heaven, Earth and Human are not only interconnected and mutually dependent for metaplasia but also under mutual restraint from one and another. It can be understood from two different perspectives: a) in the nature, the three Qis of Heaven, Earth and Human are under mutual restraint from one and another, which implies that human beings cannot fight against nature, violate the laws of nature, but live in harmony with nature, so that human beings can maintain health and achieve sustainable development; b) in the human body, the three Qis of Heaven, Earth and Human are also coordinated and mutually restrained, which is how the circulation and transformation of them is maintained.

Under the guidance of the theory of the synchronous circulation of the three Qis, when the acupuncture and moxibustion of Zhuang medicine is applied in clinic, doctors adhere to three principles: taking unblocked circulation as the purpose, taking balanced circulation as the treatment and promoting balanced circulation with the dynamic flow. According to the principle of taking unblocked circulation as the purpose, efforts should be made to ensure that the Qi in the human body flows without any blockage in clinical prevention and treatment. The principle of taking balanced circulation as the treatment requires doctors to maintain the balance and synchronization of the three Qis. The principle of promoting balanced circulation with the dynamic flow requires doctors to ensure the natural flow of the three Qis of Heaven, Earth and Human by adjusting them at certain constant in clinical treatment.

The synchronous circulation of the three Qis is dependent on the unblocked circulation of the three channels and two ways as well as the restraint from and coordination by the pivot internal organs. When the channels and ways circulate smoothly with proper adjustment, the three Qis inside the human body stay in synchronous circulation and the Qi of Human can maintain a coordinated and synchronous circulation with the two Qis of Heaven and Earth in the nature, ensuring a healthy state of the human body. On the contrary, if the three channels and two ways are obstructed or suffer from failed coordination, synchronization won't be achieved and diseases are induced. The balance of Qi and blood, as well as the balance of Yin and Yang, is the foundation for the three Qis of Heaven, Earth and Human in the human body to achieve dynamic coordination and balance. And this is also the basis of the acupuncture and moxibustion of Zhuang medicine: needle or medicated thread moxibustion is applied on certain acupoints to facilitate the circulation in the three channels and two ways, ensuring the synchronous circulation of the three Qis and regaining the balance of Qi and blood as well as the balance of Yin and Yang to achieve the purpose of treatment.

2.3 Theory of Pathogenesis by Toxin and Deficiency

The toxin in Zhuang medicine can be divided into two senses: the broad sense and the narrow sense. In its broad sense, toxin is a generic term for all the pathogenic factors that give rise to harm for the human body. In its narrow sense, the toxin refers to the specific agents of poison and harm, such as what is caused by toxic wind, toxic Sha, toxic miasma, toxic parasite, venomous snakes, venomous insects and poisonous stingers.

Toxin in broad sense can be further divided in four different kinds. In terms of sources, the toxin can be both externally invasive and internally generated. For instance, the toxic malaria that causes malaria disease is external while the toxic dampness that causes dampness disease is internal. Toxic dampness in the human body attributes to the accumulation of moisture due to partial failure of Qi and blood together with the functional disturbance in the internal organs. In terms of forms, there are visible toxins (can be seen with naked eyes) and invisible toxins (can not be seen with naked eyes) . For example, substances such as graceful jessamine herb and centipedes are visible toxins while the toxin induced by heat is categorized as invisible toxin. When it comes to the onset time of pathogenesis and the degree of severity, some are vigorous and fast while the others are relatively gentle and slow. For instance, the chemical of pyrophosphate copper is highly poisonous and breaks out very fast and fiercely and might lead to human death once taken in by mistake. Lastly, in accordance with the body parts that are inflicted, some cause injury to the tissues and flesh on the surface, some damage the three channels and two ways and others lead to harm to the internal organs, Qi, blood, flesh and bones.

Deficiency, namely the deficiency of vital energy or the deficiency of Qi and blood, means the comprise of ability of operation and defense in the body to resist toxins. And there are mainly two causes for such deficiency. The first cause is insufficiency of natural endowment which attributes to malnutrition during the pregnancy, premature delivery, stasis of toxin or the fact that the parents are weak and thin. The other cause is the decline of Qi and blood caused by acquired factors such as overwork, excessive consumption or body disorder.

According to the theory of pathogenesis by toxin and deficiency, toxin and deficiency are two contributing elements to diseases in Zhuang medicine. All diseases are caused by toxin, and toxin is the external cause while deficiency is the internal cause, the two of which interact for mutual effect. Deficiency is considered as the internal cause because it usually weakens the capacity of operation and defense in the body, which makes it easier for toxins to invade and induce diseases. While toxin will lead to diseases because deficiency makes it hard to succeed in fighting off the toxin and there occurs imbalance of Qi and blood, breeding illnesses of various kinds.

Guided by the theory of pathogenesis by toxin and deficiency, detoxification and restoration of deficiency have been considered as the core in terms of illness treatment. Generally, detoxification is achieved by using medicine, either internal or external, or using non-pharmaceutical methods to dissolve the toxin inside the body or to discharge it via the three channels and two ways. Efforts are also made to assist the restoration of the vital energy so as to enhance the disease resistance which can in turn facilitate the discharge of toxins. In simple words, detoxification and restoration of deficiency are used to reinforce the circulation of the vital energy, get rid of the causes for diseases, ensure the synchronous circulation of the three Qis of Heaven, Earth and Human, restore the balance of Qi and blood, and finally regain human health.

The therapy of acupuncture and moxibustion of Zhuang medicine is practiced by applying needle or medicated thread moxibustion on the corresponding acupoints of the Way of Long and the Way of Huo on body surface to supply the vital energy, restore the circulation of it in the three channels and two ways, facilitate the dissolution or removal of toxins, adjust the synchronous circulation of the three Qis of Heaven, Earth and Human with the ultimate purpose to regain the balance of Qi and blood and cure the diseases.

2.4 Theory of Balance of Qi and Blood

In light of Zhuang medicine, the whole nature is composed of Qi which can be divided into three parts in terms of location: the upper (the Heaven), the middle (the Human) and the lower (the Earth) . The Qi in the upper part is called Qi of Heaven (Heiqmbwn in Zhuang language), namely the heaven in the nature; the Qi in the lower part is called Qi of Earth (Heiqnamh in Zhuang language), namely the earth in the nature; and the Qi in the central part is called Qi of Human (Heiqvunz in Zhuang language), namely the human body. That is to say, in Zhuang medicine, the whole human body is referred to as Qi of Human. It is believed that the human body is also a small world, so the human Qi can also be divided into the upper, middle and lower parts which are referred to as the Qi of Heaven (called "Qiao"in Zhuang language), the Qi of Earth (called "Lang"in Zhuang language) and the Qi of Human (called "Dong"in Zhuang language) respectively.

The Qi in the theory of Qi and blood in Zhuang medicine mainly refers to the Qi of the human body. Conceptually different from "Qi" mentioned together with airway where there is an exchange of air in the process of breathing between human body and nature. Qi here refers to the invisible primitive constituent of human body, the most basic substance that maintains the life activities of human beings as well as the manifestation of life activities of human beings.

In light of Zhuang medicine, blood is also a basic constituent of human body that nourishes the internal organs, bones, flesh, and it is reliant on Qi for metaplasia, nourishment and circulation. Qi and blood are closely related as it is shown in three aspects. Firstly, when it comes to the order of formation, Qi precedes and is the generator of blood while blood relies on Qi to sustain and properly function. As a result, the sufficiency and deficiency of Qi is positively correlated to that of blood. Secondly, as far as the circulation of Qi and blood is concerned, Qi and blood are accompanied by the network of the Way of Long and the Way of Huo, filling and nourishing the body, as well as promoting the coordinated operation of physiological function. Thirdly, from the perspective of function, Qi is the driving force for various human activities and its smooth passage is vital to the proper circulation of blood, while the failed circulation of Qi usually results in blood stasis. In other words, generated by Qi, blood is a good supplement for Qi and they are mutually supportive of one and another, constituting and maintaining the shape and function of human body.

According to the theory of the balance of Qi and blood in Zhuang medicine, Qi is the origin of human body and blood is generated by Qi. Qi and blood are the most basic substances that constitute the human body, conserve life and maintain human life activities. It is also believed that the balance of Qi and blood contributes to the smoothly running of the three channels and two ways, and the synchronous operation of the three Qis of Heaven, Earth and Human within the human body as well as their synchronous circulation with the two Qis of Heaven and Earth in the nature, whose final goal is to, by means of non-stop generation, help maintain good human health. Otherwise, the imbalance of Qi and blood will lead to the obstruction of channels and ways, the failure of synchronous operation of three Qis, and eventually the occurrence of diseases.

The imbalance of Qi and blood, or loss of balance of Qi and blood, occurs when Qi and blood have lost the capacity of self-adjustment and self-recovery and fail to maintain the normal function of metaplasia, transmission, nourishment and discharge to ensure the life activities of the human body. There are three main manifestations of imbalance of Qi and blood: partial failure of Qi and blood, partial hyperactivity of Qi and blood and stasis of Qi and blood. Partial failure of Qi and blood refers to the deficiency of Qi and blood either due to the insufficient metaplasia or caused by excessive loss or discharge. Partial hyperactivity of Qi and blood occurs when there is surplus of Qi and blood which attributes to three main causes, namely the excessive generation, plethora of functions of the organs and the failure to properly discharge. Stasis of Qi and blood is what occurs when Qi and blood is detained because the circulation is obstructed.

Therefore, the imbalance of Qi and blood is the major cause for diseases because it indicates the loss of self-adjusting capacity, thus the diseases. Based on the theory of pathogenesis on the balance of Qi and blood in Zhuang medicine, seven specific rules of pathogenesis are proposed for acupuncture and moxibustion of Zhuang medicine by practitioners of Zhuang medicine:

Any diseases featured with stasis attribute to the failed circulation or deficiency of Qi.

Any diseases featured with tumor attribute to the stasis of Qi and blood.

Any diseases featured with paralysis attribute to the stasis of Qi and blood.

Any diseases featured with pruritus attribute to the stasis of Qi and blood.

Any diseases featured with pain attribute to the stasis of Qi and blood.

Any diseases featured with furuncle attribute to the stasis of Qi and blood.

Any diseases featured with flaccidity and numbness attribute to the stasis of Qi and blood.

What's more, in light of the three therapeutic principles of regulating Qi, detoxifying and restoring deficiency, four therapeutic principles are proposed in the acupuncture and moxibustion of Zhuang medicine, namely regulation of Qi, detoxification, removal of Qi and blood stasis, and restoration of the deficiency. Whether it is stagnation of Qi and blood, decline of Qi and blood or hyperactivity of Qi and blood, by following these four major therapeutic principles, rewarded efforts can be made to restore the balance of Qi and blood in the human body, ensuring coordinated circulation and synchronous operation of Qi and blood. This way, the channels and ways will be unblocked, and the synchronous circulation of the three Qis will be achieved, then human health will be finally restored and maintained.

2.5 Theory of Yin and Yang

Yin and Yang are two categories of ancient Chinese Philosophy. As was claimed in *Commentaries on Yiology*, Yin and Yang is the ultimate cause of the universe. This indicates that during the Spring and Autumn and Warring States periods in ancient China, the theory of Yin and Yang already existed. Living collectively in an area that enjoys a humid monsoon climate featured, the Zhuang people have had an initiative concept of Yin and Yang over the time. And thanks to the cultural communication and integration with Han people living in the Central Plains, the concept of Yin and Yang is more and more widely applied in the life and production of Zhuang people. Thus, Yin and Yang has been employed to explain the various complicated relationships between the nature and the physiological and pathological changes of the human body.

As two aspects of the unity of two opposites, Yin and Yang have summarized all the things that are interrelated in the nature as well as the attributes of two parties contrary to one and another. And the theory of Yin and Yang can be further elaborated in the following six aspects: the inter-opposition and inter-constraint between Yin and Yang, the interdependence and inter-promotion between Yin and Yang, the interaction and inclusion between Yin and Yang, the wane and wax between Yin and Yang, the inter-transformation between Yin and Yang and the balance of Yin and Yang.

The inter-opposition and inter-constraint between Yin and Yang refers to the relationship between the two sides with opposite attributes in the same entity, which is characterized by mutual struggle, exclusion and constraint. The interdependence between Yin and Yang refers to the fact that Yin and Yang, the two opposite aspects of any entities or phenomena are interdependent on and fundamental to each other. In other words, neither can exist without the other but with it as the premise. The inter-promotion between Yin and Yang refers to the relationship of mutual generation, promotion and support of each other between Yin and Yang. The interaction between Yin and Yang refers to the fact that Yin and Yang interact with each other in the circulation of the Qi of both which is the root of the existence and change of the universe. The inclusion between Yin and Yang entails the fact that the two sides are included in each other. In other words, there is Yin in Yang, and there is Yang in Yin. The wane and wax between Yin and Yang means that the two opposite sides are always waning and waxing in opposite directions in the process of continuous change. The inter-transformation between Yin and Yang refers to the two opposite sides of Yin and Yang, under certain conditions, can transform in an opposite direction to its own. In other words, Yin can be transformed into Yang, and Yang can also be transformed into Yin. The balance of Yin and Yang means that the opposite sides of Yin and Yang maintain a relatively stable state within a certain time, range or limit.

With the theory of Yin and Yang in Zhuang medicine employed, practitioners of Zhuang medicine have divided the internal organs, tissues, sensual organs, the channels and ways into two opposing aspects, i. e., Yin and Yang on the basis of their location and functional features. For instance, the Heaven/upper part of the body is categorized as Yang while the Earth/lower part of the body belongs with Yin. The surface of the body belongs with Yang while the internal world is included as part of Yin. The Qi of Heaven is Yang and the Qi of Earth is Yin. The Channel of Qi and the Way of Huo belong with Yang while the Channels of Gu and Shui as well as the Way of Long belong with Yin. Lastly, Qi belongs with Yang while blood, bones, flesh and internal organs belong with Yin.

Besides, the attributes of diseases are mainly categorized into Yin Syndrome and Yang Syndrome in Zhuang medicine. It is believed that syndromes are a comprehensive reflection of the general conditions of patients in the struggle against any diseases. Every disease, on different patients during different stages of the course, is reflected in the syndrome of Yin or Yang and each syndrome can be transformed into the other after treatment.

Yin Syndrome and Yang Syndrome can be further divided into three different categories, namely, syndrome of Yang excess due to Yin deficiency, syndrome of Yin excess due to deficiency of Yang and syndrome of Yin excess and Yang excess. If the patients suffer from fevers with the heat exceeding the cold as main symptoms, there is a good chance of deprivation of saliva and body fluids, causing failed circulation and functional disturbance in the three channels and two ways. Such syndromes belong with syndrome of Yang excess due to Yin deficiency. If the patients suffer from fevers with the cold exceeding the heat and intolerance of coldness as main symptoms, the syndromes belong with the syndrome of Yin excess due to deficiency of Yang. If the patients suffer from fevers with cold aversion, sweating and thirst as main symptoms, the syndromes belong with the syndrome of Yin excess and Yang excess. The syndrome of Yin excess and Yang excess is a special syndrome and its formation attributes to the following three factors: a climate featured with high temperature, plentiful rain and dampness, the special geographical location and the special symptoms of certain Sha diseases.

Therefore, in the clinical diagnosis of syndromes by doctors in practice of Zhuang medicine, identification of the Yin and Yang syndromes is one of the procedures that can not afford to be neglected. As for the treatment, it is very important to adjust Yin and Yang of the human body to reach the balance which is dependent on the smoothness of the five paths, the coordinated and synchronous circulation of the three Qis and the balance of Qi and blood. By applying needle or medicated thread moxibustion on the acupoints of the Way of Long and the Way of Huo on the surface of human body, the acupuncture and moxibustion therapy of Zhuang medicine is mainly targeted to adjust the circulation of the three channels and two ways to get rid of the toxins out of the body, coordinate and facilitate the circulation of Qi and blood to enhance the human body's disease resistance, speed up the neutralization and removal of toxins, restore the synchronous circulation of the three Qis of Heaven, Earth and Human and regain the balance of Qi and blood, achieving the purpose of treatment.

Chapter 3

Mechanism and Principles of Acupuncture and Moxibustion of Zhuang Medicine

3.1 Mechanism of Acupuncture and Moxibustion of Zhuang Medicine

3.1.1 Mechanism of Acupuncture of Zhuang Medicine

The system of three channels and two ways is the theoretical basis for the acupuncture therapy of Zhuang medicine. During the accumulated clinical practices, practitioners of Zhuang medicine have gradually realized that the Way of Long and the Way of Huo are two extremely important passages in the human body. With "Mixintou" (the heart) and "Qiaowu" (the brain) as respective pivots, both the Way of Long and the Way of Huo have trunk lines and networks in which blood circulates in an endless circle. Specifically, the main function of the Way of Long is to transport Qi and blood to nourish the whole body, while the main function of the Way of Huo is to receive, transmit and react to information instantly. Running throughout the human body, the branches of the Way of Long and the Way of Huo connect the internal organs and the three channels of Gu, Shui and Qi, which get connected with various external organs and tissues and make the three parts of the body (the Heaven part, the Earth part and the Human part) form an integral and organic whole. This way, relative balance of Qi and blood in all parts of the human body is maintained, ensuring the normal functioning of the human body and keeping the human body in a healthy state.

The branches of the two Ways of Long and Huo are densely distributed on the surface of human body and when they meet on certain spots of the surface, knots are formed, which are referred to as acupoints in Zhuang medicine. Large in number on human body, such knots are the intersection of human Qi and blood. Different from the two ways, the three channels don't have branches distributed on the surface with knots formed, but they do have certain responsive spots in certain areas of the body surface which are referred to as acupoints, tender points or sensitive points. By stimulating these acupoints corresponding to the three channels and two ways, practitioners get to apply the acupuncture therapy of Zhuang medicine as an external treatment for both the five paths and the internal organs. With this external treatment, by means of the Way of Long and the Way of Huo, the three channels and two ways can be unblocked. On the one hand, by stimulating these acupoints, it regulates the circulation of the Qi and blood of the human body, either to reduce partial hyperactivity or to restore partial deficiency. This way the balance of Qi and blood will be regained to ensure their synchronous operation with the two Qis of Heaven and Earth in the nature. On the other hand, by stimulating these acupoints, it enriches the vital energy, strengthens the human body's disease resistance and speeds up the dissolution and excretion of pathogenic toxins out of the body, so that the three Qis of Heaven, Earth and Human can return to synchronous operation, and the body eventually recover.

3.1.2 Mechanism of Medicated Thread Moxibustion of Zhuang Medicine

As was previously mentioned, one important philosophy of Zhuang medicine is that no disease comes out of thin air but attributes to the failed balance of Qi and blood. Therefore, an important focus of the treatment in Zhuang medicine is the regulation and balance of Qi and blood which depend on the unblocked circulation of the three channels and two ways, especially the unblocked and normal function of the Way of Long and the Way of Huo. The mechanism of the medicated thread moxibustion therapy of Zhuang medicine in treating diseases is to stimulate the acupoints of the three channels and two ways on the body surface with warmth and medicine. Through the transmission of the Way of Long and the Way of Huo, the three channels and two ways can be unblocked, with the balance of Qi and blood regained, the normal function of all parts of the body recovered, the synchronous operation of the three Qis of Heaven, Earth and Human. restored and the disease eventually cured to achieve a full recovery of the human body. Specifically, the medicated thread moxibustion therapy of Zhuang medicine mainly treats diseases through three effects, namely, warming effect, medicinal effect and effect of acupoint stimulation.

In the application of the medicated thread moxibustion therapy of Zhuang medicine, a medicated thread is lit to make a ball-shaped charcoal fire which would produce warming heat to stimulate certain points (acupoints) where Qi and blood gather or reaction points (acupoints) of the Channel of Gu, the Channel of Shui and the Channel of Qi on the surface of human body, thus the so-called warming effect of the medicated thread moxibustion therapy of Zhuang medicine. The warming heat itself can not only warm the channels and ways, but also unblock the circulation of Qi and blood in the body. Together with the stimulation of acupoints, it can also play a therapeutic role through the conduct of the two ways.

Made from ramie thread which has the function of clearing away heat, cooling blood and detoxifying, the medicated thread of Zhuang medicine is firstly soaked in the preparation solution made from more than 30 kinds of precious Zhuang medicinal materials and then stored in the preparation solution. When moxibustion is applied, the thread is taken out and lit for respective medicinal effect to be exerted by the heat of charcoal fire. In other words, the medicinal effect of the medicated thread moxibustion of Zhuang medicine refers to the therapeutic effect produced by the burning medicated thread. Specifically, by means of cauterizing with the medicated thread on the acupoints, the medicinal power of the thread can either penetrate into the branches of the Way of Long and the Way of Huo through the conduct of the two ways, or directly penetrate into the lesion and play a therapeutic role.

As for the effect of acupoint stimulation, it means that when acupoints of the three channels and two ways on the surface of the human body are stimulated in the treatment with the medicated thread moxibustion therapy of Zhuang medicine, Qi and blood will be regulated through the system of three channels and two ways, producing a therapeutic effect. On the surface of the human body, there are many convergence points of Qi and blood for the two ways of Long and Huo and reaction points of the three channels of Gu, Shui and Qi. As these points and reaction points all have their own special functions, different effects will be produced when the medicated thread moxibustion therapy of Zhuang medicine is applied.

To sum up, with the three effects of warming, medicine and acupoint stimulation produced, the medicated thread moxibustion therapy of Zhuang medicine can help clear the stagnation of three channels and two ways through the conduct of the Way of Long and the Way of Huo. On the one hand, it can directly disperse and excrete toxins. On the other hand, it can help adjust the functions of "Xu" (Qi), "Le" (blood), the three channels, the two ways and viscera, so as to make the three Qis of Heaven, Earth and Human run synchronously in a coordinated manner, achieving the balance and unobstructed circulation of Qi and blood.

3.1.3 Mechanism of Lotus Needle Cupping for Stasis-removing Therapy of Zhuang Medicine

In the application of the lotus needle cupping for stasis-removing therapy of Zhuang medicine, the doctors would firstly use the unique Zhuang lotus needle (a group of needles displayed in the shape of lotus blossom) to tap on the specific knots (acupoints) of three channels and two ways on the body surface, then apply the suction cup to suck the tapping site and leave it there afterwards for certain period to expel the stasis of Qi and blood. This therapy has made full use of the unique therapeutic effects of needle pricking therapy, blood-pricking therapy and cupping therapy, integrating the effects of acupoint tapping, bloodletting and cupping into one. Through acupoint stimulation with the lotus needle, blood stasis discharge and local negative pressure congestion, it unblocks the Way of Long and the Way of Huo, regulates the function of three channels and two ways, restores the balance of Qi and blood, and makes the three Qis of Heaven, Earth and Human run synchronously so as to achieve the purpose of treatment.

The function of acupoint tapping can be shown when the lotus needle is used to stimulate acupoints. In the process, the neural network of corresponding skin can be stimulated, and the permeability of corresponding skin can be increased, which helps expel blood stasis and diseased blood. The cupping therapy mainly helps with the discharge of local blood stasis and diseased blood, which, in turn, promotes local blood circulation, alleviates local spastic muscles and blood vessels, regulates the tension of blood vessel wall, improves tissue ischemia and hypoxia, facilitates metabolism and strengthens the phagocytosis of reticular endothelial system, which is conducive to the dissipation of inflammation. On the other hand, the negative pressure of cupping may also lead to local tissue hyperemia and rise of skin temperature, the production of histamine-like substances, enhancing functions of body organs, so as to improve the body's immunity. In addition, the mechanical stimulation produced by negative pressure and lotus needle tapping can exert the benign regulation of the nerve, body fluid and mental activity, thus improve the vascular function, promote the discharge of harmful and toxic substances.

3.2 Principles of Acupoint Selection and Combination for Acupuncture and Moxibustion of Zhuang Medicine

3.2.1 Principles of Acupoint Selection for Acupuncture and Moxibustion of Zhuang Medicine

According to Traditional Chinese Medicine, in the human body, there are 361 meridian acupoints, dozens of extra acupoints. There are also many acupuncture points used in Zhuang medicine, which can be generally divided into four categories: fourteen meridian acupoints, specific acupoints of Zhuang medicine, Ashi acupoints and extraordinary acupoints. In the selection of acupoints for the acupuncture and moxibustion of Zhuang medicine, Zhuang doctors can not only directly use the acupoints of Traditional

Chinese Medicine (such as the meridian acupoints, extra acupoints, etc.), but also choose some specific acupoints unique to Zhuang medicine. It should be pointed out that not only the acupoints of Zhuang medicine have their own functions, but also their principles and rules of acupoint selection are different from those of traditional Chinese acupuncture. While the accurate selection of acupoints is the premise of correct acupoint prescription and an guarantee of the curative effect, it is necessary to make clear some guiding principles for the selection of the acupoints for the acupuncture and moxibustion of Zhuang medicine.

3.2.1.1 Huang's Selection Principle of Acupoints

In clinical application of acupuncture and moxibustion of Zhuang medicine, the main principle for acupoints selection can be stated as "hand acupoint for cold, back acupoint for fever, plum blossom acupoint for mass, acupoint on atrophied muscle for muscle atrophy, acupoint around pain for pain, acupoints on midpoint of branches of channels and ways for numbness, biggest rash acupoint for itch, and all acupoints selected based on this principle for all types of diseases". The principle is summarized by Mr. Huang Jinming, a professor of Guangxi University of Traditional Chinese Medicine, on the basis of the acupuncture and moxibustion experience of Long Yuqian, a predecessor in practicing Zhuang medicine. Huang Jinming has accumulated abundant clinical experience for acupoint selection after years of clinical practices. As a summary of previous practices of the acupuncture and moxibustion therapy by Zhuang doctors in the past hundreds of year, the above mentioned principles have set the general direction of acupoint selection for the acupuncture and moxibustion therapy of Zhuang medicine and they are the basic principles that must be followed in clinical practices.

Huang's selection principle for acupoints is not only the main principle of acupoint selection for the medicated thread moxibustion, but also for the acupuncture of Zhuang medicine. To be specific, for symptoms like severe colds as the main symptoms, acupoints on the hands should be selected; for symptoms like fever or rise in body temperature as the main symptoms, acupoints on the back should be selected; for symptoms like lumped or damaged skin as the main symptoms, a group of acupoints (five acupoints displayed in the shape of a plum blossom) along the lumped or damaged area should be selected; for symptoms like muscle atrophy as the main symptoms, key acupoints on the atrophic muscle should be selected; for symptoms like pain as the main symptoms, key acupoints around the pain should be selected; for symptoms like numbness as the main symptoms, acupoints on the midpoint of branches of channels and ways should be selected; and for itching caused by rash-like diseases, acupoints should be selected on the first rash or the largest rash.

3.2.1.2 Principle of Selecting Acupoints Along Channels and Ways

Targeted at the balance of Qi and blood and the synchronous circulation of the three Qis of Heaven, Earth and Human so as to treat or prevent diseases, in the practice of the acupuncture and moxibustion therapy of Zhuang medicine, the needle or medicated thread is applied on the acupoints or responsive points of the two ways of Long and Huo on the body surface to promote the circulation of Qi and blood. The unobstruction and balance of Qi and blood depend on the unobstruction of three channels and two ways. Therefore, apart from Huang's principle of acupoint selection, acupoints along the three channels and two ways should also be selected in order to achieve favorable curative effect. For example, for patients with eczema, in addition to plum blossom acupoints and Zhangzi acupoint (the first rash or the largest rash) selected in accordance with Huang's principle, the two acupoints of Neiguan and Xuehai along the two ways of Long and Huo should also be selected to enhance the curative effect.

3.2.1.3 Principle of Selecting Proximal Acupoints

For the treatment of common diseases, especially those with limited symptoms on the surface, acupoints at the infected site or the proximal site of the lesion are generally selected, according to the principle of selecting proximal acupoints, such as taking the umbilical ring acupoints for abdominal pain, hair vortex ring acupoints for headache and ear ring acupoints for ear pain. For the pain of lumbar muscles, two acupoints on the upper edge and two acupoints on the lower edge of the painful lumbar muscles should be taken. For some surgical and dermatological diseases, based on the shape of mass or lesion, acupoints like the plum blossom acupoints, and Zhangzi acupoint (the first rash or the largest rash) are often selected.

3.2.1.4 Principle of Selecting Distal Acupoints

With an extensive range of functions, the acupoints at the distal end of human limbs (below the elbows and the knees) and on the umbilical rings can be used to treat not only local diseases, but also diseases of other parts. For instance, those acupoints on the umbilical rings (inner and outer umbilical rings) can be used to treat all kinds of diseases. Thus, to obtain better curative effect, it is sometimes advisable to select acupoints distal from the infected site or the location of the disease, according to the principle of selecting distal acupoints. For example, to treat toothache, besides the acupoints at the site of facial pain, the acupoints on the ten fingernails can also be selected for the treatment. For patients with headaches, the acupoints of Shikui, Zhongkui and Wukui on the back of the palm are usually selected. To treat skin diseases, the acupoints on the inner umbilical ring are often used.

3.2.2 Principles of Acupoint Combination for Acupuncture and Moxibustion of Zhuang Medicine

To treat patients with acupuncture and moxibustion of Zhuang medicine, if the syndrome differentiation is clear and the treatment method has been formulated, acupoint combination is extremely critical. Acupoint combination is a method to select two or more acupoints with the same or similar indications and synergistic effects on the basis of acupoint selection to strengthen the therapeutic effect of the acupoints. Whether the acupoints are properly combined will directly affect the therapeutic effect. Here in the following are some basic principles of acupoint combination when the acupuncture and moxibustion of Zhuang medicine is applied.

3.2.2.1 Principle of Acupoint Combination Along the Three Channels and Two Ways

When pathological changes occur on any of the three channels of Gu, Shui and Qi or the two ways of Long and Huo, acupoints on both the affected path and other paths can be selected to form combinations, which is referred to as the principle of acupoint combination along the three channels and two ways. For example, to treat diseases of the Channel of Gu such as stomachache that are caused by obstruction in this channel, besides the umbilicus longitudinal acupoints of the Channel of Gu, Shenshu acupoint of the Channel of Shui and Neiguan acupoint which can be used to regulate the Way of Long and the Way of Huo can also be used for the treatment. To treat a cold, a disease of the Channel of Qi, besides Quchi acupoint that regulates the Channel of Qi, Dazhui acupoint can also be selected to unblock the Way of Long and the Way of Huo. As a matter of fact, since the branches of the Way of Long and the Way of Huo are all over the body and they are connected to the three channels of Gu, Shui and Qi, diseases that occur in any channel and way can be transmitted through the Way of Long and the Way of Huo, affecting other channels and ways. In other words, no matter which channel and way is damaged or affected, acupoints of the Way of Long and the Way of Huo can be used together to achieve better curative effect.

3.2.2.2 Principle of Acupoint Combination of Distal End with Proximal End

To treat shoulder coagulation with the acupuncture and moxibustion therapy of Zhuang medicine, the two Biandan acupoints which are proximal to the lesion are selected together with Quchi acupoint and Waiguan acupoint which are distal from the lesion. And when a patient suffers from torticollis (stiff neck), both Jianjing acupoint which is proximal and Wailaogong acupoint that is distal should be selected for the treatment. Acupoints on the sites distal from the lesion and those on the sites proximal to the lesion can be used together for the treatment, which is referred to as the principle of acupoint combination of the distal and end with the proximal end.

3.2.2.3 Principle of Acupoint Combination of Healthy Side with Affected Side

Clinically, some diseases have their symptoms shown only on one side which is known as the affected side while the other side, in contrary, is referred to as the healthy side. To treat such diseases, acupoints from both the affected side and the healthy side should be selected for the treatment, which is referred to as the principle of acupoint combination of the healthy side with the affected side. For example, in the treatment of patients inflicted with numbness on the left (affected side) side, Hegu acupoint, Fenglong acupoint, Yanglingquan acupoint and Feiyang acupoint on the affected side will be selected together with acupoints like Fuliu on the right side (healthy side) for the treatment.

3.3 Principles of Treatment for Acupuncture and Moxibustion of Zhuang Medicine

3.3.1 The Principle of Acupuncture Being Integrated with Moxibustion as a Therapy

The acupuncture and moxibustion of Zhuang medicine includes two parts: the acupuncture of Zhuang medicine and the moxibustion of Zhuang medicine. As to the choices of specific therapies, the three most commonly used and most practical ones are the common needling of Zhuang medicine, the lotus needle cupping for stasis-removing therapy of Zhuang medicine and the medicated thread moxibustion therapy of Zhuang medicine. Each with its own advantages, the three therapies are unique to Zhuang medicine and widely known as important means and methods for clinical treatment and disease prevention in Zhuang medicine. In clinical practices, in the treatment of complicated and changeable diseases, for the sake of better therapeutic effect, doctors often employ an integral therapy that combines the common needling, the lotus needle cupping for stasis-removing therapy and the medicated thread moxibustion therapy, hence the principle of acupuncture being integrated with moxibustion. The integral therapy of acupuncture being combined with moxibustion to treat diseases is unique to Zhuang medicine. Generally speaking, it can be used on any disease, but for the sake of cost saving, it is not necessary to employ the integral therapy on the mild diseases. However, for complex and stubborn diseases, it demonstrates improved curative effect in the treatment and can cure the diseases in a very short time.

Attention should be paid to what kind of diseases fit for such an integral therapy and under what circumstances should acupuncture or moxibustion be adopted first. Generally speaking, regardless of the severity of the illness, for a patient with a strong physique, needling goes before moxibustion. It is especially true in the treatment of strong patients full of heat and toxin. As a safe and effective medical method with the special effect of health care and body building, the medicated thread moxibustion can be firstly used to boost the body's disease resistance, and then needling or lotus needle tapping can be used to improve the curative effect and prevent dizziness and blood fainting. Thus, for a patient with weak constitution, regardless of the severity of the illness, moxibustion goes before acupuncture.

3.3.2 The Principle of Deficiency Reinforcing and Excess Reducing

Reinforcing and reducing are two important principles in treatment in Zhuang medicine. "Reinforcing" is mainly used to treat deficiency syndrome, while "reducing" is mainly used to treat excess syndrome. Clinically, the principle of treating any disease is to disperse the pathogens and nourish the vital energy. And of the two important methods of the acupuncture and moxibustion therapy of Zhuang medicine, reinforcing the deficiency is generally used to nourish the vital energy while reducing the excess is employed to disperse the pathogens. Applied on the same acupoint, the method of reinforcing helps to improve the body's disease resistance while the method of reducing helps to disperse the pathogens, targeting at the nourishment of the vital energy and the reinstatement of health. However, the accurate selection of acupoints and the proper operation are two key factors in ensuring the curative effect in the treatment of diseases with the two methods of reinforcing and reducing.

In terms of the number of acupoints, medicated thread moxibustion of Zhuang medicine can be easily operated and more acupoints can be selected in the treatment while the reinforcing and reducing acupuncture is relatively time-consuming with few acupoints selected. As to specific application, here in the following are three methods that are normally adopted.

To treat shoulder coagulation with the acupuncture and moxibustion of Zhuang medicine, the two Biandan acupoints, Quchi acupoint and Waiguan acupoint are often selected. As the two Biandan acupoints are close to the lesion, the reinforcing method is often used. On the other hand, since Quchi acupoint and Waiguan acupoint are far away from the lesion, the reducing method is used to expel pathogens from the distant site. The method applied here is called "reinforcing the proximal and reducing the distal". That's to say, for acupoints located near the leision, reinforcing method is applied while for acupoints located far from the leision, reducing method is applied.

To treat some diseases with their symptoms shown only on one side which is known as the affected side while the other side, in contrary, is referred to as the healthy side, the principle of reinforcing for the healthy side while reducing for the affected side must be followed. Hemiplegia sequelae, toothache, facial paralysis as well as sweating only on the left side of the body all belong with such a category. For example, in the treatment of hemiplegia, acupoints such as Fuliu, Guanyuan, Qihai, Fengchi, Fengfu, Renzhong, Fenglong, Feiyang, Quchi, Hegu, Dazhui and Yanglingquan can be selected for acupuncture treatment. Since the deficiency reinforcing and excess reducing via the moving needles is very time consuming, it is advisable to select only two acupoints for treatment each time with the others moxibusted with medicated threads. To be specific, for hemiplegia on the left limb, the reducing method is applied on Fuliu acupoint on the left and Guanyuan acupoint in the middle while the reinforcing method is applied on Fulu acupoint on the right and Qihai acupoint in the middle.

As to the order of reinforcing and reducing, for patients with strong constitution, reducing goes before reinforcing while for patients with weak constitution, reinforcing goes before reducing. For example, for patients inflicted with epilepsy who are generally weak, acupoints such as Fengfu, Chize, Jianshi and Yanglingquan can be selected for acupuncture treatment. Chize and Jianshi on both sides should be selected for two times of reinforcing before the same times of reducing is applied. As for the rest of the acupoints, medicated thread moxibustion focused on reinforcing should be selected as the treatment.

What needs to keep in mind is that, for patients with very weak constitution, reinforcing alone is recommended in the treatment in case of damage to the vital energy and aggravation of the health state. For instance, in the treatment of patients with long-term serious insomnia, poor physique, heavy sweat upon movement, persistent perspiration throughout the day or extreme fatigue and weakness, four acupoints of Shenmen and Fuliu on each side should be selected for 4 times of deficiency reinforcing without reducing. In addition, for Baihui, Sishencong, Zanzhu, Shimian, Guanyuan, Danzhong, Sifeng and other acupoints, medicated thread moxibustion should be applied with focus on the reinforcement of deficiency. Each acupoint should be treated with three cauterizations.

3.3.3 Principle of Treatment

In the treatment of diseases with the acupuncture and moxibustion therapy of Zhuang medicine, the principle of "three treatments", namely treating early, treating while minor and treating thoroughly should be followed."Treating Early" here refers to timely and early treatment taken when the disease is still in the early stage; "Treating while Minor" means that diseases should be treated when they are still minor."Treating Thoroughly" means that the treatment should not be stopped until the disease is cured completely.

With high mountains and dense forests, the Zhuang area enjoys a hot and humid climate. As an old saying in Zhuang medicine goes, "all vegetation and waters are endowed with toxin". As a matter of fact, Zhuang doctors hold that prevention is even more important than the treatment, thus attaching great importance to precaution taking to avoid the occurrence of diseases. When the morning mist is diffuse, the Zhuang people would put a piece of ginger in their mouths to repel foulness when they go out. After doing farm work in the field, they often shower with hot water with ginger and onion and drink it in order not to catch a cold if caught in rainstorm. And on hot and rainy summer days, they would always filter the drinking water with alum and take raw garlic to prevent parasite from breeding in the body. When epidemic is prevalent, they take baths with decoction of herbal medicine to disperse foulness and remove toxin after travelling about. Examples are countless for Zhuang people. In summary, Zhuang doctors attach great importance to the treatment of diseases at the beginning. They tend to treat and prevent diseases as early as possible.

Doctors of Zhuang medicine emphasize that treatment should begin when the disease is still minor or has just occurred. Otherwise, the curative effect will be negatively affected and it may soon develop into a serious illness or a chronic disease. Besides, many patients choose to stop treatment once the clinical symptoms disappear. However, the etiology may not have been completely eliminated, leaving good chances of relapse. Therefore, in treating diseases with the acupuncture and moxibustion therapy of Zhuang medicine, even after the disappearance of the clinical symptoms, the treatment can not be stopped. Only after the states of the tongue, the pulse and the nails return to normal can the treatment be discontinued.

Besides the principle of "three treatments", doctors need to determine the time of treatment and make the best treatment plan based on the type and conditions of diseases in the clinical application of the acupuncture and moxibustion therapy of Zhuang medicine. Here in the following are the basic considerations based on which treatment courses are formulated: the period of treatment, intermittent treatment and extended treatment.

Generally, a short treatment course is set for acute diseases while a long treatment course is set for the chronic ones. For instance, to treat acute diseases like Meibomian sty, cold and diarrhea, applying acupuncture moxibustion once a day for one to three days is good enough for the treatment. Yet for chronic diseases, such as breast hyperplasia, lipoma, etc., it is impossible to dissipate and cure them in a short term. Instead, they should be treated in different courses with the acupuncture and moxibustion therapy conducted once a day for 10 consecutive days as a course of treatment.

For some diseases, a multi-course treatment is required with a certain interval between every two courses. After a period of acupuncture and moxibustion treatment, acupoints have gradually adapted to the therapy, thus showing a lower degree of sensitivity to acupuncture stimulation, which in turn affects the curative effect. At this time, it is advisable to stop the treatment for a period of time for the acupoints to restore their sensitivity to acupuncture and moxibustion stimulation, so as to ensure a better therapeutic effect. This period of time between courses is referred to as an intermittent treatment in Zhuang medicine, the length of which is dependent on the type and conditions of diseases. For relatively stubborn chronic diseases such as eczema and tinea corporis, a shorter interval of about 2 to 3 days is appropriate. If the condition continues to improve during the interval, which is called aftereffect, the interval can be somewhat extended. For other chronic diseases and those with a stable condition, the interval can be 5 to 7 days.

Some diseases are featured with a high rate of recurrence, so the treatment should be extended for a certain time to consolidate the curative effect after they have been cured in case of recurrence, which is referred to as the principle of extended treatment. For instance, to treat patients inflicted with intractable dysmenorrhea, the course of treatment needs to be extended to 3 to 5 menstrual cycles. Acupuncture and moxibustion should be started 4-5 days before the menstruation and stopped when menstruation stops. Conducted once a day, the treatment is supposed to last for 3-6 months to consolidate the curative effect and prevent recurrence.

Chapter 4

Features and Functions of Acupuncture and Moxibustion of Zhuang Medicine

4.1 Similarities and Differences Between Acupuncture and Moxibustion of Zhuang Medicine and Acupuncture and Moxibustion of Traditional Chinese Medicine

Acupuncture and moxibustion of Zhuang medicine is the precious medical experience accumulated and summarized by the ancestors of the Zhuang people in the process of fighting against diseases in their long-term production and living practice, as well as an important part of Chinese traditional medicine. As a characteristic therapy of Zhuang medicine in clinical treatment of diseases, acupuncture and moxibustion of Zhuang medicine is both similar to and different from acupuncture and moxibustion of Traditional Chinese Medicine. On the one hand, both of them promote or regulate certain function of the human body through acupuncture or moxibustion at specific acupoints on the body surface, so as to prevent and treat diseases. On the other hand, they come from different medical systems, so they are different at many aspects like historical origins, theoretical foundations, treatment principles, acupoint selection methods, treatment tools and treatment methods, etc.

4.1.1 Differences in Origin Time

Both the acupuncture and moxibustion of Zhuang medicine and the acupuncture and moxibustion of Traditional Chinese Medicine have a long history. According to textual research, the acupuncture and moxibustion of Traditional Chinese Medicine originated from the clan commune system in the primitive society of China. Since the Qin dynasty, with the spread of Han culture to the Lingnan region and the introduction of traditional Chinese medicine to Zhuang region, the acupuncture and moxibustion of Zhuang medicine has been greatly influenced by the acupuncture and moxibustion of Traditional Chinese Medicine, so there are many similarities between the two. From the two bronze needles unearthed in the ancient tomb in Matou Township, Wuming County (now Wuming

District, Nanning) , Guangxi, and from the three silver needles unearthed in the Han Tomb NO.M1 in Luobowan, Gui County (now Guigang City), the habitation for Zhuang people, the acupuncture and moxibustion of Zhuang medicine originated from the primitive period, became more popular in the Spring and Autumn and Warring States periods, and once obtained much achievements. Similarly, as has been recorded in *Different Ways and Appropriateness of Plain Questions*, the south being the source of the nine needles shows that acupuncture originated in the south. That is to say, the time when Zhuang people used acupuncture to treat diseases is earlier than that of other nationalities.

4.1.2 Differences in Theoretical Foundations

Both the acupuncture and moxibustion of Zhuang medicine and the acupuncture and moxibustion of Traditional Chinese Medicine are therapeutic methods in Chinese medicine, but their theoretical foundations are different. The acupuncture and moxibustion of Traditional Chinese Medicine is based on the meridian theory, acupoints theory, and Qi and blood theory of Traditional Chinese Medicine, while the acupuncture and moxibustion of Zhuang medicine is based on the theory of three channels and two ways.

Traditional Chinese Medicine believes that the meridians are used to circulate Qi and blood, connect the limbs, joints, and orifices, as well as the upper, lower, internal and external channels of the human body. Through regular circulation and intricate communication, the meridian system connects various tissues and organs of the human body into a whole. As to the acupoints, they are the places where the Qi and blood of the zang-fu organs and meridians are transfused on the body surface, the external parts accessible to the meridian system, the reaction points on the meridians, and the transfer of the human body to the outside world. Therefore, acupuncture and moxibustion at acupoints can dredge the meridians, unblock Qi and blood, adjust the balance of Yin and Yang, thereby enhancing various function of the body and eliminating diseases and pathogens.

According to Zhuang medicine, by stimulating the acupoints spreading on body surface and corresponding to the three channels and two ways, by the conduct of the Way of Long and the Way of Huo, the three channels and two ways can be unblocked. On the one hand, by stimulating these acupoints, it regulates the circulation of Qi and blood of the human body, either to reduce partial hyperactivity or to restore partial deficiency. This way the balance of Qi and blood will be regained to ensure their synchronous operation with the two Qis of Heaven and Earth in the nature. On the other hand, by stimulating these acupoints, it enriches the vital energy, strengthens the human body's disease resistance and speeds up the dissolution and excretion of pathogenic toxins out of the body, so that the three Qis of Heaven, Earth and Human can return to synchronous operation, and the body eventually recover.

4.1.3 Differences in Therapeutic Principles

The treatment of diseases by acupuncture and moxibustion of Traditional Chinese Medicine is based on the following four basic principles: 1) reinforcing deficiency and reducing excess, that is, reinforcing the deficiency and reducing the excess, while even reinforcing-reducing for the normal; 2) clearing away heat and warming up cold, that is, quick needle insertion for the heat, and needle retention for the cold; 3) differentiating root cause from symptom and weighing priorities, that is, seeking the root cause, treating symptom for acute disease, treating root cause for chronic disease, and treating both root cause and symptom; 4) suiting treatment to three elements, that is, the principle of treatment varying according to time, region and people.

In the treatment of diseases with the acupuncture and moxibustion of Zhuang medicine, the principle of "suiting treatment to three elements" should be followed. Besides, the principle of short treatment for the acute while long treatment for the chronic, the principle of intermittent treatment and the principle of extended treatment should also be followed for the acupuncture and moxibustion of Zhuang medicine. The principle of short treatment for acute and long treatment for chronic means that a short treatment course is set for acute diseases while a long treatment course is set for the chronic ones. For some diseases, a multi-course treatment is required with a certain interval between every two courses, which is referred to as the principle of intermittent treatment. Some diseases are featured with a high rate of recurrence, so the treatment should be extended for a certain time to consolidate the curative effect after they have been cured in case of recurrence, which is referred to as the principle of extended treatment.

4.1.4 Differences in Acupoint Selection Methods

As for the method of acupoint selection, acupoint selection of the acupuncture and moxibustion of Traditional Chinese Medicine is based on the following methods: selection of acupoint according to syndrome, selection of acupoint along meridians, selection of proximal acupoint and selection of distal acupoint. Selection of acupoint according to syndrome refers to selecting acupoints according to the etiology and pathogenesis of some systemic symptoms or diseases. Selection of acupoint along meridians refers to selecting acupoints away from the affected part on the same meridians as the affected part. Selection of proximal acupoint refers to selecting acupoints at or near the area of pain or disease. Selection of distal acupoint refers to selecting acupoints relatively far away from the area of pain or disease.

Besides acupoint selection methods similar to Traditional Chinese Medicine, like selection of acupoint along meridians, selection of proximal acupoint and selection of distal acupoint, in clinical application of acupuncture and moxibustion of Zhuang medicine, the main principle for acupoints selection can be stated as "hand acupoint for cold, back acupoint for fever, plum blossom acupoint for mass, acupoint on atrophied muscle for muscle atrophy, acupoint around pain for pain, acupoints on midpoint of branches of channels and ways for numbness, biggest rash acupoint for itch, and all acupoints selected based on this principle for all types of diseases". To be specific, for symptoms like severe colds as the main symptoms, acupoints on the hands should be selected; for symptoms like fever or rise in body temperature as the main symptoms, acupoints on the back should be selected; for symptoms like mass or damaged skin as the main symptoms, a group of acupoints (five acupoints displayed in the shape of a plum blossom) along the mass or damaged area should be selected; for symptoms like muscle atrophy as the main symptoms, key acupoints on the atrophic muscle should be selected; for symptoms like pain as the main symptoms, key acupoints around the pain should be selected; for symptoms like numbness as the main symptoms, acupoints on the midpoint of branches of channels and ways should be selected; and for itching caused by rash-like diseases, acupoints should be selected on the first rash or the largest rash.

4.1.5 Differences in Needle Sensation

Acupuncture and moxibustion of Traditional Chinese Medicine emphasizes the sensation of needle during acupuncture, that is, the sensation of meridian Qi generated by the filiform needle when it is inserted into the acupoints. Needle sensation varies from person to person. Generally, there will be sensation of sore, numbness or swelling, which will diffuse and transmit along a certain part or in a certain direction. In clinical practice, if there is no needle sensation, it is necessary to analyze the causes, to check whether the acupoint selection is correct, whether the manipulation is appropriate, or whether the acupuncture angle is appropriate.

Unlike acupuncture and moxibustion of Traditional Chinese Medicine, acupuncture and moxibustion of Zhuang medicine does not insist on producing sensation of sore, numbness or swelling after needle insertion. Without any requirement of needle manipulation, Zhuang doctors hope that patients may feel comfortable when needling, and even regard the treatment as a kind of enjoyment.

4.2 Characteristics of Acupuncture and Moxibustion of Zhuang Medicine

As the most distinctive treatment technique in Zhuang medicine, the acupuncture and moxibustion of Zhuang medicine has strong national and local characteristics. It is a product of the combination of acupuncture and moxibustion Chinese medicine with Lingnan (South of Five Ridges) medicine, and a wonderful flower of Chinese medicine with unique characteristics that can be divided into the following aspects.

4.2.1 Praise highly of "Three Swordsmen"

Among the various therapies of acupuncture and moxibustion of Zhuang medicine, the most common, practical and featured three therapies for the Zhuang people are the "three swordsmen" of acupuncture and moxibustion of Zhuang medicine, namely the common needling of Zhuang medicine, the lotus needle cupping for stasis-removing therapy of Zhuang medicine and the medicated thread moxibustion therapy of Zhuang medicine.

The lotus needle cupping for stasis-removing therapy of Zhuang medicine is an organic integration of tapping with the lotus needle with cupping on certain acupoints to prevent and treat diseases. Mainly used for reduction, it works well in the activation of blood circulation and the removal of stasis, so it is most suitable for pain syndrome and other diseases caused by stagnation of Qi and blood.

The common needling of Zhuang medicine is applied on both acupoints of Traditional Chinese Medicine, and some special acupoints of Zhuang medicine, such as plum blossom acupoints and umbilical ring acupoints. With shallow needling as the main needling method, it is used in clinical treatment of various diseases, especially some internal diseases and difficult and complicated diseases. As for the medicated thread moxibustion therapy of Zhuang medicine, the medicated thread, namely a ramie thread soaked in the preparation solution made from various Zhuang medicine, is lit on one end to form a ballpoint fire to cauterize certain acupoints to cure and prevent diseases. With a wide range of clinical applications, it has quick and obvious effects, especially for pain, itching and other diseases.

Each with its own advantages, the "Three Swordsmen" are often used together in clinical practices, in the order of one following the other. Complementing each other, they usually produce good curative results.

4.2.2 Pursuit of on Painless Acupuncture and Moxibustion

In the application of acupuncture and moxibustion of Zhuang medicine, close attention is paid to the feelings of patients whose comfort is taken as the main concern. Thus, there is no need to produce sensations like sore, numbness or swelling and no emphasis on needle movement. As a matter of fact, painless acupuncture and moxibustion is highly recommended. Not only should the needle insertion and needle withdrawal be painless, the needle movement and needle retention should also be painless. With guaranteed efficacy in treatment as the premise, the acupuncture and moxibustion of Zhuang medicine is supposed to bring comfort and pleasure for the patients under treatment. The concept of painless acupuncture and moxibustion is the crystallization of Huang Jinming's clinical practices.

4.2.3 Selection of Acupoints Unique to Zhuang Medicine

Some of the acupoints used in Zhuang medicine are consistent with those in Traditional Chinese Medicine, but most of them are unique to Zhuang medicine. There are more than 50 special acupoints which can be divided into four categories, namely acupoints in the Heaven part, the Human part, the Earth part and other acupoints. For acupoints in the Heaven part, the Human part and the Earth part, there are fixed names and locations, while for acupoints like the plum blossom acupoints and the earliest/biggest rash acupoints, there are only fixed names but no fixed location. Among Zhuang unique acupoints, many are group acupoints which are composed of several acupoints, such as plum blossom acupoints, moon acupoints, umbilical ring acupoints, ear ring acupoints and so on. In clinical application of acupuncture and moxibustion of Zhuang Medicine, the main principle for acupoints selection can be stated as "hand acupoint for cold, back acupoint for fever, plum blossom acupoint for mass, acupoint on atrophied muscle for muscle atrophy, acupoint around pain for pain, acupoints on midpoint of branches of channels and ways for numbness, biggest rash acupoint for itch, and all acupoints selected based on this principle for all types of diseases", together with acupoint selection methods like selection of acupoint along channels and ways, selection of proximal acupoint and selection of distal acupoint.

4.2.4 Preference for Umbilical Ring Acupoints in the Regulation of Qi

With rich experience accumulated in clinical practices over the years, Zhuang practitioners have formed a unique understanding of the umbilical region, and gradually developed a new way of regulating Qi by applying acupuncture and moxibustion on the umbilical ring acupoints. In theory, Zhuang doctors believe that the umbilical cord which is connected with the organs and tissues of the whole body, is the epitome of the human body, a special network of the internal channels and ways, the gathering point of the blood vessels of the whole body, and the hub of the three parts of Heaven, Earth and Human. In clinic, it is believed that acupuncture and moxibustion on the umbilical ring acupoints plays an important role in the regulation of Qi, which can unblock the three channels and the two ways, regain the balance of Qi and blood, and promote the synchronization of three Qis of Heaven, Earth and Human. Therefore, for a variety of clinical diseases, especially internal diseases, acupuncture and moxibustion on the umbilical ring acupoints is generally preferred in the regulation of Qi.

4.3 Advantages of Acupuncture and Moxibustion of Zhuang Medicine

As the crystallization of Zhuang people's wisdom in their prolonged and accumulated experience against everyday hardships and diseases, the acupuncture and moxibustion of Zhuang medicine is widely applied in various clinical disciplines to treat common diseases, frequently-occurring diseases and some difficult and miscellaneous diseases. Therefore, it has been widely practiced among the Zhuang people, with popularity and trust gained with each day passing by. After years of clinical experience and experimental research, the acupuncture and moxibustion of Zhuang medicine has the following six significant advantages.

4.3.1 Simplicity, Convenience, Economy, Effectiveness and Quickness

The acupuncture and moxibustion therapy of Zhuang medicine is widely popular for its noticeable advantages such as simplicity, convenience, economy, effectiveness and quickness, which will be further elaborated as follows:

"Simplicity" refers to the simple selection of materials and tools of the therapy. Taking the "Three Swordsmen" as example, for acupuncture, ordinary acupuncture needles, lotus needle, iodophor (or alcohol) disinfection solution or disinfection cotton balls would suffice for the treatment. And the equipment of the medicated thread moxibustion therapy of Zhuang medicine is even simpler: only one lamp (open source of fire, such as lighters, candles, spirit lamp etc.) and a medicated thread are enough.

"Convenience" refers to the convenience in operation of the therapy. Patients can either lie down or take a seat before the acupuncture therapy of Zhuang medicine is applied. As for the medicated thread moxibustion therapy of Zhuang medicine, it can be applied at any time and anywhere without the restriction of time or place, so it is more convenient.

"Economy" refers to the low cost of materials. There is no need of expensive equipment and pharmaceuticals, so the acupuncture and moxibustion therapy of Zhuang medicine is easily accessible for doctors and patients.

"Effectiveness" refers to the curative effect of the therapy. The acupuncture and moxibustion of Zhuang medicine has demonstrated remarkable curative effect on various diseases including many common diseases, frequently-occurring diseases and some difficult and complicated diseases in various clinical departments. Remarkable therapeutic effect is the key to the survival of medicine and the lifeline of the acupuncture and moxibustion of Zhuang medicine because without definite curative effect, however unique the therapy might be, it would fail the test of practice just like a tree without root and cooking without raw materials.

"Quickness" refers to the immediate curative effect of the therapy. The acupuncture and moxibustion of Zhuang medicine shows immediate effect on some diseases like acute pain and severe itching with quick recovery ensured.

4.3.2 Wide Range of Indications

In addition to numerous acupuncture points in Traditional Chinese Medicine, there are more than 50 specific acupuncture points in Zhuang medicine, each of which has its own characteristics and functions. With acupuncture or thread moxibustion applied on these acupoints, the acupuncture and moxibustion therapy of Zhuang medicine can help to achieve the synchronous operation of the three Qis of Heaven, Earth and Humans, and the balance of Qi and blood with the conduct of the two ways of Long and Huo, so as to treat and prevent diseases. A wide range of diseases can be treated with the acupuncture and moxibustion therapy of Zhuang medicine. To be specific, they belong with seven categories of symptoms like severe colds, fever, mass, pain, paralysis, numbness and pruritus that doctors encounter in clinical departments like internal medicine, surgery, gynecology and obstetrics, pediatrics, dermatology, andrology, ophthalmology, stomatology, and otolaryngology, etc. For other categories of diseases, it can work as a good supplement. At present, there are more than 130 kinds of diseases that can be treated with the acupuncture and moxibustion therapy of Zhuang medicine. For pain syndromes and pruritus diseases, it even demonstrates immediate and remarkable curative effects.

4.3.3 Freedom from Toxic and Other Side Effects

Acupuncture and moxibustion therapy of Zhuang medicine is a natural therapy which is free from toxic and other side effects. Taking the most widely applied "Three Swordsmen" as an example, the common needling therapy of Zhuang medicine brings about no obvious pain, small trauma or non-toxic side effects in the process of treatment. There is only slight and soon-to-disappear pain produced when the lotus needle are tapped in the treatment of lotus needle cupping for stasis-removing therapy of Zhuang medicine. However, the treatment is complete after the blood stasis is discharged and the skin will return to normal in one week without any obvious skin trauma, scar, sequelae or toxic and other side effects. As for the medicated thread moxibustion therapy of Zhuang medicine, there is only a slight one-or-two-second burning sensation like ant bite when moxibustion is applied. Yet it should be noted that after moxibustion, a very superficial burn mark can appear in the local area. It can disappear by itself after the moxibustion is stopped for about a month. There is no need to worry about it. For some patients, there will be slight itching on the site where the moxibustion is applied. 75% alcohol can be applied on it and any scratching with hands is prohibited. Therefore, the therapy is also safe and reliable without any scars, sequelae, toxic and side effects.

4.3.4 Green Without Environmental Pollution

As a natural therapy, no environmental pollution will be caused in the application of the acupuncture and moxibustion therapy of Zhuang medicine. For the common needling of Zhuang medicine and the lotus needle cupping for stasis-removing therapy of Zhuang medicine, both equipments like the needles and cotton swabs used would all be destroyed in sharps containers while cans and vacuum aspiration guns would be immersed in disinfectant solution. As for the medicated thread moxibustion therapy of Zhuang medicine, there is no smoke, no obvious ash and no irritating odor after the thread is ignited. From this perspective, it's safe to say that the acupuncture and moxibustion therapy of Zhuang medicine is an all-ecological natural therapy, which meets the requirements of modern health.

4.3.5 Quick Mastery and Easy Popularization

The acupuncture and moxibustion therapy of Zhuang medicine is easy to understand, learn and master. For most people, after a period of study, they can learn to use it, so it is easy to promote and apply. As a matter of fact, the acupuncture and moxibustion therapy of Zhuang medicine has been applied and popularized in more than 400 medical units in China, and already spread to Europe, America, Southeast Asia and other areas. Some foreign experts and scholars have also been attracted to investigate and learn. It can be used not only in hospitals, but also at the grassroots in rural areas. Furthermore, it can be used in family health care, which is conducive to improving people's health literacy.

4.3.6 High Compatibility with TCM and Modern Medical Treatment

Being a natural therapy, acupuncture and moxibustion therapy of Zhuang medicine can be applied together with drug treatment, traditional medicine and other modern medical therapies without any antagonism. As a matter of fact, when it is applied with TCM and modern medical treatment, the therapeutic effect will be remarkably promoted, with better chances of recovery.

As one of the most distinctive Zhuang therapies, the acupuncture and moxibustion of Zhuang medicine is widely spread among the Zhuang people for thousands of years, enduring through the ages. Long considered as a precious treasure of the ethnic group, the ancient acupuncture and moxibustion therapy of Zhuang medicine has now been embraced in a brand-new manner by people, attracting more and more attention. It has gradually become an effective means and method for people to cure and prevent diseases, and has achieved more and more social and economic benefits.

4.4 Functions of Acupuncture and Moxibustion of Zhuang Medicine

As has been demonstrated in the accumulated clinical practices and experimental results, by stimulating acupionts through methods like acupuncture, cupping, medicinal effect, and warming therapy, the acupuncture and moxibustion therapy of Zhuang medicine works well in unblocking the three channels and two ways, regulating Qi and blood so as to treat a variety of diseases. To be more specific, it helps to relieve itching, pain, swelling and dizziness, remove blood stasis, bring down fever, promote sweating, regulate Qi, stimulate appetite, stop diarrhea and bleeding, soothe the nerves and so on.

4.4.1 To Relieve Itching

This therapy, with acupuncture or thread moxibustion applied on acupoints or areas corresponding to the five paths on the body surface, can help regulate and unblock the three channels and two ways so as to disperse wind and dampness pathogens to be discharged out of the body to regulate Qi and blood to restore the balance. This way, the itching symptoms will be soon alleviated and completely rid of. The acupuncture and moxibustion therapy of Zhuang medicine can effectively disperse wind toxin and dampness toxin and has remarkable antipruritic effect on many skin pruritus diseases, such as stubborn tinea, eczema, contact dermatitis, urticaria, mosquito biting dermatitis, paddy dermatitis and so on. If the condition is mild, it can be quickly relieved and cured.

For example, in the treatment of urticaria, the acupuncture and moxibustion of Zhuang medicine focuses on the regulation of Qi and the removal of dampness and blood stasis so as to unblock the two ways. If the channels and ways are unobstructed, the wind toxin will disappear. In clinical practices, it is necessary to apply reduction in acupuncture on the Changzi acupoint (the earliest rash). If the area of rash is large, it is also necessary to apply it on the plum blossom acupoints, the lotus acupoints or the sunflower acupoints in order to achieve better effects of regulating Qi, dispersing dampness and removing blood stasis. Often it can achieve immediate curative effect and relieve itching right away.

4.4.2 To Relieve Pain

It is believed in Zhuang medicine that the three channels and two ways can only function properly when they are unobstructed and the failed circulation in any of the five paths may incur pain. Working well in unblocking the channels and ways, the acupuncture and moxibustion therapy of Zhuang medicine demonstrates favorable and even immediate effect on the relief of pain. Specifically, with needling or the medicated thread moxibustion applied at certain acupoints or knots of three channels and two ways on the body surface, the acupuncture and moxibustion therapy of Zhuang medicine helps unblock the five paths and dissolve or remove the toxic pathogens in the body so as to relieve the pain. It has shown remarkable curative effect on relieving headaches, post-herpes zoster neuralgia, toothache, dysmenorrhea, epigastric pain, muscle sprain pain, abdominal pain and other acute pain. It also has good therapeutic effect on chronic pain such as pain in the waist and lower extremities, sciatica, joint swelling and pain, and rheumatic arthralgia.

In the treatment of headaches, the acupuncture and moxibustion therapy, under the principle of regulating Qi and removing blood stasis, is applied on Moon acupoints, Faxuan acupoint, Xuanhuan acupoint and Meigong acupoint with the reduction method used to unblock the branches of the Way of Long and the Way of Huo on the head. In this way, pain can be alleviated quickly. As for the pain in the muscles and joints in rheumatism, it is believed in Zhuang medicine that they are caused by pathological factors like wind, cold, dampness and heat which invade the human body and block the branches of the Way of Long and the Way of Huo in the bones, muscles and joints, resulting in the blockage of channels and ways, and the obstruction of Qi and blood. In clinical practices, the therapy is often applied on the plum blossom acupoints to achieve favorable curative effect of warming and unblocking the channels and ways to finally relieve pain and reduce swelling.

4.4.3 To Reduce Swelling

It is believed in Zhuang medicine that sore and swelling are caused by the accumulation of toxins which can be divided into tangible toxins and intangible toxins, with some working quickly and violently and others working slowly. The toxins may cause acute inflammation such as redness, swelling, heat, pain, ulceration, tumors, sores, and organic lesions of organs and tissues. Targeted at this, the acupuncture and moxibustion therapy of Zhuang medicine is employed on certain acupoints of the three channels and two ways on the body surface to adjust and circulate Qi and blood in the three channels and two ways, promote the dissolution of toxic pathogens, support the vital energy and improve the disease resistance ability so as to finally relieve the swelling. The acupuncture and moxibustion therapy of Zhuang medicine has remarkable effect on reducing swelling. It works well in reducing swelling and disperseling knots for many bumps and nodular diseases like sore, ulcer, erysipelas, verruca induration, facial acne, dental ulcer, sore throat, sprain and swelling, hemorrhoids, tonsillar enlargement, joint swelling and deformity and so on. In addition, it shows certain therapeutic effect on breast hyperplasia and lipoma.

The acupuncture and moxibustion therapy of Zhuang medicine can also rapidly relieve the acute onset mass and nodules. For example, for skin swelling and sores, plum blossom acupoints should be acupunctured with the reduction method to remove the toxins and stasis. And in the treatment of chronic lump diseases such as breast hyperplasia and lipoma, the focus should be laid on the regulation of Qi and the removal of blood stasis with the acupuncture and moxibustion therapy, employing the deficiency reinforcing method. With an integral method of reinforcement and reduction, the plum blossom acupoints and Jieding acupoint are often selected for the therapy. After a period of treatment, the proliferative lump will gradually shrink and subside.

4.4.4 To Remove Stasis

It is believed in Zhuang medicine that when needling, cupping or medicated thread moxibustion is applied on certain points of the three channels and two ways on the body surface, the acupuncture and moxibustion therapy of Zhuang medicine helps unblock or directly remove the blood stasis of the five paths. The therapy can effectively promote blood circulation, remove blood stasis, eliminate swelling and dissipate nodules. It also works well dealing with the blood stasis, pain and swelling in traumatology, as well as the stagnation of Qi and blood and the obstruction of channels and ways caused by various diseases.

In clinic, in the treatment of wound-free bruises on the skin or stasis in the flesh, the lotus needle cupping for stasis-removing therapy of Zhuang medicine is often used. In practices, lotus needle will be used before cupping is applied to suck out the stasis after which swelling and pain will disappear with the skin color returning to normal. Usually, the acupuncture and moxibustion therapy of Zhuang medicine is applied on acupoints like Xuehai and Geshu to promote the blood circulation and remove the blood stasis.

4.4.5 To Reduce Fever

When needling or medicated thread moxibustion is applied on the acupoints of the three channels and two ways on the body surface, the acupuncture and moxibustion therapy of Zhuang medicine helps to unblock the three channels and two ways, promote the synchronous operation of the three Qis of Human, Heaven and Earth in the body, restore the balance of Qi and blood, and thus achieve the effect of reducing fever. The therapy shows favorable on the fever, both local and for the whole body, caused either by a cold or others.

For example, in the treatment of a fever caused by a cold, the therapy, with close attention paid to the combination of acupoints and the selection of techniques, is applied on Beiba acupoints or Beilang acupoints, employing the method of reduction to regulate Qi and detoxify toxins. Actually, in the acupuncture and moxibustion therapy of Zhuang medicine, it has long followed the rule of "hands for cold and back for fever", which is, for febrile diseases with elevated body temperature, acupoints on the back should be selected for the therapy.

4.4.6 To Relieve Dizziness

Generally, when needling or the medicated thread moxibustion is applied on certain acupoints of the three channels and two ways on the body surface, the acupuncture and moxibustion therapy of Zhuang medicine can remove the stasis of five paths, adjust the synchronous circulation of three Qis and restore the balance of Qi and blood so as to relieve the dizziness. The therapy demonstrates favorable effect in stopping vertigo, eliminating dizziness and inducing resuscitation. It has good therapeutic effect on the elimination of the vertigo caused by neurosis, arteriosclerosis, hypertension, anemia, aural vertigo, as well as on dizziness and brain swelling caused by various reasons.

In clinical treatment, for the vertigo caused by neurosis, the acupuncture and moxibustion therapy is mostly applied on acupoints like Faxuan acupoint, Xuanhuan acupoint, Beilang acupoints to regulate Qi and unblock the channels and ways with remarkable curative effect achieved.

4.4.7 To Induce Perspiration

It is believed in Zhuang medicine that the pores, as important outlets of the Channel of Shui, help discharge metabolites and pathological products by means of sweat, the denial of which may incur diseases due to the accumulation of metabolites or pathological products in the body. With needling or medicated thread moxibustion employed on the acupoints of three channels and two ways on the body surface, the therapy helps unblock the five paths so as to promote the synchronous operation of the three Qis in the body, regulates the opening and closing of pore and achieve the effect of inducing perspiration. Thus it works well in the treatment of colds and fevers without sweating or other perspiration-free syndromes.

4.4.8 To Regulate Qi

It is believed in Zhuang medicine that Qi is one of the basic constituents of human body and the unobstructed circulation of it ensures the smoothness of the paths as well as the synchronous circulation of the three Qis. With needling or medicated thread moxibustion applied on certain acupoints of the three channels and two ways on the body surface, the three Qis in the three parts of the body is stimulated and regulated to unblock the channels and ways and restore the balance of Qi and blood, so as to achieve the curative effect of regulating Qi. The acupuncture and moxibustion therapy of Zhuang medicine helps to stimulate and promote the circulation of the three Qis of the human body, showing a good therapeutic effect on Qi stagnation, Qi depression, Qi counterflow, and Qi descent caused by various reasons.

In clinical treatment of Qi stagnation, doctors of Zhuang medicine usually needle the umbilical ring acupoints, the most commonly selected acupoints in clinical practices, which works especially well in regulating Qi, unblocking the three channels and two ways and promoting the synchronization of three Qis so as to regain the balance of Qi and blood.

4.4.9 To Stimulate Appetite

Since the loss of appetite attributes to pathogenic changes in the Channel of Gu in Zhuang medicine, applying the acupuncture or medicated thread therapy on the reaction points (or acupoints) of the Channel Gu and the corresponding acupoints of the Way of Long and the Way of Huo on the body surface can help regulate the Channel of Gu, unblock the branches of the Way of Long and the Way of Huo in the gastrointestinal tract, promote the circulation of Qi and blood, so as to stimulate the appetite and help digestion. Therefore, in the treatment of infantile anorexia, adult dyspepsia and so on, the acupuncture and moxibustion therapy of Zhuang medicine is applied to stimulate the appetite and help digest food.

In the clinical treatment of dyspepsia and loss of appetite caused by spleen deficiency and dampness excess (Yin syndrome), the acupuncture and moxibustion therapy of Zhuang medicine is often applied on Guanyuan acupoint, Shibei acupoint and umbilical ring acupoints to reinforce deficiency and regulate Qi. This way, gastrointestinal peristalsis will be rapidly promoted with a better appetite achieved.

4.4.10 To Stop Diarrhea

According to Zhuang medicine, acupuncture or medicated thread moxibustion can be applied to unblock the three channels and two ways, adjust and improve human immune function, enhance disease resistance, so as to stop diarrhea. The therapy helps to regulate the Channel of Gu and demonstrates remarkable and immediate curative effect on diarrhea caused by improper diet. It also works well in treating diarrhea caused by acute gastroenteritis and dysentery, etc.

Clinically, in the treatment of diarrhea caused by improper diet, the acupuncture and moxibustion therapy of Zhuang medicine is applied on acupoints like Shibei acupoint, Zhibei acupoint and outer umbilical ring acupoints, combined with Sifeng acupoint, with the focus on the regulation of Qi and the reinforcement of deficiency so as to achieve a good curative effect.

4.4.11 To Stop Bleeding

According to Zhuang medicine, with needling or medicated thread moxibustion applied on certain acupoints of the three channels and two ways on the body surface, the branches of the Way of Long and the Way of Huo are unblocked to regulate the function of the five paths so as to achieve the curative effect of stopping bleeding. The therapy shows certain curative effect on treating epistaxis, oral bleeding, stool bleeding, urinary bleeding and other blood syndrome.

When the acupuncture and moxibustion therapy of Zhuang medicine is used to treat various blood syndromes, the plum blossom acupoints and acupoints with hemostatic effect are often selected because stimulation on such acupoints can help control the bleeding. The therapy can also be applied on acupoints with double effects of promoting blood circulation and stopping bleeding. When the bleeding is caused by blood stasis, only by removing the blood stasis can the bleeding be stopped. Therefore, it is important to make a correct diagnosis based on the symptoms and signs before acupoints can be properly selected. For example, in the treatment of hemorrhoids bleeding, with the methods of regulating Qi and removing blood stasis chosen, the Perianal acupoints are often selected to achieve the effect of promoting blood circulation and stopping bleeding.

4.4.12 To Soothe the Nerve

It is believed in Zhuang medicine that "Qiaowu" (the brain) which is positioned in the upper part (Heaven part) of the body works as the headquarters of the whole body. The mental and spiritual activities are governed by "Qiaowu" (the brain) which depends on the nourishment of substances such as "Xu" (Qi) and "Le" (blood) . With needling or medicated thread moxibustion applied on acupoints of three channels and two ways on the body surface, the acupuncture and moxibustion therapy of Zhuang medicine can unblock and regulate the three channels and two ways, promote the synchronous circulation of the three Qis in the human body, nourish Qi and blood, and provide enough nutrients for "Qiaowu" (the brain) to stay calm and soothed. As a result, when the therapy is used to treat diseases like mental disorders, the acupoints of the Way of Long and the Way of Huo on "Qiaowu" (the brain) are often selected in Zhuang medicine. The therapy helps unblock the channels and ways, refresh "Qiaowu" (the brain) and soothe the nerves, with favorable curative effect on mental uneasiness and disorders, such as insomnia, nervousness, anxiety, depression, neurosis, climacteric syndrome, etc.

In clinic, for insomnia caused by tension and accompanied with symptoms such as difficulty in falling asleep, easy waking and restlessness during sleep, it is advisable to apply the therapy on three Anmian acupoints, Faxuan acupoint and inner umbilical ring acupoints, combined with Neiguan acupoint and SanYinjiao acupoint in order to achieve favorable curative effect.

In addition to the above various effects, the acupuncture and moxibustion therapy of Zhuang medicine can also treat various diseases in various clinical departments. For example, it can be applied on acupoints for urination to treat retention of urine, or on acupoints for astringent urination to treat enuresis. The therapy demonstrates a multifaceted efficacy, hence its wide range of indications and extensive application in various clinical departments.

4.5 Prevention and Health Care Effect of Acupuncture and Moxibustion of Zhuang Medicine

Modern scientific experiments and clinical practices have proved that the acupuncture and moxibustion therapy of Zhuang medicine helps adjust the functions of organs and tissues of the human body, unblock the circulation of Qi and blood, promote metabolism, improve hemoglobin and red blood cells and enhance the phagocytic function of phagocytes, so that the immune system and the disease-resistance is strengthened. In other words, the acupuncture and moxibustion therapy of Zhuang medicine has dual functions of treatment and prevention and health care.

According to Zhuang medicine, with needling or medicated thread moxibustion applied on certain acupoints or parts on the human body surface, the acupuncture and moxibustion therapy of Zhuang medicine can stimulate the generation of Qi and blood, remove the stagnation in channels and ways, promote the synchronous circulation of the three Qis of Heaven, Earth and Human, regain the balance of Qi and blood, so as to nourish the vital energy, enhance disease resistance and improve immune function. In clinic, for all patients with weak constitutions, regular application of the therapy on certain acupoints such as Guanyuan, umbilical ring acupoints, Qihai and Zusanli can help enhance physical health and prevent diseases.

What's more, it is believed in Zhuang medicine that the Channel of Gu is the source of Qi and blood. Thus, by regulating and tonifying the Channel of Gu, Qi and blood in the body can be nourished, and then the body can be strengthened. The acupuncture and moxibustion therapy of Zhuang medicine can regulate the Channel of Gu, tonify Qi and blood, warm and nourish Yang Qi, and strengthen physical health. For people either with congenital deficiency and deprived of nutrition, it is advisable to employ this therapy so as to prevent diseases and enhance health.

Chapter 5

Operational Methods of Acupuncture and Moxibustion of Zhuang Medicine

The acupuncture and moxibustion of Zhuang medicine includes two parts: the acupuncture of Zhuang medicine and the moxibustion of Zhuang medicine. The acupuncture of Zhuang medicine treat or prevent diseases by stimulating certain acupoints or parts with needles on the surface of human body. There are many kinds of acupuncture methods in Zhuang medicine, and the most widely used in clinic are the common needling therapy of Zhuang medicine and the lotus needle cupping for stasis-removing therapy of Zhuang medicine. The moxibustion of Zhuang medicine prevent and cure diseases by means of cauterizing or fumigating certain acupoints or parts on the human body surface. Among a wide variety of more than ten moxibustion methods, the medicated thread moxibustion of Zhuang medicine is the most distinctive and widely used one. This chapter specifically introduces the materials and operation methods required by the common needling therapy of Zhuang medicine, the lotus needle cupping for stasis-removing therapy of Zhuang medicine, and the medicated thread moxibustion therapy of Zhuang medicine.

5.1 Operational Methods of Common Needling of Zhuang Medicine

5.1.1 Preparation of Materials

The common needling of Zhuang medicine originated from the primitive period. After thousands of years of development, the tools used are various and increasingly refined, including stiff thorns of plants, stone needles, bronze needles, pottery needles, silver needles, gold needles, alloy needles, stainless steel needles and lotus needle, etc. Up to now, filiform needle is the most commonly used one in the common needling therapy of Zhuang medicine. Most of them are made of stainless steel, sometimes of silver or alloy.

In the common needling of Zhuang medicine, the filiform needle mainly consists of five components, namely the needle tip, needle body, needle root, needle handle, and needle tail. (Figure 5−1) The needle tip is the sharp part of the upper part of the needle; the needle body is the middle main part of the needle; the needle root is the part connecting the needle body and the needle handle; the needle handle is the part where the practitioner puts the hands; the needle tail is the end of the needle handle. The handle and tail of the needle are usually wound with steel wire or silver wire, so it is spiral or cylindrical.

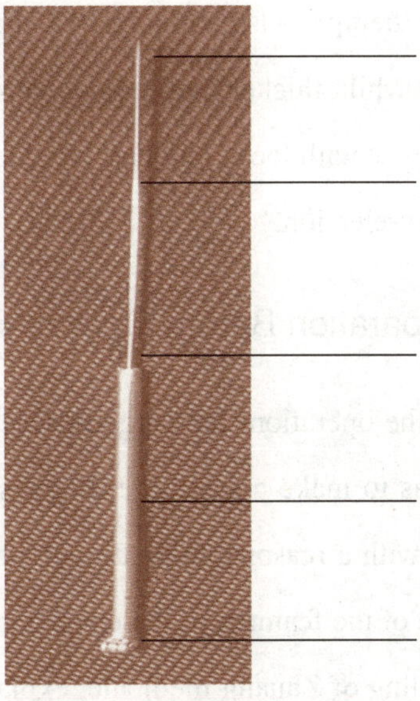

Figure 5−1 Structure of Filiform Needle

The needle used for common needling of Zhuang medicine is often measured in millimeters (mm), so it is called filiform needle. Distinguished by the length and thickness of the needle body, the filiform needle can be further divided into several specifications. The needles used in clinical practices are mainly in the specifications of 0.25 mm × 25 mm and 0.30 mm × 40 mm.

There is no obvious difference in the performances of needling instruments with various specifications and the selection of needles is based on the depth of needling. In clinical practices, appropriate specifications of needling instruments should be selected in accordance with different diseases, different needling areas, different acupoints, as well as the patients' personal factors such as the physique, age and body shape.

Specifically speaking, for male, strong and over-weighted patients inflicted with diseases in the category of Yang syndrome of Zhuang medicine, and presented with deeper sites of lesions, thicker and longer needles should be chosen in the therapy. As for female, weak and thin patients inflicted with diseases in the category of Yin syndrome of Zhuang medicine, and presented with superficial lesions, thinner and shorter needles should be chosen in the therapy. Also, thinner and shorter needles should be selected for the thin skin and flesh while thicker and longer ones fit for the thick skin and flesh. It should be noted that needles with loose handles, bending needle tips, hooks or rusted areas should be removed in the selection.

5.1.2 Preparation Before Operation

Before the operation, the surgeon should make a overall evaluation of the patient's condition so as to make a scientific diagnosis based on which areas of needling will be chosen along with a reasonable treatment plan selected. In addition, the surgeon needs to be fully aware of the features of the operation site. For patients with no prior experience in common needling of Zhuang medicine, explanations in detail are needed to win their trust and cooperation. The supine position instead of sitting position is preferred for the patients to be treated, in order to prevent the patients from fainting during the treatment. Besides, acupoints or the areas to be needled should be fully exposed in advance.

The acupoints or parts where needling is applied should be disinfected with sterile cotton balls made in 75% alcohol or iodophor disinfectant before needles are inserted.

5.1.3 Operational Methods

It is believed in modern medicine that the main function of human breathing is to exchange air, discharge excessive carbon dioxide produced in the process of cell metabolism in the body, supplement the oxygen needed, so that cell metabolism and other life activities can be carried out normally.

Similar to modern medicine, Zhuang medicine also attaches great importance to the function and role of Qi. As long as it is a living person, there will be air in the nose by means of which it gets into and out of the human body, which is why breathing via the nostrils is one important rule for doctors of Zhuang medicine to decide whether a person is still alive. When people die, the air of nature can no longer enter the human body, while the waste air in the human body can no longer be discharged out of the body, leading to the end of one's life. However, somewhat different from modern medicine, Qi in Zhuang medicine can be divided into tangible Qi and intangible Qi, with the former referring to the vitality of human life or the overall function of human beings while the latter referring to the natural air that human beings can feel although they can not see it with naked eyes.

According to the theory of Qi and Blood in Zhuang medicine, Qi and blood are the two most basic substances to maintain human life. The human body will stay in a healthy state if these two are in balance, the disruption of which, however, would give rise to the occurrence of diseases. Thus, it can be seen that Qi is an indispensable substance for the human body and it is closely related to the breathing which can control the rise and fall of Qi and blood, promote the normal transportation and transformation of Qi and blood. Therefore, doctors of Zhuang medicine have always attached great importance to breathing. As a matter of fact, the main mechanism of the acupuncture and moxibustion therapy of Zhuang medicine being used to treat diseases is the restoration of the balance of Qi and blood by reinforcing the deficiency and reducing the excess, eliminating pathogens and strengthening the vital energy as well as unblocking the channels and ways.

Deficiency in Zhuang medicine refers to the insufficiency of vital energy while excess refers to the preponderance of pathogenic Qi. In terms of this, the deficiency should be reinforced by nourishing the vital energy while the excess should be reduced by dispersing the pathogenic Qi, which are the two main methods used in the acupuncture and moxibustion therapy of Zhuang medicine. With the deficiency reinforced while the pathogens dispersed, the balance of Qi and blood shall be restored.

5.1.3.1 Common Needling

5.1.3.1.1 Deficiency Reinforcing

■ Step One Insertion of the Needle

Firstly, based on the patient's state of disease, the body position is set and the acupoint is selected and routinely disinfected. Then the patient is lead to do deep abdominal breathing exercise. Next, the acupoint is marked with the left thumb nail and the needle is inserted into the acupoint quickly when the patient exhales. After a moment of waiting, the needle is inserted 1/3 deeper when the patient exhales again. Lastly, with another moment of waiting, the needle is inserted to the required depth when the patient exhales again. Needling can be conducted either with tubes or bare hands. (Figure 5−2)

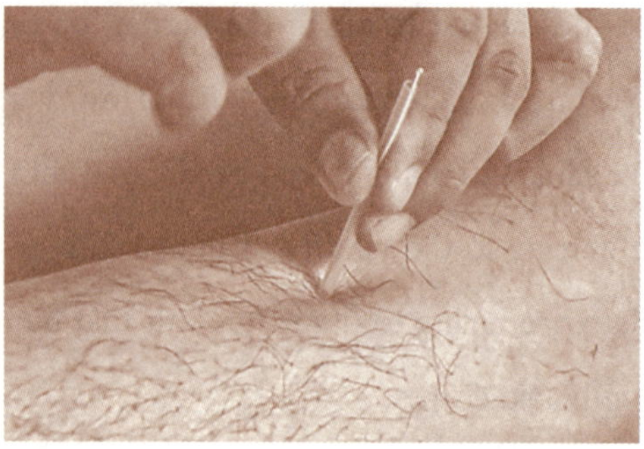

Figure 5−2 Painless Needle Puncture with Needle Tube

■ Step Two Retention of Needles for Qi (Figure 5−3)

After the insertion of the needle, the needle hand is lifted and inserted or slightly scraped for 1 to 2 minutes before it's kept still for 20 to 40 minutes to wait for the "Arrival of Qi". As to how to judge the "Arrival of Qi", there are three criteria: 1) the needle body swings spontaneously; 2) the needle feels tight and heavy; 3) the skin around the acupoint needled bulges or sinks. As long as one of the three criteria appears, it can be concluded that "Qi has arrived". If Qi does not arrive after a retention of 20 to 40 minutes, the needle can be retained for 10 minutes after another round of expiration-inspiration deficiency reinforcing and excess reducing. Upon the "Arrival of Qi", needles are moved to either reinforce the deficiency or reduce the excess. The expiration-inspiration deficiency reinforcing and excess reducing act is more effective after the arrival of Qi.

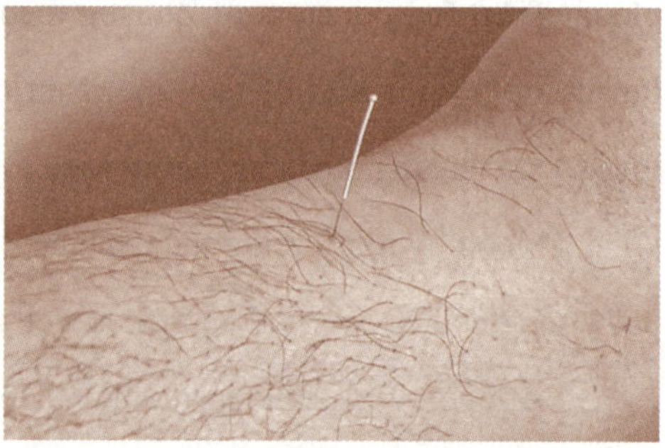

Figure 5−3 Retention of Needle for Qi

■ Step Three Expiration-inspiration Deficiency Reinforcing with Needles Moving

The needle is lifted for 2-3 fen (1 *cun* $\approx$ 10 fen, 1 *cun* $\approx$ 3.33 cm, the same below), and inserted quickly. And then the procedure of quick lifting and inserting is repeated for 9 times (with one inserting and one lifting as one set of action) . Then the patient is asked to do slow and slender abdominal breathing exercises for three consecutive times (with one inhalation and one exhalation as one set of action) . With 9 times (an odd number) of lifting and inserting and 3 times (an odd number) of breathing exercises, one act of expiration-inspiration deficiency reinforcing is complete (one acupoint) . As to which acupoints need to be treated with deficiency reinforcing and how many times each acupoint needs to be needled depend on the state of the disease. Generally it is 3 to 9 times.

■ Step Four Withdrawal of the Needle

The patient is asked to do abdominal deep breathing exercises as slowly as possible. The doctor slowly withdraws the needle when the patient inhales, and the whole process is finished in three times of inhaling. After the withdrawal of the needle, the acupoint needled is pressed with a finger quickly and massaged for several times gently to prevent the leakage of Qi.

5.1.3.1.2 Excess Reducing

■ Step One Insertion of the Needle

Firstly, based on the patient's state of disease, the body position is set and the acupoint is selected and routinely disinfected. Then the patient is asked to do deep abdominal breathing exercise. Next, acupoint is marked with left thumb nail and the needle is inserted into the acupoint quickly when the patient exhales. After a moment of waiting, the needle is inserted 1/3 deeper when the patient exhales again. Lastly, with another moment of waiting, the needle is inserted to the required depth when the patient exhales again.

■ Step Two Retention of Needles for Qi

After the insertion of the needle, the needle hand is lifted and inserted or slightly scraped for 1 to 2 minutes before it's kept still for 20 to 40 minutes for the "Arrival of Qi".

The criteria for the "Arrival of Qi" is the same as those of deficiency reinforcing.

■ Step Three Expiration-inspiration Excess Reducing with Needles Moving

The needle is lifted for 2-3 fen for about 30 seconds and then inserted. And then the procedure of quick lifting and inserting is repeated for 6 times (with one inserting and one lifting as one set of action) . Then the patient is asked to do slow and slender abdominal breathing exercises for 4 consecutive times (with one inhalation and one exhalation as one set of action) . With the 6 times (an even number) of lifting and inserting and the 4 times (an even number) of breathing exercises, one act of excess reducing is complete (one acupoint). If necessary, another round of excess reducing can be conducted. Which acupoints need to be treated with excess reducing and how many times each acupoint needs to be needled depend on the state of the disease.

■ Step Four Withdrawal of the Needle

The patient is asked to do abdominal deep breathing exercises. The doctor slowly withdraws the needle when the patient exhales, and the whole process is finished in three times of exhaling.

5.1.3.1.3 Mild Reinforcing and Mild Reducing

■ Step One Insertion of the Needle

Firstly, based on the patient's state of disease, the body position is set and the acupoints are selected and routinely disinfected. Then the patient is asked to do deep abdominal breathing exercise. After this, acupoints are marked with left thumb nails and the needles should be inserted into the acupoints quickly when the patient inhales. Fourthly, after a moment of waiting, the needles can be inserted 1/3 deeper when the patient inhales again. Lastly, with another moment of waiting, the needles can be inserted to the required depth when the patient inhales again.

■ Step Two Retention of Needles for Qi

After the insertion of the needle, the needle hand will be lifted and inserted or slightly scraped for 1 to 2 minutes before it's kept still for 20 to 40 minutes. There is no need of expiration-inspiration reinforcing and reducing.

■ Step Three Withdrawal of the Needle

The patient is asked to do abdominal deep breathing exercises. The doctor slowly withdraws the needle when the patient exhales, and the whole process is finished in three times of exhaling.

5.1.3.2 Special Needling

5.1.3.2.1 Needling for Common Acupoints

■ Step One Selection of the Needle

Disposable sterile needles (tube needles) of 0.25×25 mm (commonly known as 1 *cun* needle) or 0.30×40 mm (commonly known as 1.5 *cun* needle) are selected based on the state of the muscle of the acupoint.

■ Step Two Insertion of the Needle

The needle is inserted fast without any pain caused. Neither lifting and inserting nor twisting is required. And sensations such as sore, numbness and swelling are not a must.

■ Step Three Retention of the Needle

The needle is generally released after 30-60 minutes of staying.

■ Step Four Withdrawal of the Needle

The needle is withdrawn gently and slowly. If the pinhole bleeds, it should be pressed immediately with the sterile cotton swab to stop the bleeding.

5.1.3.2.2 Needling for Special Acupoints (Needling Inner Umbilical Ring Acupoints)

■ Step One Selection of the Needles

0.25×25 mm (commonly known as 1 *cun*) disposable sterile filiform needle is selected.

■ Step Two Selection of the Acupoints

A circle is drawn about 0.2 *cun* around the lateral edge of the umbilical fossa, with the acupoints along the circle. The acupoints are collectively called the inner umbilical ring acupoints. The inner umbilical ring is regarded as a clock, the center of which is the central part of the umbilical cord (Shenque acupoint) . Then 8 acupoints are selected at 12:00, 1:30, 3:00, 4:30, 6:00, 7:30, 9:00 and 10:30 on the clock respectively in accordance with the attributes of the internal organs.

■ Step Three Insertion of the Needle

Before needling begins, the patient is asked to do abdominal breathing exercises to adjust the breathing, stabilize the mood and eliminate the tension. Then the needles are inserted without any pain caused, using needle tube. With the umbilical cord as the center, the needles are inserted with a needle insertion depth of approximately 0.8 *cun*, radiating outwards at a 10-degree angle.

■ Step Four Regulation Qi

After needling, the patient is asked to continue the abdominal breathing exercise for 3 to 5 minutes until they feel warm in the umbilicus. During this period, the occurrence of pain or any other discomfort in any part of the patient's body is indicative of blockage in the three channels and two ways in this part, and a needle should be inserted at the point of pain.

■ Step Five Retention of the Needle

The needle is generally retained for 30-60 minutes.

■ Step Six Withdrawal of the Needle

The needle is withdrawn gently and slowly. If the pinhole bleeds, it should be pressed immediately with the sterile cotton swab to stop the bleeding.

5.2 Operational Methods of Lotus Needle Cupping for Stasis-removing Therapy of Zhuang Medicine

As a unique therapy with the most ethnic characteristics in the acupuncture therapy of Zhuang medicine, the lotus needle cupping for stasis-removing therapy of Zhuang medicine combines the lotus needle tapping with cupping to discharge the blood stasis and generate new blood to reinforce the curative effect. The therapy is mainly based on the reduction of excess, the promotion of blood circulation and the removal of blood stasis. It can effectively disperse the stagnation of Qi and blood in the channels and ways in the body, and unblock the three channels and two ways. Therefore, it is extensively applied in clinical practices to treat all diseases caused by Qi and blood stasis. But it is not suitable for patients with obvious deficiency of the vital energy.

5.2.1 Preparation of Materials

Before the lotus needle cupping and stasis-removing therapy is applied, respective instruments should be prepared: lotus needle, cupping apparatus, disinfectant (iodine wine, 75% alcohol), cotton swabs, hemostatic gauze, hemostatic cotton balls, tweezers, disposable gloves, masks, and Zhuang medicinal wine, etc. Among them, the lotus needle is an essential and special tool for the lotus needle cupping for stasis-removing therapy of Zhuang medicine.

The lotus needle is composed of seven stainless steel needles, which are arranged in a round lotus shape, so it is called the lotus needle, also known as the seven-star needle. On the basis of the shape of the stainless steel needle bundles or the number of needles, there are mainly four other specifications of lotus needle: One-star needle is composed of one stainless steel needle, also known as single needle or one-foot needle; two-star needle is made up of two stainless steel needles, also known as linear needle; three-star needle is composed of three stainless steel needles, also known as triangle needle; five-star needle is made up of five stainless steel needles, also known as plum blossom needle.

Regardless of the specification, the lotus needle is usually composed of two parts, namely, the needle body and the needle handle. The needle body is fixed at one end of the handle, and a bunch of stainless steel needles (1 to 7 needles according to different specifications) are gathered together with a certain distance between the needles kept while the needle tips evenly exposed at lengths of 0.5 cm and the needles parallelly fixed with wood or plastic. The needle handle is often made of bamboo stick, wood stick or plastic stick, normally with a length of 15 to 20 cm. The needle handle can be subdivided into handle root, handle body and handle tail. The part connecting the needle handle and the needle body is called the handle root while the other end of the handle is called the handle tail, which is the hand-held part. The handle body is the part between the handle root and the handle tail. (Figure 5–4)

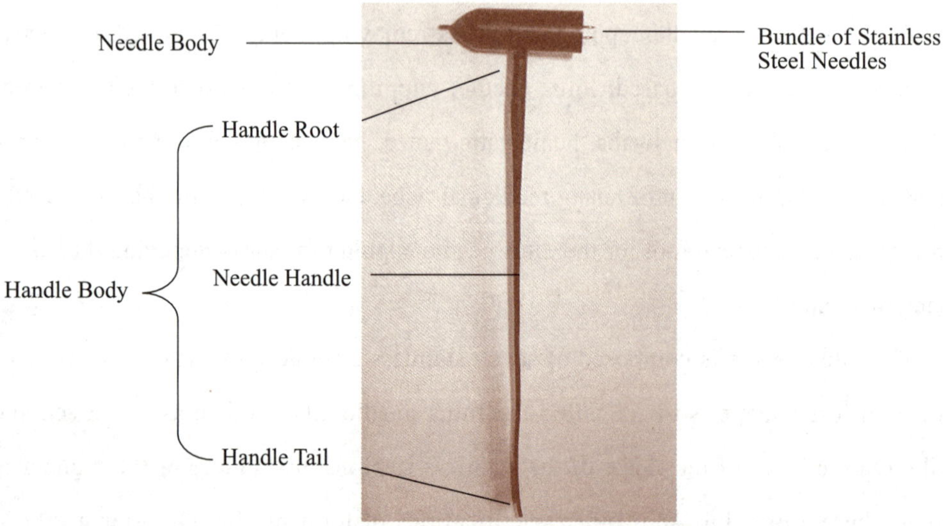

Figure 5–4 Structure of the Lotus Needle

It should be noted that the stimulation of different lotus needles is related to the number of needles. Generally speaking, with the smallest number of needle, the one-star needle comes with the least degree of stimulation to the skin, so it is suitable for treating light or small-scaled diseases. With more needles, the plum blossom needle produces more stimulation and is mostly used for common diseases and frequently-occurring diseases. The lotus needle has the largest number of needles and the greatest amount of stimulation to the skin, so it is suitable for various stubborn diseases. Therefore, different needles should be chosen based on the type, condition and location of the disease. For mild and shallow diseases, one-foot needle, linear needle, triangle needle or plum blossom needle can be used; for common diseases and frequently-occurring diseases, plum blossom needle are often used; for stubborn diseases such as migraine and tinea, lotus needle can be used.

In the preparation of materials, it is necessary to check whether the needle tips of the lotus needle are even, uncoupled, defective, rusty, and whether the connection between the handle and the needle body is firm.

5.2.2 Preparation Before Operation

Before the operation, the surgeon should make an overall evaluation of the patient's condition so as to make a scientific diagnosis and a reasonable treatment plan. Based on the patient's state, the surgeon needs to select the position for tapping of lotus needle and cupping, and to be fully aware of the features of the operation site. For patients with no prior experience in lotus needle cupping and stasis-removing therapy, explanations in detail are needed to win their trust and cooperation, as they may suffer pain to some degree with the need to discharge the blood stasis. The supine position or sitting position is preferred for the patients to be treated. It is not advised to take the forced position. Acupoints or the areas to be needled should be fully exposed in advance.

Acupoints or the areas to be tapped as well as the instruments for the therapy, including the lotus needle and cupping device, should be disinfected prior to the treatment. It is advisable to install an ultraviolet disinfection lamp in the treatment room. Here in the following are the specific disinfection methods:

■ A. Disinfection of the Lotus Needle

The lotus needle will be immersed in 75% alcohol or 2% glutaraldehyde disinfection solution to be disinfected. It is advisable to use disposable aseptic lotus needle. After the therapy, the needles will be destroyed in the sharp container.

■ B. Disinfection of the Cupping Devices

The cupping devices should be immersed in the chlorine-containing tablet solution or 2% glutaraldehyde disinfection solution.

■ C. Disinfection of Acupoints or the Areas to Be Tapped

Povidone-iodine disinfectant (or iodine tincture, 75% alcohol) is commonly used to disinfect the skin of the acupoints or the areas to be tapped and cupped.

5.2.3 Operational Methods

As a therapy combining tapping and cupping, the lotus needle cupping for stasis-removing therapy of Zhuang medicine includes two important procedures: the lotus needle tapping and cupping, while cupping can be subdivided into four steps, namely, cupping, retention of the can, removal of the can and application of the medicinal wine. Next, the five operation steps and methods of the lotus needle cupping for stasis-removing therapy of Zhuang medicine will be described as follows:

5.2.3.1 Lotus Needle Tapping

A disposable aseptic lotus needle is used to tap the chosen acupoints or parts. To be specific, the tail of the needle handle is held with the thumb and forefinger of the right hand with the forefinger placed under the handle, and the thumb pressing on the handle. Pointed at the tapping site, the needle tip is tapped vertically on the skin and lifted immediately with wrist force repeatedly. Each acupoint is tapped for about 1 minute to pierce the branches of the Way of Long and the Way of Huo on the skin, so as to form a plum blossom shape which is slightly smaller than the opening of a can. Three notes should be paid attention to when tapping: 1) The needle tip should be perpendicular to avoid provocation in the process of tapping. 2) If there is blood caused by tapping, the area should be cleaned and disinfected to prevent infection. 3) If the local skin is wounded or ulcerated, tapping is not recommended.

The intensity of tapping depends on the patient's feeling and the state of the disease, so close attention should be paid to the technique of tapping when the therapy is applied. There are three types of tapping, the light tapping, the medium tapping and the heavy tapping, the division of which is based on the intensity of tapping, bleeding conditions of local skin and pain degree of the patients. In terms of light tapping, the doctors tap with lighter wrist force and the local skin of the patient is flushed yet with neither bleeding nor noticeable pain. It is suitable for deficiency syndrome and usually used in cupping of the old and weak, women and children or when it's applied on the shallow muscles of the head or the face. In terms of medium tapping, the doctors tap with the medium amount of wrist force and the local skin of the patient is flushed with little bleeding and slight pain. It is suitable for common diseases and most patients. In terms of heavy tapping, the doctors tap with heavy wrist force and there will be slight bleeding on the skin of the cupping site and tolerable pain. It is suitable for hyperactivity syndrome and usually used in cupping on the strong or when it is applied on the thick muscles.

As for how to select the tapping site, clinically there are also three methods: tapping along the ways, tapping on acupoints and local tapping. Tapping along the ways here refers to tapping along the Way of Long and the Way of Huo. Tapping on the dorsal lumbosacral region serves as a good example. When tapping is conducted along the ways, the parts should be tapped every 1 cm or so, generally for 10 to 15 times along the way. Tapping on acupoints refers to tapping on the acupoints of the three channels and two ways on the body surface in accordance with the indications of acupoints. Take tapping the special acupoints like Huatuo Jiaji acupoint and other responsive acupoints as an example. Local tapping refers to taking local lesions for scattered and encircling capping. It is used for lesions or areas like stasis, swelling and pain caused by traumatic injury.

5.2.3.2 Cupping (Figure 5-5)

After the lotus needle tapping is finished, cupping can be used to suck and remove blood stasis at the site of tapping.

Bamboo cans, pottery cans, glass cans and suction cans all can be selected as the cupping devices in Zhuang medicine among which the most commonly used one in Zhuang medicine is the suction can, because it is convenient to use, easy to observe and demonstrates a good effect of suction and extraction. In this book, all the cupping devices used in cupping therapy are suction cans which can be further divided into two kinds: the round-mouth can and the crooked-mouth can. With a round outer mouth, the round-mouth can is suitable for cupping on flat areas, while the crooked-mouth can is suitable for cupping on joints and uneven areas with a polymorphic crooked outer mouth.

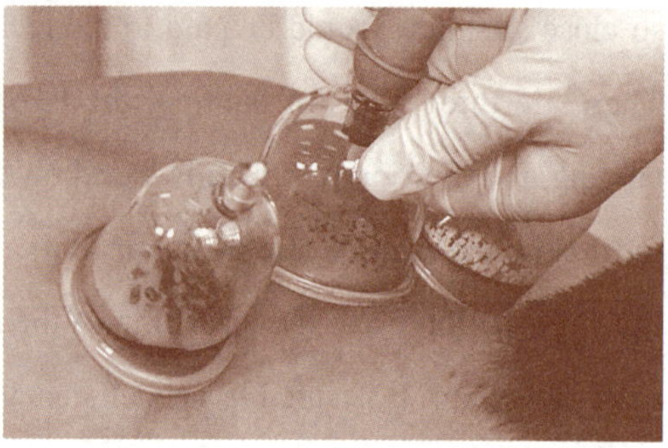

Figure 5−5 Cupping

5.2.3.3 Retention of Can (Figure 5−6)

The time of the cup being retained depends on the condition of the patient and the site of tapping. However, the can is usually retained for 10 to 15 minutes. If the illness is mild or when the cupping therapy is applied on the face, flash cupping is feasible, without retention of the can.

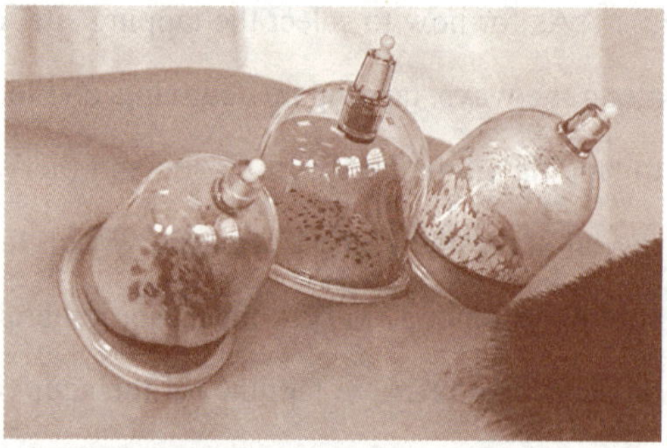

Figure 5−6 Retention of Can

5.2.3.4 Removal of Can

When removing the can, the therapist first pulls up the piston of the suction can, tilts the can to one side, letting the air and the blood stasis flow into the can, then lifts the can slowly. The suction site needs to be wiped clean with aseptic gauze or cotton ball while the blood stasis should be cleaned up. In other words, everything should be kept clean to prevent infection and the contamination of the skin and clothes. After the can is lifted, it is cleaned and soaked in the disinfectant solution for later use.

5.2.3.5 Application of Medicinal Wine

The way-unblocking wine of Zhuang medicine (Figure 5−7) or any medicinal liquor with the function of activating blood circulation and removing blood stasis is applied onto the affected area to achieve three functions, namely the disinfection, the dispersal of blood stasis and the promotion of the curative effect.

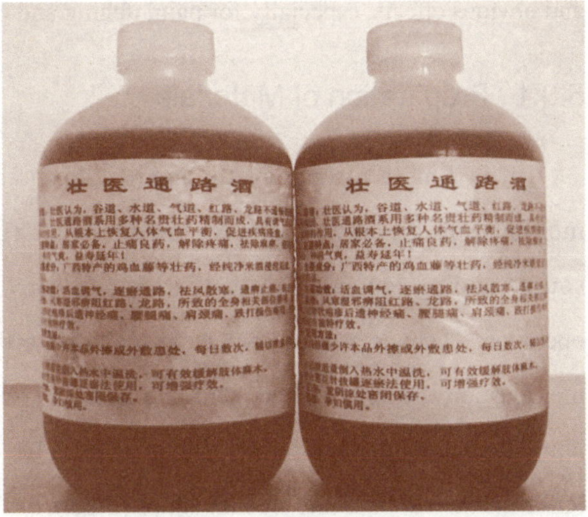

Figure 5−7 The Way−unblocking Wine of Zhuang Medicine

The way-unblocking wine of Zhuang medicine is usually applied to the affected area after the cupping as a supplement of the lotus needle cupping for stasis-removing therapy of Zhuang medicine to achieve better curative effect. As a kind of medicinal liquor refined from a variety of Zhuang medicines, the way-unblocking wine of Zhuang medicine works well in promoting blood circulation, removing blood stasis, regulating Qi, relieving pain and unblocking the three channels and two ways. The medicinal wine not only causes any pain. On the contrary, the patient feels very comfortable after applying it.

5.3 Operational Methods of Medicated Thread Moxibustion of Zhuang Medicine

Under the guidance of the basic medical theory, the medicated thread moxibustion of Zhuang medicine is a unique method used to prevent and treat diseases by means of cauterizing certain acupoints or parts on the human body surface with the medicated thread of Zhuang medicine. With a wide range of clinical applications, it has a variety of quick and obvious effects, especially for pain, itching and other diseases.

5.3.1 Preparation of Materials

It is simple to operate the medicated thread moxibustion therapy of Zhuang medicine. A fire source and a medicated thread is enough for the operation. There are varied sources of ignition for the moxibustion therapy, such as kerosene lamp, alcohol lamp, candle, lighter and so on, as long as it is able to ignite the thread. In clinic, alcohol lamps (Figure 5−8), candles (Figure 5−9) and lighters (Figure 5−10) are commonly used. However, it is not advisable to use fire sources containing toxic substances or much soot, such as mosquito incense and so on.

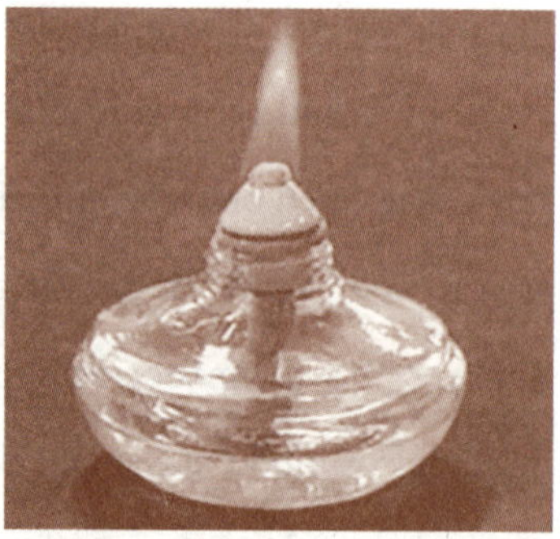
Figure 5−8 Alcohol Lamp

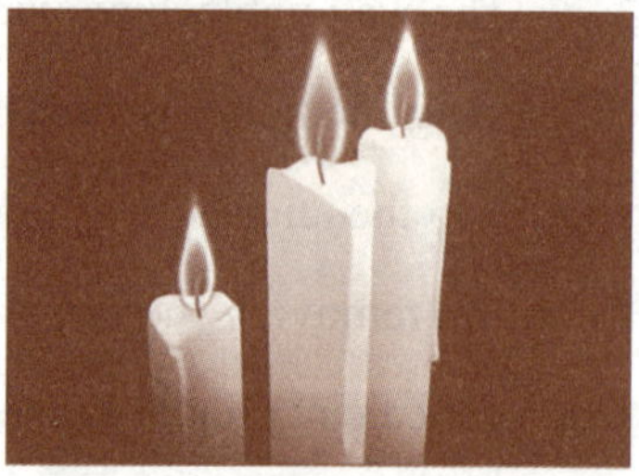
Figure 5−9 Candle

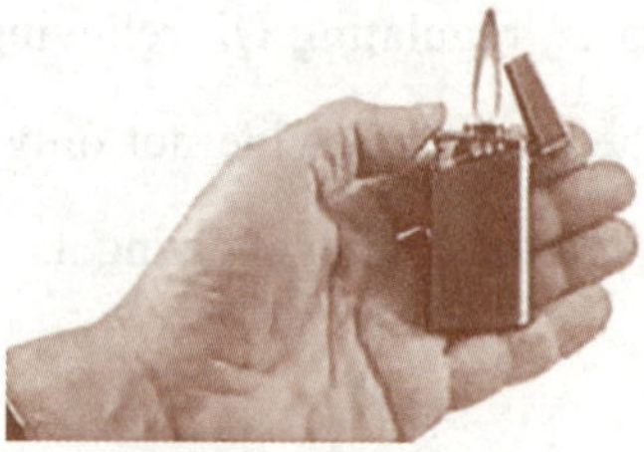
Figure 5−10 Lighter

The length of the medicated thread of Zhuang medicine is normally 30 cm, and ramie yarn is often used as raw material in the production. The manufacturing process of the medicated thread is divided into two steps: First, the bark of ramie root is twisted into fine thread with a diameter of about 0.7 mm; Then, the fine thread is soaked in the preparation solution made of more than 30 kinds of precious Zhuang medicinal substances. A medicated thread can be divided into two parts, namely the thread end and the thread body. The two ends of the thread are called the thread ends, also known as the ends of the thread, while the main part between the two ends of the thread is called the thread body, also known as the body of the thread. (Figure 5−11)

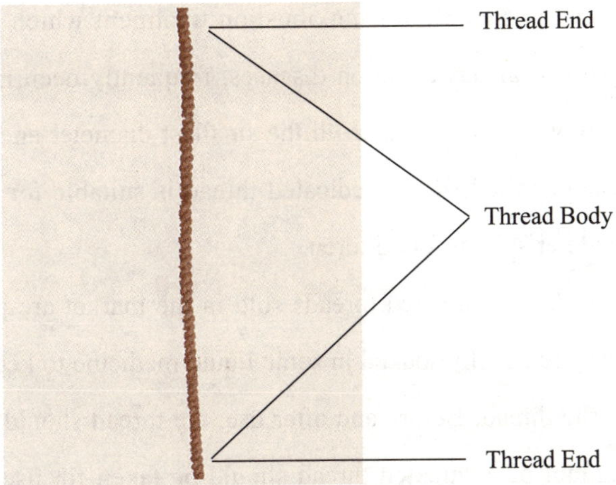

Figure 5−11 Structure of Medicated Thread

In accordance with the thickness of the thread, the medicated thread of Zhuang medicine are divided into three specifications (Figure 5−12) : the first specification (No.1 medicated thread) is about 1 mm in diameter; the second specification (No.2 medicated thread) is about 0.7 mm in diameter; and the third specification (No.3 medicated thread) is about 0.25 mm in diameter. With various performances for different kinds of medicated threads, the clinical choice is made in accordance with the type of disease, the condition of disease and where moxibustion is applied. Generally speaking, the thickness of medicated thread is consistent with the degree of stimulation. With the largest diameter, No.1 medicated thread comes with the greatest stimulation when used in the moxibustion, so it is often used to moxibuste acupoints or parts of thicker skin and treat persistent diseases such as tinea. With the second largest diameter, No.2 medicated

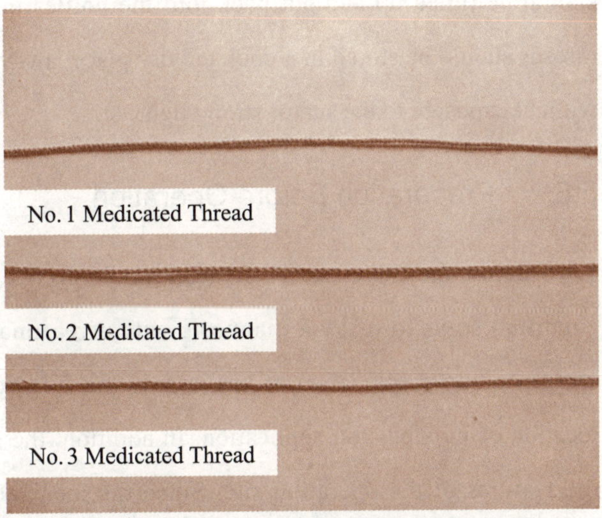

Figure 5−12 Specifications of Medicated Threads

thread is suitable for moxibustion treatment which is widely used in clinical practices to treat various common diseases, frequently-occurring diseases and some difficult and complicated diseases. With the smallest diameter and the smallest amount of stimulation when applied, No.3 medicated thread is suitable for acupoints or parts with thinner and tenderer skin or for children.

The medicated threads sold in the market are packed either in bags or bottles and they are usually soaked in some liquid medicine to keep the original efficacy and humidity of the thread. Before and after use, the thread should be stored in liquid medicine. Exact amount of medicated thread should be taken for use and the rest should be kept sealed without frequent unlocking in case of the loss of efficacy. After use, the medicated thread should be tidied up and put back into the bottles or bags for sealed preservation. The threads should be stored in a cool and dry place, away from high temperature and fire and without exposure to the sun or strong light.

5.3.2 Preparation Before Operation

Before the operation, the surgeon should make a scientific evaluation of the patient's condition so as to make a diagnosis with a reasonable treatment plan, and select the corresponding specification of medicated thread based on the patient's condition and the location of moxibustion application. In addition, the surgeon needs to be fully aware of the features of the operation site. Since the medicated thread moxibustion of Zhuang medicine is an old yet newly known practical treatment method with characteristics unique to Zhuang medicine such as the employment of charcoal fire. For patients with no prior experience in medicated thread moxibustion therapy, explanations of respective features and precautions should be made in detail to win their trust and cooperation.

For the sake of convenience for the doctors and the comfort of the patients, forced position is not recommended. The supine position or sitting position is preferred for the patients to be treated, but for children, the standing position is acceptable. Acupoints or the areas to be treated with moxibustion should be fully exposed in advance. For instance, when it's applied on Beilang acupoints, the back needs to be fully exposed while for the moxibustion of Baihui acupoint, the hair needs to be moved aside for the exposure of the area.

5.3.3 Operational Methods

The specific operation method of the medicated thread moxibustion therapy of Zhuang medicine is as follows: The medicated thread, generally a ramie with a diameter of about 0.7 mm, is made by soaking it in the preparation liquid made from a variety of Zhuang materia medica. In practice, the thread is lit on one end to form a ballpoint fire to quickly and swiftly cauterize certain acupoints or parts on the surface of human body. Generally, it is mainly conducted in four steps: preparing the thread, holding the thread, lighting the thread, and applying the moxibustion.

5.3.3.1 Preparing the Thread (Figure 5-13)

The medical thread is often loose after being soaked in the medicinal liquid. To get the thread ready, doctors would first take it out of the liquid medicine and then stretch and rub it. To be specific, doctors would hold the ends of the thread tight with the thumb and forefinger of both hands respectively, and then tighten and straighten the thread in opposite directions. It is a very important step to get the thread ready, or the therapeutic effect will be directly affected.

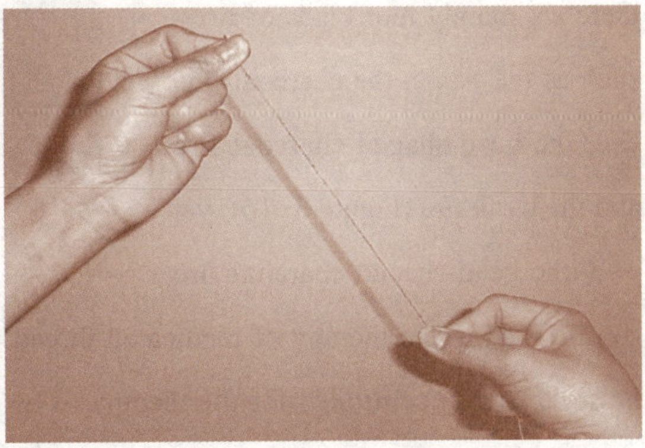

Figure 5-13 Preparing the Thread

5.3.3.2 Holding the Thread (Figure 5-14)

The thread should be held by one end (any end of the thread) with the forefinger and thumb of the right hand, with 1-2 cm of it exposed. The part exposed should be neither too long nor too short, or it is not convenient to operate with.

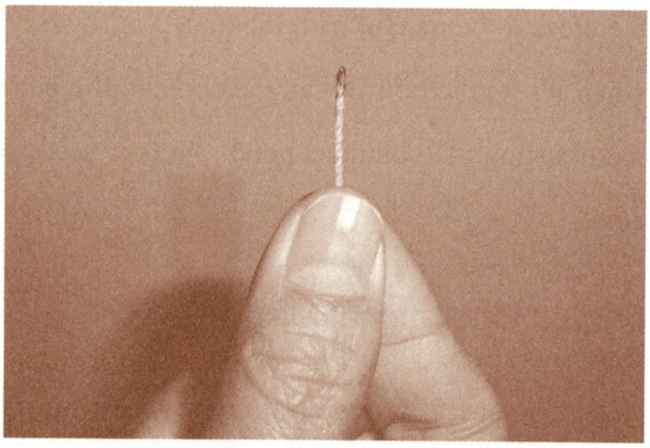

Figure 5−14 Holding the Thread

5.3.3.3 Lighting the Thread (Figure 5−15)

To light the thread means that the exposed end of the thread is ignited on the lamp to produce a bead-shaped charcoal fire with the flame extinguished. Based on the length of the burning time since the ignition of the medicated thread, there are mainly four kinds of fires, such as the flame, the charcoal-line fire, the bead-shaped charcoal fire and the weak fire (Figure 5−16), yet only the bead-shaped charcoal fire can be used in the therapy of medicated thread moxibustion. Clinically, the temperature must be strictly controlled for the therapy to be conducted in time to ensure the curative effect. Here in the following are the detailed introduction of the four types of fire:

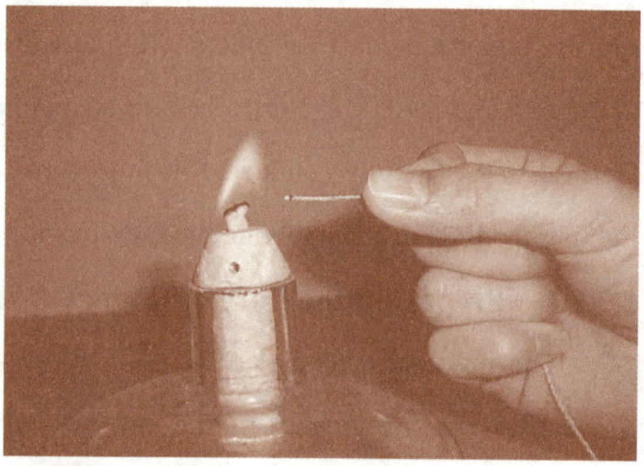

Figure 5−15 Lighting the Thread

■ A. A Bead-shaped Charcoal Fire

The bead-shaped charcoal fire is a flameless charcoal fire which looks like a bead. When the bead-shaped fire is at its peak, the moxibustion should be applied immediately to achieve the best effect. At this time, the carbon ash of the medicated thread left on the acupoint is grey and white. From this, it can be seen that only the bead-shaped charcoal fire can be used in the therapy.

■ B. The Flame

If a flame appears when the medicated thread is ignited, it must be blown out in case of the skin getting burned with blisters caused. Therefore, flames shouldn't be used in the therapy.

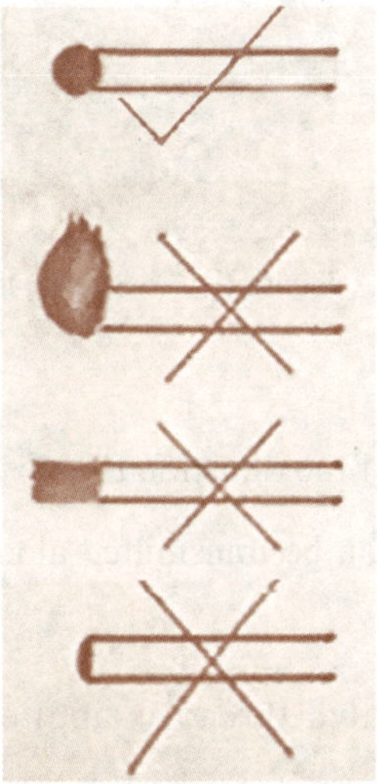

Figure 5-16 Plane Map of Four Kinds of Fires

■ C. Charcoal-line Fire

Charcoal-line fire is the fire on the charcoal line left after the flame goes out. If there is a charcoal-line fire, it must be removed and the medicated thread should be ignited again. When such a fire is used in the moxibustion, it will be difficult to point accurately at the acupoints yet easy to burn the skin. Therefore, it should not be used.

■ D. Weak Fire

When the bead-shaped fire burns for a certain amount of time, it will gradually becomes weak fire, then the good opportunity of moxibustion is missed. As moxibustion with weak fire has insufficient efficacy and heat, it demonstrates less favorable curative effect, thus should not be used.

5.3.3.4 Applying the Moxibustion (Figure 5–17)

With the bead-shaped charcoal fire aimed at the acupoint accurately, the thumb flexes and firmly yet agilely presses the fire directly on the acupoint at an angle of 30°-60° with the pulp. Moxibustion can be applied on each acupoint with 1 to 3 cauterizations (Each cauterization ends when the fire is pressed out) for one to three times per day. For the patients, the site of moxibustion usually feels a burning sensation of being bitten by ants which sometimes can be transmitted along the Way of Long and the Way of Huo.

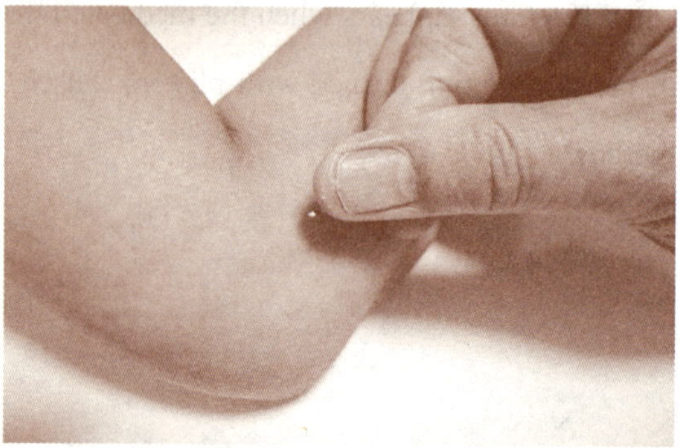

Figure 5–17 Starting the Moxibustion

When moxibustion with medicated thread is applied on the acupoints, close attention should be paid to the angle which should be controlled at 30°-60°. It is not appropriate to stab the acupoint with the bead-shaped fire on one end of the medicated thread as if with a needle, or to press the bead-shaped fire of the thread on the acupoints horizontally. With a 90° vertical stabbing, the skin may get easily burned along with intolerable pain. On the other hand, horizontal pressing (with a degree of 180°) may fail to focus the fire on stimulating the acupoints, thus can not achieve the desired effect. Because of the special anatomical characteristics of auricular acupoints, special method of medicated thread moxibustion is needed. That is, the thread should be straightened to apply moxibustion at the acupoint with bead-shaped fire at the end of the thread in the same way as in needling.

There are two operational methods in the medicated thread moxibustion therapy of Zhuang medicine, namely reinforcing the deficiency and reducing the excess. In clinical practices, based on the respective conditions of the disease, efforts should be made to reinforce the deficiency or reduce the excess. When the reinforcing the deficiency is applied, after pressing the acupoints with the bead-shaped fire of a medicated thread, the doctor will quickly rub the acupoints with fingers for several seconds with which a heat will be conducted to the depth of the acupoints. This method works well for the deficiency of Qi and blood. With the method of excess reducing, no rubbing is necessary after the acupoints are pressed with the bead-shaped fire of medicated thread. It is most suitable for hyperactivity and stagnation of Qi and blood.

What's more, the technique of the medicated thread moxibustion is also in direct relation with the curative effect of the therapy. Based on the degree of moxibustion which is dependent on the length of time the bead-shaped fire stays in contact with the skin, there are generally three kinds of moxibustion techniques in the medicated thread moxibustion therapy: light moxibustion, medium moxibustion and heavy moxibustion. When light moxibustion is applied, the bead-shaped charcoal fire is pressed quickly on the acupoint, and it goes out the moment it touches the acupoint, so the contact time is short with light stimulation. When the heavy moxibustion is applied, the bead-shaped charcoal fire is pressed slowly on the acupoint, so the contact time is relatively long with a relatively bigger stimulation. As for the medium moxibustion, it lies in between. And in clinical practices, the principle of "light for the mild and heavy for the serious" is adopted (also referred to as "quick for the mild and slow for the serious"), i. e., light (quick) moxibustion is employed to treat mild diseases while heavy (slow) moxibustion is employed to treat the serious ones. As for the common diseases, medium moxibustion is generally recommended. In addition, it is advisable to rub the medicated thread to make it tighter and with a shorter diameter because it will help achieve the effect of light moxibustion when it is ignited. On the contrary, rubbing two or more medicated threads into a bigger one will naturally help get the effect of heavy moxibustion when it is ignited.

Chapter 6

Precautions for Acupuncture and Moxibustion of Zhuang Medicine

Being free from toxic and other side effects, the acupuncture and moxibustion therapy of Zhuang medicine is widely popular for its noticeable advantages such as simplicity, convenience, economy, effectiveness and quickness. The therapy works well in unblocking channels and ways, regulating Qi and blood, so it demonstrates remarkable curative effective on relieving itching, swelling, pain and dizziness, removing blood stasis, bringing down fever, promoting sweating, regulating Qi, appetizing, stopping diarrhea and bleeding, soothe the nerves as well as health care in general. It is widely used to treat common and frequently-occurring diseases in various clinical departments such as internal medicine, surgery, gynecology and obstetrics, pediatrics, dermatology, andrology, ophthalmology, stomatology, otorhinolaryngology and so on. It can also be applied to treat some difficult and miscellaneous diseases such as infertility, and even have immediate effect on some diseases.

Therefore, it has a wide range of indications. As a matter of fact, there are more than 100 kinds of diseases that can be treated with the acupuncture and moxibustion therapy of Zhuang medicine. However, this therapy is best suited in the treatment of seven categories of symptoms like aversion to cold, fever, mass, pain, wei-flaccidity, numbness and pruritus. Doctors can apply the therapy to treat these symptoms with remarkable curative effects, especially for syndromes like pain and itching which can be immediately relieved. Though the therapy is widely suited in the treatment of various diseases in different clinical departments, the acupuncture and moxibustion therapy of Zhuang medicine also has its precautions and contraindications.

6.1 Precautions for Common Needling of Zhuang Medicine

The common needling therapy of Zhuang medicine works well in the treatment of clinical common diseases, frequently-occurring diseases as well as other difficult and miscellaneous diseases like infertility, in clinical departments like internal medicine, surgery, gynecology and obstetrics, pediatrics, dermatology, andrology, ophthalmology, stomatology and otorhinolaryngology.

Widely applied in the conduct of common needling therapy of Zhuang medicine, the methods of reinforcing and reducing must be used properly. Taking the reducing method as an example, after the reducing method is applied, symptoms like chills or even trembling generally may appear on the patients, so this method should be strictly controlled, in case of excessive reduction. Also, the reinforcing method should not be applied too early for some cases. For those with deficiency and pathogenic toxin, they can not be reinforced prematurely because toxin must be removed first. Generally speaking, for those with strong physique and plentiful toxins, it is advisable to adopt the reducing method which is usually double used to remove the toxins quickly so as to regain the physical health. For patients with mild illness or weak constitution and less toxins and pathogens, it is not advisable to adopt the reducing method. If the patient has recovered after reducing for 1 or 2 times, reducing should be stopped so as to avoid damage to the vital energy. For patients with particularly weak constitution, in the course of treatment, it is advisable to reinforce the deficiency before reducing the excess. It is of great significance to nourish the vital energy and wait for the recovery before the removal of toxins.

In the application of common needling therapy of Zhuang medicine, special attention should be paid to the following taboos:

■ A. When the pediatric fontanel is not closed, the acupoints on the top of the head should not be needled.

■ B. Needling should be cautiously applied or completely forbidden for pregnant women. If the pregnancy is within 3 months, the needling can applied cautiously. But it is not allowed on acupoints in the lower part of the body. And for those who have been pregnant for more than three months, it is completely forbidden. In addition, needling is not allowed on acupoints like Ten Fingernails Acupoints with the function of unblocking the two ways of Long and Huo throughout the whole pregnancy.

■ C. The skin with infection, ulcer, scar or tumour should not be needled.

■ D. If there is bleeding tendency or if the bleeding doesn't stop after injury, needling is not suitable.

■ E. When patients are emotionally tense, unable to cooperate with the treatment, respective measures should be taken instead of applying the needling therapy immediately.

■ F. When patients are hungry or tired, respective measures should be taken instead of applying the needling therapy immediately.

■ G. When needling is applied on the umbilical ring acupoints, it must be strictly disinfected. And the direction, angle and depth of needle insertion should be strictly controlled.

■ H. When needling is applied on acupoints in ocular, nuchal and vertebral regions, close attention should be paid to the depth and angle of needling, so as to avoid damaging important tissues and organs.

■ I. It is advisable to be cautious when needling the acupoints where the important organs such as the heart, lung, liver, kidney, intestine and bladder (especially the bladder that swells when urinary retention occurs) are located. Deep needling is not allowed and the depth and angle of needle insertion should be strictly controlled in order to avoid medical accidents.

6.2 Precautions for Lotus Needle Cupping for Stasis-removing Therapy of Zhuang Medicine

The best indications of the lotus needle cupping for stasis-removing therapy of Zhuang medicine are pain syndrome and stagnation syndrome, especially the pain syndrome caused by Qi stagnation and blood stasis. The therapy shows remarkable curative effect in treating paralysis pain of limbs or joints, soreness and weakness of waist and knees, numbness of hands and feet that are caused by the invasion of wind, cold or dampness which obstruct the two ways of Long and Huo. What's more, it has unique curative effect on rheumatic arthritis, hyperosteogeny, scapulohumeral periarthritis, cervical spondylosis, fall injury, and various skin diseases caused by the invasion of various toxins which obstruct the two ways of Long and Huo, such as post herpetic neuralgia, eczema and acne.

Close attention should be paid to the selection of needles and cupping appliances before the application of the lotus needle cupping for stasis-removing therapy of Zhuang medicine.

- A. The needle tips of lotus needle should be smooth, hook-free, rust-free and non-defective.
- B. The handle of lotus needle should be perpendicular to the needle. The distorted needles can't be used.
- C. The lotus needle must be disinfected in advance. In clinical practices, it is advisable to use one needle for only one person to prevent cross infection.
- D. Cupping appliances in suitable sizes should be selected in accordance with the sites of tapping.

During the application of the lotus needle cupping for stasis-removing therapy of Zhuang medicine, doctors should keep in mind the following matters:

- A. The tip of the lotus needle should be tapped vertically to avoid hooked picking.
- B. If there is bleeding, it must be cleaned and disinfected to prevent infection.
- C. Tapping should be quick, forceful and accurate.
- D. Retention time should not be too long.
- E. The whole therapy should be conducted in a sterile environment, especially in the treatment of wounds.
- F. During the process of tapping with lotus needle, close attention should be paid to the patient's complexion, expression, skin condition and reaction and so on, to avoid sickness of the needle or blood.

After the application of the lotus needle cupping for stasis-removing therapy of Zhuang medicine, doctors should pay attention to postoperative care:

■ A. The operation site can not be rinsed with warm water until 6 hours later and should stay away from cold water and chemical products.

■ B. Small blisters that may appear after operation don't need to be treated as they will be self absorbed soon enough. Yet for the big ones, the liquid should be sucked out by syringe after the local skin is disinfected before it is covered with disinfection dressing.

As a unique therapy which combines the lotus needle tapping with cupping to drain the infected blood, the lotus needle cupping for stasis-removing therapy of Zhuang medicine has the following contraindications that should be noted in the treatment.

■ A. It is forbidden on pregnant women.

■ B. If there is bleeding tendency or if the bleeding doesn't stop after injury, it is forbidden.

■ C. The skin with infection, ulcer, scar or tumour should not be tapped and cupped.

■ D. Facial acupoints or areas should be tapped gently.

■ E. For the old, the weak, women, children and those suffering deficiency syndrome or when it is conducted on shallow muscles, the tapping should be gentle.

6.3 Precautions for Medicated Thread Moxibustion Therapy of Zhuang Medicine

The indications of medicated thread moxibustion of Zhuang medicine are also extensive. The therapy works especially well in the treatment of itching, pain, fever, mass and wei-flaccidity. It is also applied to treat clinical common diseases and frequently-occurring diseases in clinical departments like internal medicine, surgery, gynecology and obstetrics, pediatrics, dermatology, andrology, ophthalmology, stomatology, otorhinolaryngology.

The medicated thread moxibustion therapy of Zhuang medicine uses the bead-shaped charcoal fire at the end of an ignited thread to directly cauterize certain acupoints or parts of the three channels and two ways on the body surface. The bead-shaped charcoal fire of the thread may burn the skin if applied inappropriately. Therefore, in practical application, close attention should be paid to the duration and degree of fire, the operational methods and related taboos among other matters.

Close attention should be paid to the following two aspects before the application of the medicated thread moxibustion therapy of Zhuang medicine:

■ A. For patients with no prior experience of the medicated thread moxibustion, detailed explanation is needed to get rid of the patients' fear against the charcoal fire so as to win their trust and cooperation.

■ B. Before the medicated thread moxibustion therapy is conducted, it is advisable to have the patients expose the operation site, generally in a sitting or lying position.

Close attention should be paid to the following aspects during the application of the medicated thread moxibustion therapy of Zhuang medicine:

■ A. When the thread is to be ignited, 1-2 cm of the end to be ignited must be exposed above the thumb. If the exposed part is too long, it is inconvenient to ignite and cauterize, yet if it is too short, it is easy to burn the fingers of the operator.

■ B. A bead-shaped fire (round charcoal fire) must be used for moxibustion upon its peak time. And flame, charcoal-line fire and weak fire among others are not recommended. Close attention should be paid to the duration and degree of the fire so as not to burn the skin.

■ C. Attention should be paid to the angle of moxibustion. Generally speaking, neither vertical nor horizontal moxibustion is advised. The angle between the front of the medicated thread and the skin of acupoints should be controlled at 30° to 60° to achieve a better curative effect.

■ D. In clinical practices, the principle of "light moxibustion for the mild and heavy moxibustion for the serious" should be strictly followed. In other words, to treat mild diseases, light moxibustion should be used while heavy moxibustion is recommended to treat severe diseases. When it is applied on thin and tender skin, light moxibustion should be used while heavy moxibustion is used on the thick skin. For any acupoint on the face, light moxibustion is recommended.

■ E. An accurate assessment of the conditions of diseases should be made before the method of reinforcing or reducing can be properly adopted.

■ F. When the fire is pressed out, one cauterization is complete. Generally, each acupoint can be cauterized for 1 to 3 times. But for serious diseases such as tinea, the acupoints can be cauterized for multiple times.

■ G. The charcoal ash left on the local skin after operation should be observed. The best effect is achieved when the charcoal ash left on the acupoint is grey and white. If the charcoal ash turns out to be black, good chances are that something went wrong. Causes need to be analyzed before another try to ensure the curative effect.

Close attention should be paid to the following aspects after the application of the medicated thread moxibustion therapy of Zhuang medicine:

■ A. After moxibustion, there may emerge a sense of burning or itching on the operation site. The patient should be informed of this in advance and asked not to scratch with hands to prevent infection.

■ B. In case the skin is damaged by scratching accidentally, there is no need for panic. It should be cleaned and disinfected with 75% alcohol.

■ C. Patients should also be informed in advance that when an acupoint is cauterized continuously for several days, there may appear a very shallow burn mark on the local skin which will disappear after the therapy is discontinued for about a month, thus there is no need to worry. There will be no scars or sequelae.

■ D. The patient is not advisable to take a cold bath within 24 hours after moxibustion, nor to scrub the moxibustion site with a towel.

■ E. Patients are advised to pay attention to diet during and after the therapy. For example, patients with gastrointestinal diseases should avoid overeating or taking spicy and greasy food during the treatment and pay close attention to dietary hygiene.

In the application of the medicated thread moxibustion therapy of Zhuang medicine, although the local stimulation is light, the reaction of some acupoints is quite strong. In addition, the treatment is applied with charcoal fire, so extra caution is required to avoid burning of local skin. The following taboos must be seriously noted in order to avoid adverse consequences.

■ A. It is forbidden on pregnant women.

■ B. It is forbidden on the eyeballs since the cornea and conjunctiva of the eyeball are tender and thin. The medicated thread moxibustion can cause permanent damage.

■ C. It is forbidden on the head of male externalia and the labia minora of female because the skin of these parts is tender and thin. If the medicated thread moxibustion is applied, scars can be produced.

■ D. It is not advisable to apply the moxibustion on nipples. If the moxibustion is needed, it should be conducted gently or in a particular manner.

■ E. Small nevi can be treated with the moxibustion, while large ones can not be treated with it.

■ F. When the moxibustion is applied on facial acupoints, it should be conducted gently to avoid affecting facial appearance.

■ G. When the moxibustion is applied on the acupoints near the eyes, patients must be advised to close their eyes so as to prevent sparks from drifting into the eyes and burning them.

■ H. When patients are emotionally tense, unable to cooperate with the treatment, appropriate measures should be taken instead of applying it immediately.

■ I. For all kinds of skin diseases, such as eczema, urticaria, herpes zoster, vitiligo, etc., raw onion, beef, horse meat, sow meat, seafood, bamboo shoots, leek, pumpkin seedlings, cock, carp and so on should be avoided in the application of medicated thread moxibustion therapy of Zhuang medicine.

6.4 Prevention and Emergency Treatment of Needle-fainting and Blood-fainting

When treated with needling or lotus needle cupping, patients sometimes may suffer from needle-fainting or blood-fainting. For patients with weak constitution, doctors should assess the possibility of needle-fainting and blood-fainting with naked eye observation and try to avoid needling and lotus needle tapping if the possibility is large. However, for some patients with strong physique may also suffer from needle-fainting and blood-fainting. Therefore, besides precautions made against them, emergency treatments should be employed immediately to ensure the safety of treatment in case of needle-fainting or blood-fainting.

6.4.1 Prevention of Needle-fainting and Blood-fainting

Those with weak constitution or inflicted with excessive fatigue, hunger and fear of the acupuncture and moxibustion therapy are more likely to suffer from needle-fainting and blood-fainting. Generally, needling and lotus needle tapping should be avoided for them. When acupuncture is a must to treat the diseases, before needling or tapping, patients should be told to inform the doctor immediately when they feel dizzy or alarmed in the process of needling or tapping. In that case, doctors should instantly remove the needles or stop lotus needle cupping before urgently applying the medicated thread moxibustion on acupoints like Zusanli, Neiguan, Baihui, Renzhong and Dazhui with 3-5 caterizations for each, employing the reinforcing method.

6.4.2 Emergency Treatment of Needle-fainting and Blood-fainting

When the patient suffers from needle-fainting and blood-fainting, some symptoms will appear, like pale facial complexion, dizziness, sweating, cold hands and feet, and unconsciousness, etc. Once these happens, the patient should be put in the lying position without a pillow, with acupoints like Renzhong, Neiguan, Zusanli pressed with fingers, and acupoints like Dazhui, Zusanli, Baihui and Neiguan applied with medicated thread moxibustion, each with 3-7 cauterizations employing the reinforcing method. When the patient comes back to himself, he should take some warm sugar water or warm water, sit still or lie down for half an hour to one hour until the symptoms to disappear.

Chapter 7

Common Acupoints of Acupuncture and Moxibustion of Zhuang Medicine

7.1 Brief Introduction to Acupoints of Acupuncture and Moxibustion of Zhuang Medicine

Acupoints in Zhuang medicine are the intersection and convergence of the network branches of the Way of Long and the Way of Huo on certain parts of the body surface. They are also the intersection and convergence of Qi and blood. Some of them are the tender points or sensitive points of the Channel of Shui, the Channel of Gu and the Channel of Qi on the body surface. These reaction points are not directly connected with the channels, but are responding to the three channels through the conduct of the two ways. On one hand, acupoints are closely related to Qi and blood, Zang-fu, the three channels and two ways, body organs and orifices. Stimulating acupoints can adjust the corresponding human tissues and organs. On the other hand, the pathological changes of any human tissues and organs can also be manifested in a certain way on the corresponding acupoints. Through the conduct of the two ways, by stimulating certain acupoints with needles or medicated thread, the therapy of acupuncture and moxibustion of Zhuang medicine is applied to facilitate the circulation in the three channels and two ways, ensuring the synchronous circulation of the three Qis and regaining the balance of Qi and blood to achieve the purpose of treatment. Specifically, acupoints of Zhuang medicine have the following therapeutic effects: local therapeutic effect, remote therapeutic effect and special therapeutic effect.

The local therapeutic effect is the function of all acupoints, and it means that the acupoints can be used to treat the lesions at local and adjacent organs. For example, both the acupoint on auricle tip (Erjian acupoint) and the acupoints around the ear (Erhuan acupoint) can be used to treat ear diseases. The remote therapeutic effect refers to the therapeutic effect on the lesions or organs that are far away from the acupoints. It is the function of some acupoints like the acupoints below the elbow joints and knee joints on the limbs, umbilical ring acupoints, back porch acupoints and acupoints on the head. For example, the umbilical ring acupoints can be used to treat umbilical diseases, abdominal diseases, and a variety of diseases on the whole body. Zhuang medicine has certain acupoints that exert a bidirectional regulatory effect on the body's different states, which is a unique characteristic of Zhuang acupoints. For example, the four acupoints around the anus can both invigorate blood circulation and stop bleeding, demonstrating their dual functions of promoting blood flow and hemostasis.

There are both connections and differences between the acupoints used in Zhuang medicine and those used in Traditional Chinese Medicine, which can be summarized in the following four aspects: 1) Some of the acupoints in Zhuang medicine are just the same as those in Traditional Chinese Medicine, with the same names, locations, functions and indications. 2) Some acupoints in Zhuang medicine share the names and locations of the acupoints in Traditional Chinese Medicine, but their functions and indications are different. 3) Some special acupoints in Zhuang medicine are totally different from acupoints in Traditional Chinese Medicine, with different names, locations, functions and indications. 4) Their guiding theories are different. The acupuncture and moxibustion of Zhuang medicine is guided by the theory of three channels and two ways, while the acupuncture and moxibustion of Traditional Chinese Medicine is guided by the traditional theory of meridians and collaterals.

There are many acupoints in the acupuncture and moxibustion of Zhuang medicine, which can be generally classified into four types: special acupoints of Zhuang medicine, acupoints of the 14 meridians of Traditional Chinese Medicine, extra-points and Ashi acupoints. The special acupoints of Zhuang medicine refer to the acupoints specially used in the acupuncture and moxibustion of Zhuang medicine. With their own names and positions, they are guided by the theory of three channels and two ways. The special acupoints of Zhuang medicine are most commonly used in Zhuang medicine, including the plum blossom acupoints, lotus acupoints, sunflower acupoints and so on. Ashi acupoint has neither fixed name nor fixed position, but mainly relies on the subjective feelings of the patient. The tender point, sensitive point and other reaction points can be selected as operation site for the acupuncture and moxibustion. Thus, Ashi acupoint is also known as "indeterminate point", "tender point" and "sensitive point". Acupunturists of Zhuang medicine are good at using Ashi acupoint to treat all pain symptoms, guided by the theory of three channels and two ways of Zhuang medicine. Acupoints of the fourteen meridians refer to the acupoints belonging to the twelve meridians, Ren meridian and Du meridian of Traditional Chinese Medicine, with their fixed names, positions and belongings to a certain meridian. Acupuncturists of Zhuang medicine use the names and locations of these acupoints, with the same or slightly different functions and indications, but they are guided by the theory of three channels and two ways in Zhuang medicine. The extra-points, also known as acupoints outside the meridians, refer to the acupoints which have their fixed names and positions, but do not belong to the fourteen meridians. While applied in acupuncture and moxibustion of Zhuang medicine, some of the extra-points are added with new functions and indications, and all are guided by the theory of three channels and two ways.

7.2 Common Acupoints of Acupuncture and Moxibustion of Zhuang Medicine

7.2.1 Acupoints Without Fixed Location

7.2.1.1 Plum Blossom Acupoints

Location: At the site of a lump or skin lesion.

Positioning: According to the shape and size of lump or skin lesion on the body surface, take a point at its midpoint and several points along its periphery, forming a shape of plum blossom. (Figure 7-2-1)

Functions: Dispel wind and stop itching, relieve pain and swelling, soften hard lump and eliminate stagnation. Regulate the Way of Long and the Way of Huo.

Indications: Skin lesion diseases, lump-like diseases, and pain syndromes.

Technique: Tap with lotus needle; cauterize with medicated thread once a day or several times a day, with 1-3 cauterizations per time.

7.2.1.2 Lotus Acupoints

Location: At the site of a lump or skin lesion.

Positioning: According to the shape and size of skin lesion or lump on the body surface, take a point at its top and several points along its periphery, forming a shape of lotus. (Figure 7−2−1)

Functions: Dispel wind and stop itching, relieve pain and swelling, soften hard lump and eliminate stagnation. Regulate the Way of Long and the Way of Huo.

Indications: Intractable skin lesions, lumps and pain syndromes, such as stubborn dermatitis, lipoma, migraine and so on.

Technique: Tap with lotus needle; cauterize with medicated thread once a day or several times a day, with 1-3 cauterizations per time.

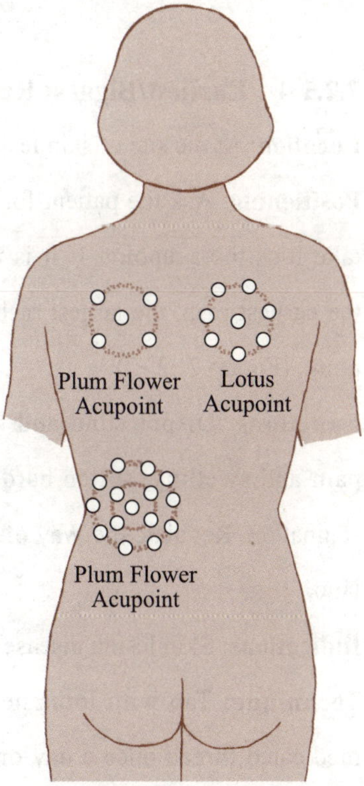

Figure 7−2−1

7.2.1.3 Sunflower Acupoints

Location: At the site of a lump or skin lesion.

Positioning: According to the shape and size of skin lesion or lump on the body surface, take a point at its top and several points along its periphery, forming a shape of sunflower. (Figure 7−2−1)

Functions: Dispel wind and stop itching, relieve pain and swelling, soften hard lump and eliminate stagnation. Regulate the Way of Long and the Way of Huo. Its function is the same as that of lotus acupoint, only with stronger effect.

Indications: Intractable skin lesions, lumps and pain syndromes, such as stubborn dermatitis, lipoma, post herpetic neuralgia and so on.

Technique: Tap with lotus needle; cauterize with medicated thread once a day or several times a day, with 1-3 cauterizations per time.

7.2.1.4 Earliest/Biggest Rash Acupoint

Location: At the site of skin lesion.

Positioning: Ask the patient for the earliest rash, and take it as the acupoint. If it is unable to distinguish the earliest rash, the largest rash will be taken as the point. (Figure 7−2−2)

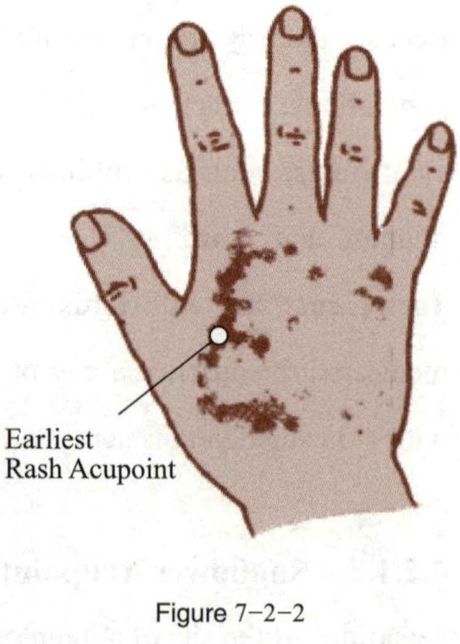

Figure 7−2−2

Functions: Dispel wind and stop itching, relieve pain and swelling, soften hard lump and eliminate stagnation. Regulate the Way of Long and the Way of Huo.

Indications: Skin lesion diseases and lumpy diseases.

Technique: Tap with lotus needle; cauterize with medicated thread once a day or several times a day, with 1-3 cauterizations per time.

7.2.2 Special Acupoints on the Head, Face and Neck in Zhuang Medicine

7.2.2.1 Faxuan (Hair Vortex) Acupoint

Location: On the top of the head.

Positioning: Locate the acupoint in the hair vortex on the head. If there are two or more hair vortexes, take them separately. (Figure 7−2−3)

Functions: Refresh the brain, open the orifices, soothe the nerves, relieve pain, and induce heat downward. Regulate the Way of Long and the Way of Huo.

Indications: Stroke, heat stroke, headache, dizziness, cholera, acute infantile convulsion, night crying in children and other diseases.

Technique: Insert the needle obliquely at a depth of 0.3 to 0.8 *cun*; cauterize with medicated thread once or twice a day, with 1-3 cauterizations per time.

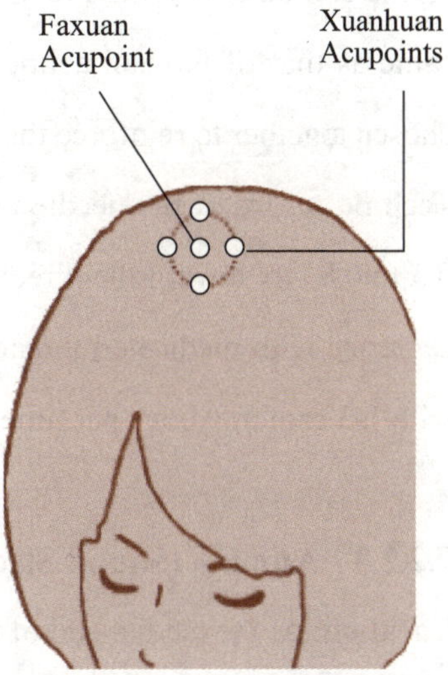

Figure 7−2−3

7.2.2.2 Xuanhuan (Around Hair Vortex) Acupoints

Location: On the top of the head.

Positioning: Draw a circle with a diameter of 2 *cun* centered on Faxuan acupoint. The acupoints are located on the circular line. Generally, one acupoint is selected from each side, the front, back, left and right, thus the name "Xuanhuan Four Acupoints". (Figure 7−2−3)

Functions: Refresh the brain, open the orifices, soothe

the nerves, and relieve pain. Regulate the Way of Long and the Way of Huo.

Indications: Stroke, heat stroke, cholera, headache, dizziness, acute infantile convulsion, infaintile night crying and other diseases. Its main indications are the same as that of Faxuan acupoint, so they are often chosen together to reinforce the curative effect.

Technique: Insert the needle obliquely at a depth of 0.3 to 0.8 *cun* toward the direction of the hair vortex; cauterize with medicated thread once or twice a day, with 1-3 cauterizations per time.

7.2.2.3 Anmian (Sound Sleep) Three Acupoints

Location: At the medial end of the eyebrow.

Positioning: Locate three acupoints respectively at the upper, middle and lower sites of the medial end of the eyebrow. (Figure 7−2−4)

Functions: Soothe the nerves, help with sleep, and nurse the brain. Regulate the Way of Long and the Way of Huo.

Indication: Insomnia.

Technique: Insert the needle obliquely at a depth of 0.3 to 0.5 *cun*; cauterize with medicated thread once or twice a day, with 1-3 cauterizations per time; tap with lotus needle gently.

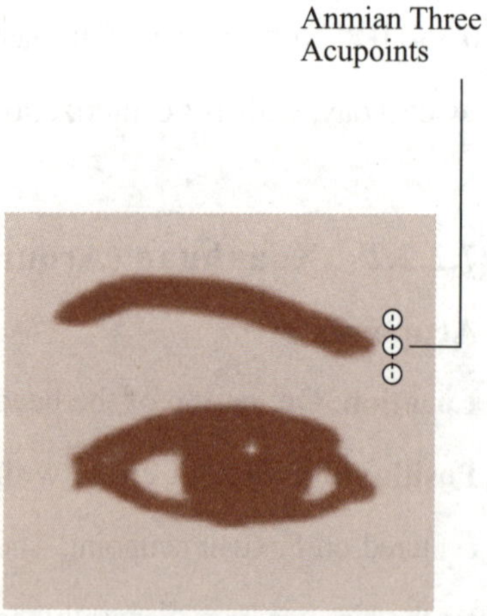

Figure 7−2−4

7.2.2.4 Meigong (Eyebrow Arch) Three Acupoints

Location: At the upper edge of the eyebrows.

Positioning: Locate respectively on the two ends and midpoint of each eyebrow arch. (Figure 7−2−5)

Functions: Clear heat and remove toxins, refresh the brain, improve eyesight and relieve pain. Regulate the Way of Long and the Way of Huo.

Indications: All kinds of eye diseases like pinkeye, and other diseases of the head and face.

Technique: Insert the needle obliquely at a depth of 0.3 to 0.5 *cun*; cauterize with medicated thread once or twice a day, with 1-3 cauterizations per time.

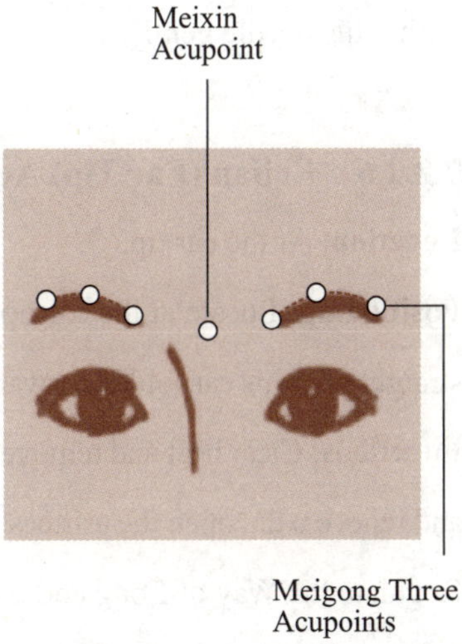

Figure 7−2−5

7.2.2.5 Meixin Acupoint

Location: On the forehead.

Positioning: Locate at the midpoint of the line connecting the inner ends of both eyebrows, equivalent to Yintang acupoint of Traditional Chinese Medicine. (Figure 7−2−5)

Functions: Clear heat and remove toxins, refresh the brain, improve eyesight and relieve pain. Regulate the Way of Long and the Way of Huo.

Indications: Cold, heat stroke, stroke, pinkeye, acute infantile convulsions, chronic infantile convulsions, and other diseases of the nose, head and face.

Technique: Insert the needle obliquely at a depth of

0.3 to 0.5 *cun*; cauterize with medicated thread once or twice a day, with 1-3 cauterizations per time; tap with lotus needle gently.

7.2.2.6 Erjian (Ear Tip) Acupoint

Location: At the ear tip.

Positioning: Locate at the ear tip when the patient sits straight with his ear folded forward. (Figure 7−2−6)

Functions: Clear heat and remove toxins, detumescence and relieve pain, open the orifices and improve eyesight. Regulate the Way of Long and the Way of Huo.

Indications: Redness and swelling of the eyes, pinkeye, ear pain, migraine and so on.

Technique: Prick with needle to release blood; cauterize with medicated thread once or twice a day, with 1-3 cauterizations per time.

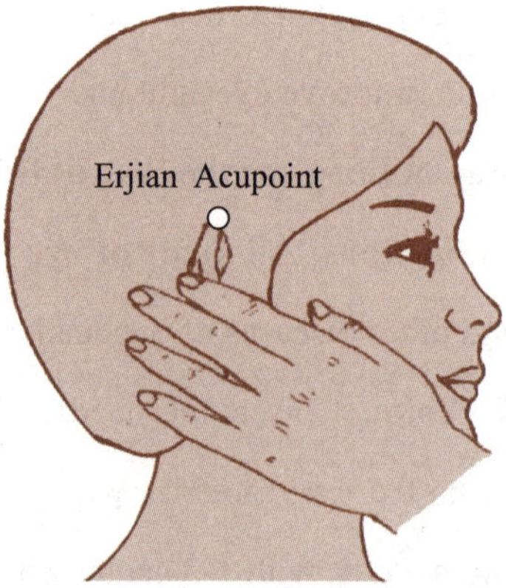

Figure 7−2−6

7.2.2.7 Erhuan (Around Ear) Acupoints

Location: Around the ear.

Positioning: Make a circular ring around the root of the ear at a distance of 0.5 *cun*, with acupoints along the circular ring. Generally, ten equidistant acupoints are taken along the circular ring. (Figure 7−2−7)

Functions: Detumescence and relieve pain. Regulate the Way of Long and the Way of Huo.

Indications: Mumps and various ear diseases.

Technique: Insert the needle obliquely at an oblique

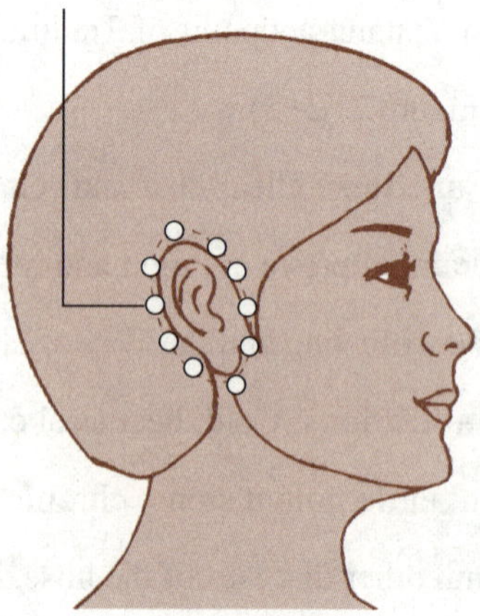

Figure 7−2−7

angle towards the ear, at a depth of 0.3 to 0.8 *cun*; cauterize with medicated thread once or twice a day, with 1-3 cauterizations per time.

7.2.2.8 Bitong (Nose Clearing) Acupoint

Location: On the bridge of the nose.

Positioning: With the patient lying supinely, locate the point on both sides of the high bone on the bridge of the nose. (Figure 7–2–8)

Functions: Clear heat and relieve stuffy nose. Unblock the Channel of Qi.

Indications: Allergic rhinitis, stuffy nose with colds, and other nasal and oral diseases.

Technique: Insert the needle horizontally at a depth of 0.2 to 0.5 *cun*; cauterize with medicated thread once or twice a day, with 1-3 cauterizations per time.

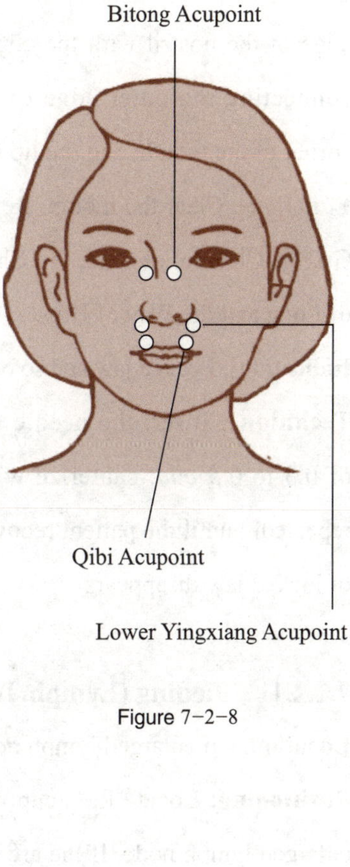

Figure 7–2–8

7.2.2.9 Lower Yingxiang Acupoint

Location: Below the nosewing.

Positioning: Locate at the midpoint of the line connecting Yingxiang (an acupoint of Traditional Chinese Medicine) and Juliao (an acupoint of Traditional Chinese Medicine) . (Figure 7–2–8)

Functions: Relieve stuffy nose. Unblock the Channel of Qi.

Indications: Allergic rhinitis and other nasal and oral diseases.

Technique: Insert the needle vertically or obliquely at a depth of 0.3 to 0.5 *cun*; cauterize with medicated thread once or twice a day, with 1-3 cauterizations per time.

7.2.2.10 Qibi Acupoint

Location: On the upper lip.

Positioning: Locate the acupoint at the center of a triangle formed by the line connecting the outer edge of the nostril with the edge of the lip, the line connecting the outer edge of the nostril with the corner of the mouth, and the lip line. (Figure 7−2−8)

Functions: Clear the mouth. Regulate the Channel of Gu, the Channel of Shui, the Channel of Qi, the Way of Long and the Way of Huo.

Indications: Locked jaw and so on. Usually for first aid.

Technique: Insert the needle vertically at a depth of 0.3 to 0.5 *cun*; cauterize with medicated thread repeatedly until the patient recovers and the symptom of locked jaw disappears.

7.2.2.11 Jieding (Lymph Top) Acupoint

Location: On enlarged lymph node.

Positioning: Locate the acupoint on the top of the enlarged lymph node. If the area of the lump is large, take the plum blossom acupoints, lotus acupoints or sunflower acupoints. (Figure 7−2−9)

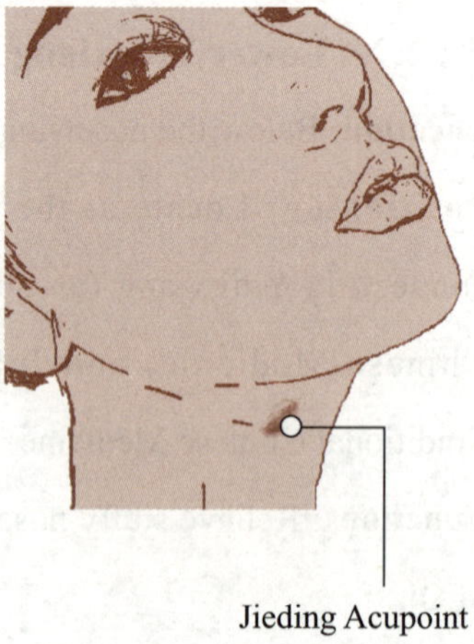

Figure 7−2−9

Functions: Clear heat and remove toxins, soften hard

lump and eliminate stagnation. Regulate the Way of Long and the Way of Huo.

Indications: Various kinds of inflammation.

Technique: Cauterize with medicated thread once or twice a day, with 1-3 cauterizations per time.

7.2.3 Special Acupoints on the Back, Waist and Spine

7.2.3.1 Longji Acupoints

Location: On the spine.

Positioning: Locate the acupoints at each depression between the vertebras from the cervical vertebrae to the caudal vertebrae. Specifically, there are 7 acupoints on the neck, 12 acupoints on the chest, 5 acupoints on the waist, 5 acupoints on the sacrum. (Figure 7−2−10)

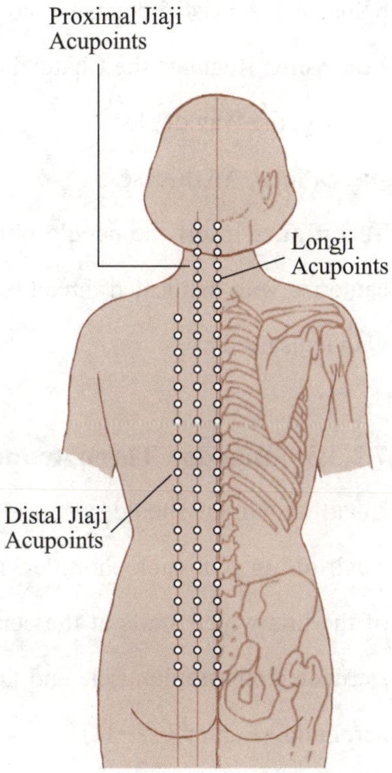

Figure 7−2−10

Functions: Regulate the Channel of Gu, the Channel of Shui, the Channel of Qi, the Way of Long and the Way of Huo.

Indications: All diseases.

Technique: Insert the needle vertically at a depth of 0.5 to 1 *cun*; cauterize with medicated thread once or twice a day, with 1-3 cauterizations per time; tap with lotus needle gently.

7.2.3.2 Jiaji Acupoints

Location: On both sides of the spine on the back.

Positioning: Jiaji acupoints can be divided into two groups, the group proximal to the spine (called Proximal Jiaji acupoints) and the group distal to the spine (called Distal Jiaji acupoints) . Locating at both sides of the spine (1.5 *cun* away from the middle line on the back), the Proximal Jiaji acupoints can be taken at the edge of each depression between the vertebras from the cervical vertebrae to the caudal vertebrae, and there are 7 points on the neck, 12 points on the chest, 5 points on the waist, 5 points on the sacrum. While the Distal Jiaji acupoints locates at the two vertical lines (3 *cun* away from the middle line on the back), parallel to the medial borders of the two scapulas, and includes 12 points on the chest, 5 points on the waist, 5 points on the sacrum. (Figure 7−2−10)

Functions: Regulate the Channel of Gu, the Channel of Shui, the Channel of Qi, the Way of Long, the Way of Huo.

Indications: All diseases.

Technique: Insert the needle obliquely towards the spine at a depth of 0.5 to 0.8 *cun*; cauterize with medicated thread once or twice a day, with 1-3 cauterizations per time; tap with lotus needle.

7.2.3.3 Biandan Three Acupoints

Location: On the shoulder.

Positioning: On each shoulder, locate three points at the middle point and both ends of the line which starts at the cervical root (at the junction of the posterior edge of the sternocleidomastoid muscle and the anterior edge of the trapezius muscle) and ends at the acromion. (Figure 7−2−11)

Functions: Regulate the ways, eliminate stagnation and relieve pain. Regulate the Way of Long and the Way of Huo.

Indications: Frozen shoulder and other shoulder diseases.

Technique: Insert the needle vertically at a depth of 0.5 to 0.8 *cun*; cauterize with medicated thread once or twice a day, with 1-3 cauterizations per time; tap with lotus needle.

7.2.3.4 Scapular Ring Acupoints

Location: On the back.

Positioning: Locate the acupoints as a elliptical ring along the outer edges of the two scapulae, enclosing the two scapulae. (Figure 7−2−11)

Functions: Regulate the ways, eliminate stagnation and relieve pain. Regulate the Way of Long and the Way of Huo.

Indications: Diseases of the upper limbs, the chest, and the back, such as upper extremity paralysis, scapular pain, pulmonary diseases, etc.

Technique: Insert the needle vertically or obliquely or slant insertion towards the scapula at a depth of 0.5 to 0.8 *cun*; cauterize with medicated thread once or twice a day, with 1-3 cauterizations per time; tap with lotus needle.

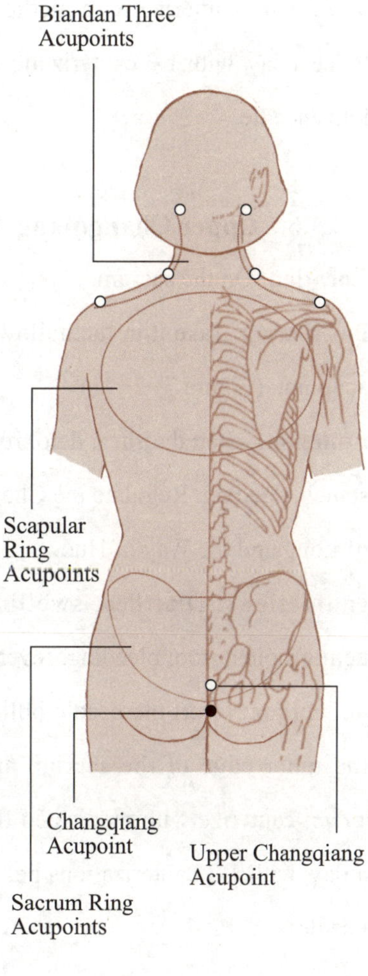

Figure 7−2−11

7.2.3.5 Sacrum Ring Acupoints

Location: On the sacrum.

Positioning: Along the outer edge of the sacrum, a horizontal saddle-shaped ring is formed with acupoints along the line of the ring. (Figure 7−2−11)

Functions: Regulate the ways, eliminate stagnation and relieve pain. Regulate the Way of Long and the Way of Huo.

Indications: Lower extremity paralysis, pain in the waist and lower extremities, and other diseases in the sacral part.

Technique: Insert the needle vertically or obliquely or slant insertion towards the sacrum at a depth of 0.5 to 1.5 *cun*; cauterize with medicated thread once or twice a day, with 1-3 cauterizations per time; tap with lotus needle.

7.2.3.6 Upper Changqiang Acupoint

Location: On the sacrum.

Positioning: Take it in the hollow above Changqiang acupoint. (Figure 7−2−11)

Functions: Stop diarrhea, detoxify, remove fever, and stanch bleeding. Regulate the Channel of Gu, the Way of Long and the Way of Huo.

Indications: Diarrhea, swelling pain caused by hemorrhoids, stool bleeding, fever.

Technique: Insert the needle obliquely upward along the inner edge of the sacrum at a depth of 0.5 to 1 *cun*; cauterize with medicated thread once or twice a day, with 1-3 cauterizations per time; tap with lotus needle.

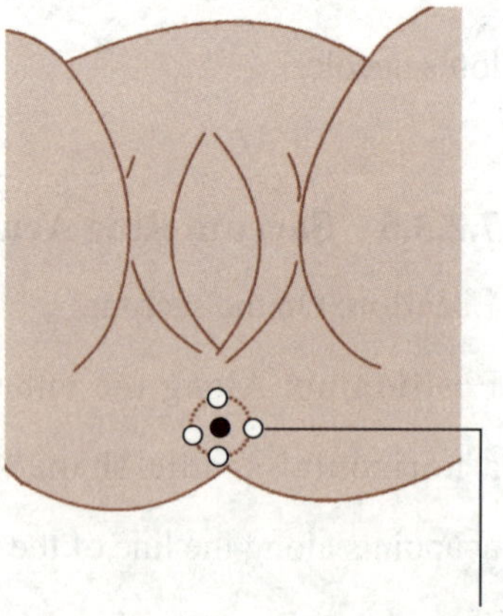

Figure 7−2−12

7.2.3.7 Anus Ring Acupoints

Location:At the anus opening.

Positioning: Take four acupoints on the ring 0.5 *cun*

away from the anus and around it. Generally, four acupoints on all sides are taken, and they are collectively called the four acupoints around the anus. (Figure 7−2−12)

Functions: Stop bleeding, clear heat and remove toxins, reduce detumescence and relieve pain. Regulate the Way of Long and the Way of Huo.

Indications: Hemorrhoids, bleeding in hemorrhoids and various anal diseases.

Technique: Insert the needle obliquely at a depth of 0.3 to 0.5 *cun*; cauterize with medicated thread once or twice a day, with 1-3 cauterizations per time.

7.2.3.8 Zhiding (Hemorrhoid Top) Acupoint

Location: On external hemorrhoids or on internal hemorrhoids that protrude from the anus opening.

Positioning: Take it on the top of the external hemorrhoids or the top of the internal hemorrhoids that protrude from the anus opening. (Figure 7−2−13)

Functions: Regulate the ways, relieve swelling, activate blood and stop bleeding. Regulate the Way of Long and the Way of Huo.

Indications: Hemorrhoids and bleeding in hemorrhoids.

Technique: Cauterize with medicated thread once or twice a day, with 1-3 cauterizations per time.

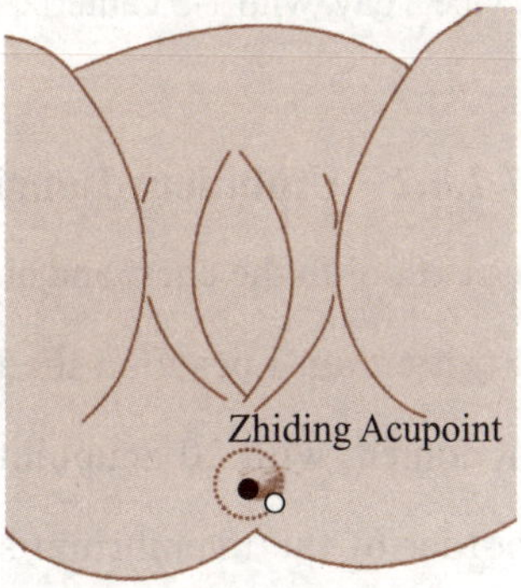

Figure 7−2−13

7.2.4 Special Acupoints in the Chest and Abdomen

7.2.4.1 Houce (Beside Laryngeal) Acupoints

Location: Beside the prominent larynx.

Positioning: Locate two points at each side of the prominent larynx. (Figure 7−2−14)

Functions: Reduce detumescence, eliminate stagnation, relieve cough and asthma, relieve pain by regulating ways. Regulate the Channel of Gu, the Channel of Shui, the Channel of Qi, the Way of Long, the Way of Huo.

Indications: Sore throat, asthma, whooping cough, thyroid disease.

Technique: Insert the needle vertically at a depth of 0.3 to 0.5 *cun*; cauterize with medicated thread once or twice a day, with 1-3 cauterizations per time.

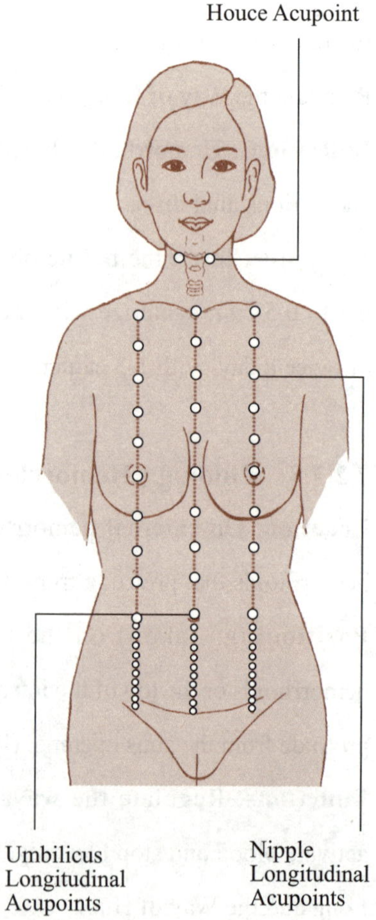

Figure 7−2−14

7.2.4.2 Umbilicus Longitudinal Acupoints

Location: In the chest and abdomen.

Positioning: Locate on the midline of the chest and abdomen, with 20 acupoints taken from the upper border of the manubrium sterni (Tiantu acupoint) to the upper margin of the pubic symphysis (Qugu acupoint) . The upper ones, also called the thoracic-umbilical longitudinal acupoints, refers to the 10 equidistantly separated points, starting at the upper edge of the manubrium sterni and ending at the navel (i. e. from Tiantu acupoint to Shenque acupoint); while the lower ones, also called the abdominal-umbilical longitudinal acupoints, refers to the 10 equidistantly separated points, starting at the navel and ending at the upper edge of the pubic symphysis, (i.e.from Shenque acupoint to Qugu acupoint) . (Figure 7−2−14)

Functions: Regulate the two ways, relieve pain, regulate Qi and blood, relax the chest and regulate the abdomen, optimize the Channel of Gu. Regulate the Channel of Gu, the Channel of Shui, the Channel of Qi, the Way of Long, the Way of Huo.

Indications: The thoracic-umbilical longitudinal acupoints are used to treat vomiting, chest pain, etc.; the abdominal-umbilicus longitudinal acupoints are used to treat abdominal pain, diarrhea, cholera, hernias, dysmenorrhea, infertility, sexual dysfunction, etc.

Technique: For thoracic-umbilical longitudinal acupoints, insert the needle horizontally at a depth of 0.3 to 0.5 *cun*; tap with lotus needle; cauterize with medicated thread once or twice a day, with 1-3 cauterizations per time. For abdominal-umbilicus longitudinal acupoints, insert the needle vertically at a depth of 0.5 to 1.5 *cun*; tap with lotus needle; cauterize with medicated thread once or twice a day, with 1-3 cauterizations per time.

Note: Do not needle or tap directly in the center of the navel. Cauterize with medicated thread is allowed once or twice a day, with 1-3 cauterizations per time.

7.2.4.3 Nipple Longitudinal Acupoints

Location: In the chest and abdomen.

Positioning: Take the acupoints at the two longitudinal lines 4 *cun* away from the umbilicus longitudinal acupoints at both sides, passing the nipples. There are 20 acupoints on each line, with the highest acupoint leveling with of the upper edge of the manubrium sterni (Tiantu acupoint) and the lowest acupoint leveling with of the upper edge of the pubic symphysis (Qugu acupoint) . The upper nipple longitudinal acupoints, also called the thoracic-nipple longitudinal acupoints, refers to the 10 equidistantly separated points, with the highest acupoint leveling with the upper edge of the manubrium sterni and the lowest acupoint leveling with the navel; while the lower nipple longitudinal acupoints, also called the abdominal-nipple longitudinal acupoints, refers to the 10 equidistantly separated points, with the highest acupoint paralleling to the navel and the lowest acupoint paralleling to the upper edge of pubic symphysis. (Figure 7−2−14)

Functions: Relieve chest stiffness and dissipate mass, reduce counterflow and stop vomiting, regulate Qi and relieve pain, and regulate abdomen and eliminate swelling. Regulate the Channel of Gu, the Channel of Shui, the Channel of Qi, the Way of Long, the Way of Huo.

Indications: The upper nipple longitudinal acupoints are used to treat vomiting, breast pain, chest and flank pain; the lower nipple longitudinal acupoints are used to treat abdominal pain, abdominal distension, irregular menstruation, etc.

Technique: For upper nipple longitudinal acupoints, insert the needle horizontally or obliquely at a depth of 0.3 to 0.8 *cun*; tap with lotus needle; cauterize with medicated thread once or twice a day, with 1-3 cauterizations per time. For lower nipple longitudinal acupoints, insert the needle vertically or obliquely at a depth of 0.5 to 1.5 *cun*; tap with lotus needle; cauterize with medicated thread once or twice a day, with 1-3 cauterizations per time.

7.2.4.4 Flank Longitudinal Acupoints

Location: On the lateral side of the chest and abdomen.

Positioning: Acupoints are taken on both sides of the chest and abdomen, starting from the top of the armpit and extending downwards to the level of the navel, parallel to the midline of the abdomen. Typically, each line is divided into 9 equal parts, with one acupoint being taken between every two parts, and two acupoints at each end, making a total of 10 acupoints. (Figure 7−2−15)

Functions: Regulate Qi and relieve pain. Regulate the Channel of Gu, the Channel of Qi, the Way of Long, the Way of Huo.

Indications: Pain on the flank and the rib.

Technique: Insert the needle vertically at a depth of 0.5 to 1 *cun* for acupoints in fossa axillaris, horizontally or obliquely at a depth of 0.3 to 0.8 *cun* for acupoints on the flank and the rib, and vertically at a depth of 0.5 to 1 *cun* for acupoints on the lateral abdomen; tap with lotus needle on acupoints on the flank, the rib and the lateral abdomen; cauterize with medicated thread once or twice a day, with 1-3 cauterizations per time.

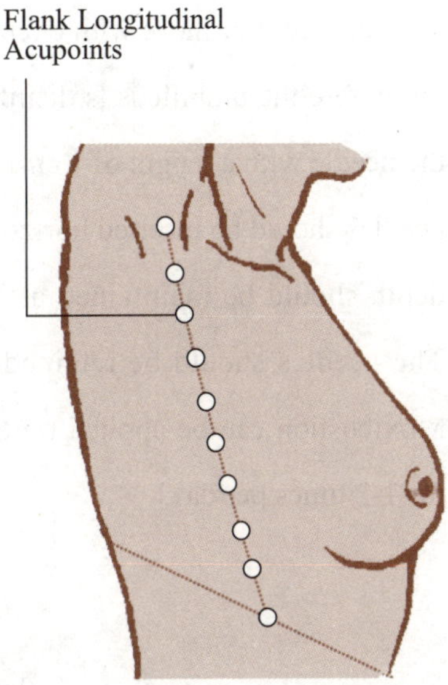

Figure 7-2-15

7.2.4.5 Inner Umbilical Ring Acupoints

Location: On the umbilical wall.

Positioning: Take the acupoints at the ring 0.5 *cun* away from and around the lateral margin of the umbilicus fossa. In clinic, taking the inner umbilical ring as a clock and the center of umbilicus fossa (Shenque acupoint) as the center of the dial, eight points are selected respectively at the positions of 12h, 1.5h, 3h, 4.5h, 6h, 7.5h, 9h and 10.5h. (Figure 7-2-16)

Functions: Regulate the Channel of Gu, the Channel of Shui, the Channel of Qi, the Way of Long, the Way of Huo.

Indications: Insomnia, abdominal pain, diarrhea, dysmenorrhea, uterine fibroids, ovarian cysts, breast hyperplasia, infertility, sexual dysfunction and so on.

Technique: In the supine position, the umbilicus must be strictly disinfected before acupuncture. For those with deep umbilical fossa and much dirt, the dirt should be cleaned out before the umbilicus is disinfected. When needling the inner umbilical ring acupoints, the needle with a length of 1 *cun* should be used. With the umbilical fossa as the center, the needles should be inserted horizontally, radiating outward at 10-degree angle. The needling depth should be maintained at about 0.8 *cun*, so as not to hurt the abdominal viscera. The needles should be retained for 30min without any twirling, lifting and thrusting. Moxibustion can be applied on the umbilicus ring acupoints, with 1-3 cauterizations and for 1-2 times per day.

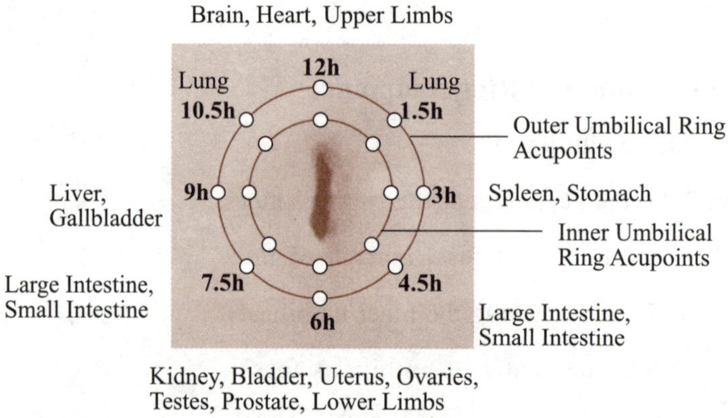

Figure 7−2−16

7.2.4.6 Outer Umbilical Ring Acupoints

Location: Around the outer peripheral part of the navel.

Positioning: Take the acupoints at the ring 1.5 *cun* away from and around the lateral margin of the umbilicus fossa. In clinic, four points at the positions of 12h, 3h, 6h and 9h are selected. (Figure 7−2−16)

Functions: Regulate the Channel of Gu, the Channel of Shui, the Channel of Qi, the Way of Long, the Way of Huo.

Indications: Abdominal pain, diarrhea, dysmenorrhea, infertility, sexual dysfunction and so on.

Technique: Insert the needle vertically at a depth of 0.5 to 1 *cun*; cauterize with medicated thread once or twice a day, with 1-3 cauterizations per time; tap with lotus needle.

7.2.4.7 Lower Guangyuan Acupoint

Location: In the lower abdomen.

Positioning: Take it 3.5 *cun* below the naval, i. e. 0.5 *cun* below Guanyuan acupoint. (Figure 7-2-17)

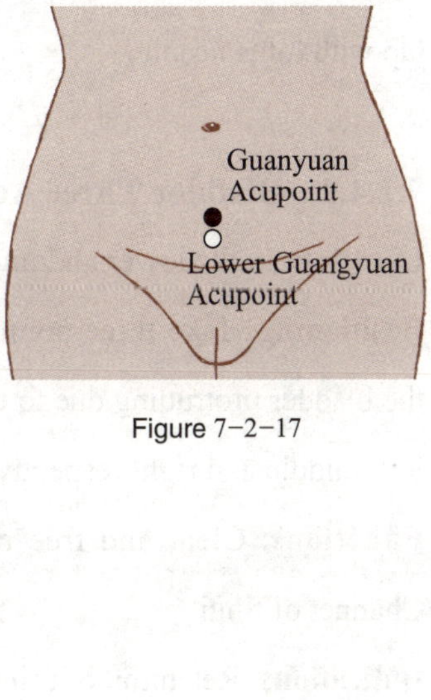

Figure 7-2-17

Functions: Warm kidney and suppliment essence, replenish Qi and Yang, coordinate the meridians of Chong and Ren, strengthen and tonify the body. Regulate the Channel of Gu, the Channel of Shui, the Channel of Qi, the Way of Long, the Way of Huo.

Indications: Impotence, premature ejaculation, spermatorrhea, enuresis, diarrhea, metrorrhagia and metrostaxis, irregular menstruation, infertility, exogenous febrile disease caused in sex, prolapse of the uterus, fatigue, asthenia cold, weakness, cough, asthma, dizziness, dysmenorrhea, etc.

Technique: Insert the needle vertically at a depth of 0.5 to 1.5 *cun*; cauterize with medicated thread once or twice a day, with 1-3 cauterizations per time; tap with lotus needle.

7.2.4.8 Vomit-stopping Acupoint

Location: On the chest.

Positioning: Take it at the midpoint between Jiuwei acupoint and Danzhong acupoint. (Figure 7−2−18)

Functions: Alleviate chest stiffness and regulate Qi, reduce counterflow and stop vomiting. Regulate the Channel of Gu and the Channel of Qi.

Indications: Vomiting, chest pain, chest tightness, etc.

Technique: Insert the needle horizontally at a depth of 0.3 to 0.5 *cun*; cauterize with medicated thread once or twice a day, with 1-3 cauterizations per time; tap with lotus needle.

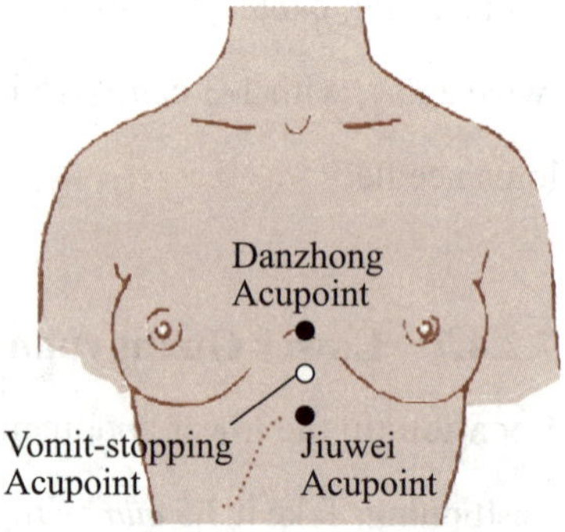

Figure 7−2−18

7.2.4.9 Bladder Three Acupoints

Location: In the lower abdomen.

Positioning: Take three points on the upper edge of the bladder protruding due to urinary retention, on the left, middle and right respectively. (Figure 7−2−19)

Functions: Clear and free urine, and regulate the Channel of Shui.

Indications: Retention of urine.

Technique: Insert the needle vertically at a depth of 0.3 to 0.8 *cun*; cauterize with medicated thread once or twice a day, with 1-3 cauterizations per time; tap with lotus needle.

7.2.4.10 Gu Horizontal Acupoints

Location: In the upper abdomen.

Positioning: The acupoints are located on a horizontal line that intersects with the midpoint of the line connecting the xiphoid process and the umbilical midpoint (Shenque acupoint), at a distance of 4 *cun* from the anterior midline at both ends. The line is perpendicular to the central axis of the abdomen. Usually, the line is divided into 6 equal parts, and each acupoint is taken between every two parts, and two points are taken at both ends, creating a total of 7 acupoints. (Figure 7−2−19)

Functions: Harmonize the stomach and relieve pain, invigorate the spleen and stop diarrhea. Regulate the Channel of Gu.

Indications: Stomachache, diarrhea, vomiting.

Technique: Insert the needle vertically at a depth of 0.5 to 2 *cun*; cauterize with medicated thread once or twice a day, with 1-3 cauterizations per time; tap with lotus needle.

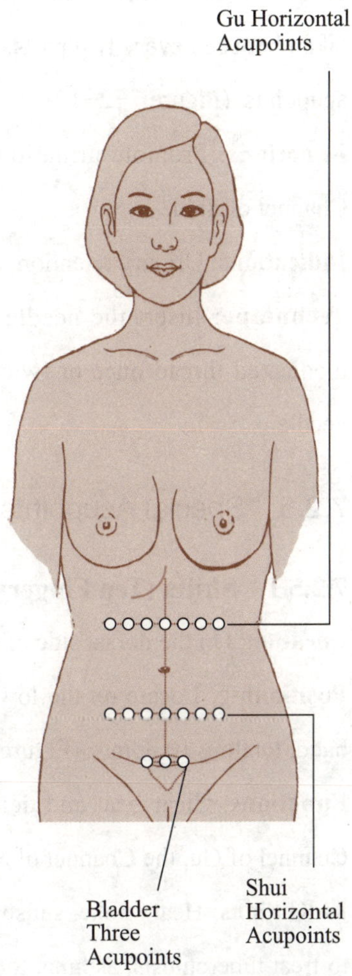

Figure 7−2−19

7.2.4.11 Shui Horizontal Acupoints

Location: In the lower abdomen.

Positioning: The acupoints are located on a horizontal line that intersects with the midpoint of the line connecting the umbilical midpoint (Shenque acupoint) and the upper margin of the pubic symphysis (Qugu acupoint), at a distance of 4 *cun* from the anterior midline at both ends. The line is perpendicular to the central axis of the abdomen and parallel to the Gu horizontal acupoints. Usually, the line is divided into 6 equal parts, and each acupoint is taken between every two parts, and two points are taken at both ends, creating a total of 7 acupoints. (Figure 7−2−19)

Functions: Promote urination, promote urination and drain dampness. Regulate the Channel of Shui.

Indications: Urinary retention, enuresis in children, urinary incontinence, etc.

Technique: Insert the needle vertically at a depth of 0.5 to 1.5 *cun*; cauterize with medicated thread once or twice a day, with 1-3 cauterizations per time; tap with lotus needle.

7.2.5 Special Acupoints on the Upper Limbs

7.2.5.1 Shijia (Ten Fingernails) Acupoints

Location: On the dorsal side of the fingers.

Positioning: Locate on the lower edge of the fingernails. There are 5 acupoints on each hand, totaling 10 points. (Figure 7−2−20)

Functions: Clear heat and detoxify, alleviate summer heat, relieve pain. Regulate the Channel of Gu, the Channel of Shui, the Channel of Qi, the Way of Long, the Way of Huo.

Indications: Heat stroke, sunstroke, etc. The acupoint on the thumb nail can also be used to treat tuberculosis, asthma, toothache, pinkeye, sore throat, chronic infantile convulsion, etc; the acupoint on the index fingernail can also be used to treat pharyngalgia, toothache, pinkeye, chronic infantile convulsion, etc; and the acupoint on the middle fingernail can also be used to treat infantile night crying, enuresis, etc.

Technique: Prick with needle to release blood; cauterize with medicated thread once or twice a day, with 1-3 cauterizations per time.

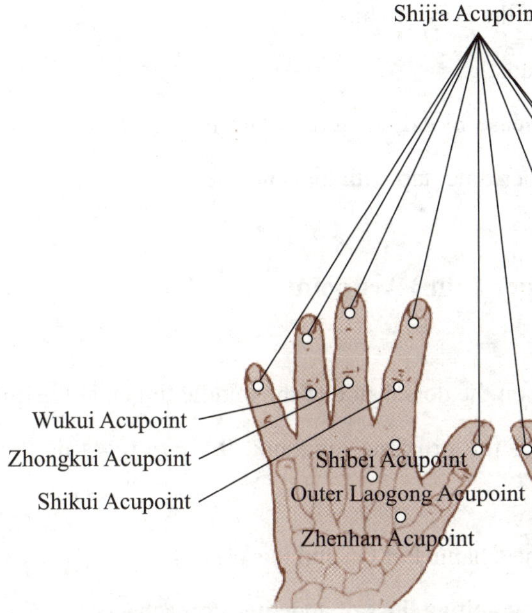

Figure 7-2-20

7.2.5.2 Shibei (Dorsal Index Finger) Acupoint

Location: On the dorsal side of the index finger.

Positioning: Locate it at the midpoint of the metacarpophalangeal joint of the index finger on the dorsal side of the hand. (Figure 7-2-20)

Functions: Invigorate the spleen and stomach. Regulate the Channel of Gu.

Indications: Swelling pain in the stomach, vomiting and other gastrointestinal diseases.

Technique: Prick with needle to release blood; cauterize with medicated thread once or twice a day, with 1-3 cauterizations per time.

7.2.5.3 Shikui (Index Finger Joint) Acupoint

Location: On the dorsal hand.

Positioning: The acupoint is located on the dorsal side of the index finger, at the midpoint of the metacarpophalangeal joint of the proximal phalanx, 0.5 *cun* towards the wrist (proximal) end. (Figure 7-2-20)

Functions: Relieve pain and regulate the Way of Huo.

Indications: Headache in the forehead.

Technique: Prick with needle to release blood; cauterize with medicated thread once or twice a day, with 1-3 cauterizations per time; tap with lotus needle.

7.2.5.4 Zhongkui (Middle Finger Joint) Acupoint

Location: On the dorsal hand.

Positioning: The acupoint is located on the dorsal side of the middle finger, at the midpoint of the metacarpophalangeal joint of the proximal phalanx, 0.5 *cun* towards the wrist (proximal) end. (Figure 7−2−20)

Functions: Relieve pain. Regulate the Channel of Gu and the Way of Huo.

Indications: Headache at the vertex, vomiting, loss of appetite, stomachache.

Technique: Prick with needle to release blood; cauterize with medicated thread once or twice a day, with 1-3 cauterizations per time; tap with lotus needle.

7.2.5.5 Wukui (Ring Finger Joint) Acupoint

Location: On the dorsal hand.

Positioning: The acupoint is located on the dorsal side of the ring finger, at the midpoint of the metacarpophalangeal joint of the proximal phalanx, 0.5 *cun* towards the wrist (proximal) end. (Figure 7−2−20)

Functions: Relieve pain and regulate the Way of Huo.

Indications: Headache in the back of head.

Technique: Prick needling for bloodletting; cauterize with medicated thread once or twice a day, with 1-3 cauterizations per time; tap with lotus needle.

7.2.5.6 Outer Laogong Acupoint

Location: On the dorsal hand.

Positioning: Take it on the dorsal hand, opposite to the Laogong on the palm. (Figure 7−2−20)

Functions: Relax tendons. Regulate the Way of Long and the Way of Huo.

Indications: Stiff neck.

Technique: Insert the needle vertically at a depth of 0.3 to 0.5 *cun*; cauterize with medicated thread once or twice a day, with 1-3 cauterizations per time; tap with lotus needle.

7.2.5.7 Zhenhan (Cold Controlling) Acupoint

Location: On the dorsal hand.

Positioning: The acupoint is located in the depression behind Hegu acupoint, between the first and second metacarpal bones. (Figure 7−2−20)

Functions: Warm Yang to dispel cold and support positive Qi. Regulate the Way of Long and the Way of Huo.

Indications: Chills.

Technique: Insert the needle vertically at a depth of 0.3 to 1 *cun*; cauterize with medicated thread once or twice a day, with 1-3 cauterizations per time.

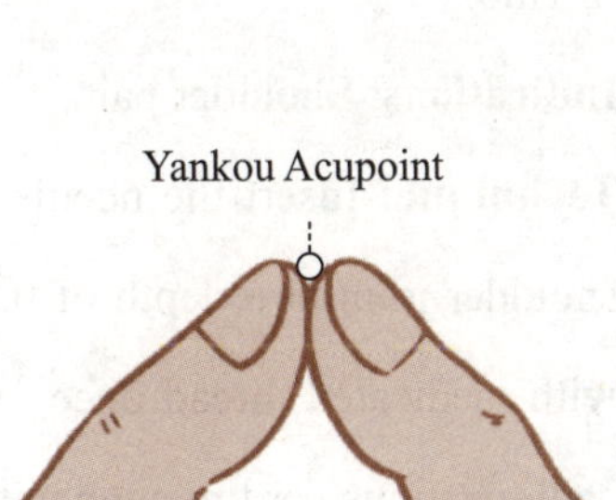

Figure 7−2−21

7.2.5.8 Yankou Acupoint

Location: At the tips of both thumbs.

Positioning: Place the tips of the thumbs against each other, so that the thumbs are in an "opposing" position. The acupoints are located at the tip of this opposing position. (Figure 7–2–21)

Functions: Calm the heart and tranquilize the mind, and relieve convulsion. Regulate the Way of Long and the Way of Huo, and treat diseases in Mixintou (the heart) .

Indications: Epilepsy, schizophrenia.

Technique: Prick with needle to release blood; cauterize with medicated thread once or twice a day, with 1-3 cauterizations per time.

7.2.5.9 Jianguan (Shoulder Joint) Acupoints

Location: On the shoulder.

Positioning: The acupoints are located in a circle around the shoulder joint, and there are acupoints on this circle line. Generally, the selection includes three acupoints on the outer side and three acupoints on the inner side, totaling 6 acupoints. (Figure 7–2–22)

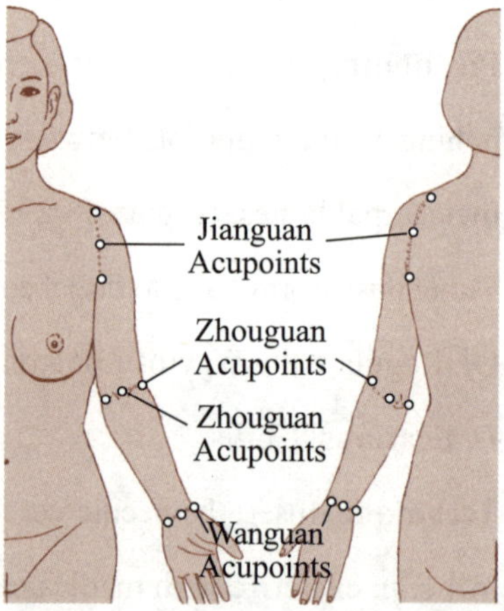

Figure 7–2–22

Functions: Expel wind and eliminate dampness, relieve pain. Regulate the Way of Long and the Way of Huo.

Indications: Shoulder pain.

Technique: Insert the needle obliquely towards the shoulder joint at a depth of 0.5 to 1.5 *cun*; cauterize with medicated thread once or twice a day, with 1-3 cauterizations per time; tap with lotus needle.

7.2.5.10 Zhouguan (Elbow Joint) Acupoints

Location: At the elbow.

Positioning: The acupoints are located in a circle around the elbow joint, and acupoints need to be located on this circle line. Generally, the selection includes three acupoints on the outer side and three acupoints on the inner side, totaling 6 acupoints. (Figure 7–2–22)

Functions: Expel wind, eliminate dampness, and relieve pain. Regulate the Way of Long and the Way of Huo.

Indications: Ulcer and elbow pain.

Technique: Insert the needle vertically on the elbow joint at a depth of 0.5 to 1.2 *cun*; cauterize with medicated thread once or twice a day, with 1-3 cauterizations per time; tap with lotus needle.

7.2.5.11 Wanguan (Wrist Joint) Acupoints

Location: At the wrist.

Positioning: Take the points on the ring around the wrist joint. Generally, 3 acupoints are taken both on the lateral side and medial side of the wrist joint, with a total of 6 acupoints. (Figure 7–2–22)

Functions: Expel wind, eliminate dampness, and relieve pain. Regulate the Way of Long and the Way of Huo.

Indications: Mumps and wrist pain.

Technique: Insert the needle vertically on the wrist joint at a depth of 0.3 to 0.5 *cun*; cauterize with medicated thread once or twice a day, with 1-3 cauterizations per time; tap with lotus needle.

7.2.5.12 Zhouwan (Elbow Fossa) Acupoints

Location: At the elbow.

Positioning: The acupoints are located at the midpoint of the inner elbow crease of both upper limbs (cubital fossa) . (Figure 7−2−22)

Functions: Expel wind and calm convulsion. Regulate the Way of Long and the Way of Huo.

Indications: Acute convulsions, cholera, etc.

Technique: Prick with needle to release blood; Common needling, vertical insertion at a depth of 0.5 to 1.2 *cun*; cauterize with medicated thread once or twice a day, with 1-3 cauterizations per time; tap with lotus needle.

7.2.6 Special Acupoints on the Lower Limbs

7.2.6.1 Zhibei (Dorsal Thumb Toe) Acupoint

Location: On the dorsal foot.

Positioning: Take it at the midpoint of first metatarsophalangeal joint on dorsal foot. (Figure 7−2−23)

Functions: Strengthen the spleen and harmonize the stomach. Regulate the Channel of Gu.

Indications: Gastrointestinal diseases.

Technique: Prick with needle to release blood; cauterize with medicated thread once or twice a day, with 1-3 cauterizations per time.

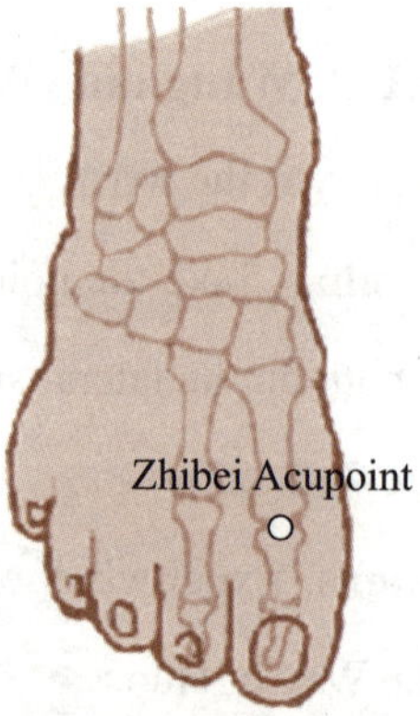

Figure 7−2−23

7.2.6.2 Kuanguan (Hip Joint) Acupoints

Location: At the hip.

Positioning: The acupoints are located on a fan-shaped semicircle on the lateral side of each hip joint, and the acupoints need to be located on this semicircle line.

Generally, three acupoints are selected on the outer side. (Figure 7−2−24)

Functions: Expel wind, eliminate dampness, and relieve pain. Regulate the Way of Long and the Way of Huo.

Indications: Pediatric paralysis, low back pain, hip pain, etc.

Technique: Insert the needle vertically towards the hip joint at a depth of 1 to 2 *cun*; cauterize with medicated thread once or twice a day, with 1-3 cauterizations per time; tap with lotus needle.

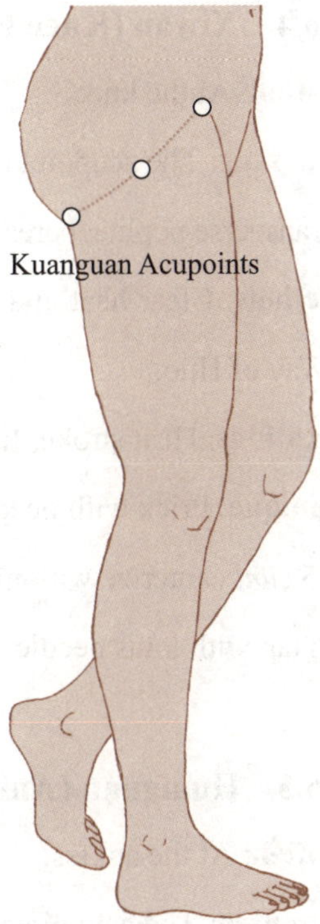

Figure 7−2−24

7.2.6.3 Xiguan (Knee Joint) Acupoints

Location: At the knee.

Positioning: The acupoints are located on a ring around the knee joint, and the acupoints needs to be located on this ring. Generally, three acupoints are selected on each side of the front and back. (Figure 7−2−25)

Functions: Expel wind, eliminate dampness, and relieve pain. Regulate the Way of Long and the Way of Huo.

Indications: Swelling and pain in the knee joint.

Technique: Insert the needle vertically towards the knee joint at a depth of 0.5 to 1.5 *cun*; cauterize with medicated thread once or twice a day, with 1-3 cauterizations per time; tap with lotus needle.

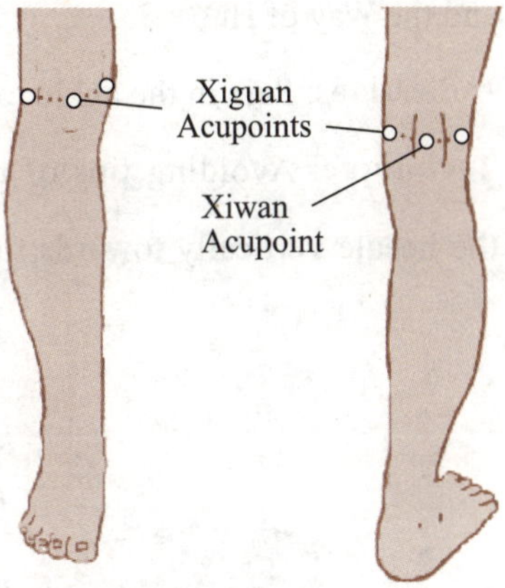

Figure 7−2−25

7.2.6.4 Xiwan (Knee Fossa) Acupoint

Location: At the knee.

Positioning: The acupoint is located at the midpoint of the posterior aspect of the knee (i. e., the transverse popliteal crease), and it is equivalent to Weizhong acupoint. (Figure 7−2−25)

Functions: Clear heat and detoxify, relieve summer heat. Regulate the Way of Long and the Way of Huo.

Indications: Heat stroke, furuncle, etc.

Technique: Prick with needle to release blood; insert the needle vertically at a depth of 0.5 to 1.5 *cun*; cauterize with medicated thread once or twice a day, with 1-3 cauterizations per time; tap with lotus needle.

7.2.6.5 Huaiguan (Ankle Joint) Acupoints

Location: At the ankles.

Positioning: The acupoints are located on a ring around the ankle joint, and the acupoints need to be located on this ring. Generally, three acupoints are selected on the medial side and three acupoints are selected on the lateral side. (Figure 7−2−26)

Functions: Expel wind, eliminate dampness, and relieve pain. Regulate the Way of Long and the Way of Huo.

Indications: Pain in the ankle joint and child paralysis.

Technique: Avoiding tips of the medial and lateral ankle and achilles tendon, insert the needle vertically towards the ankle joint at a depth of 0.3 to 0.8 *cun*; cauterize with

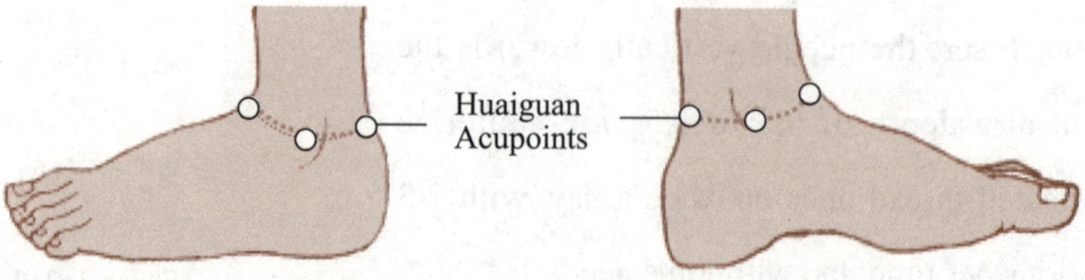

Figure 7−2−26

medicated thread once or twice a day, with 1-3 cauterizations per time; tap with lotus needle.

7.2.6.6 Zushijia (Ten Toenails) Acupoints

Location: On the dorsal side of the toes.

Positioning: The acupoints are located under the edge of the toenails on the dorsal side of the toes, which are close to the foot. There are 5 acupoints on each foot, totaling 10 acupoints. (Figure 7−2−27)

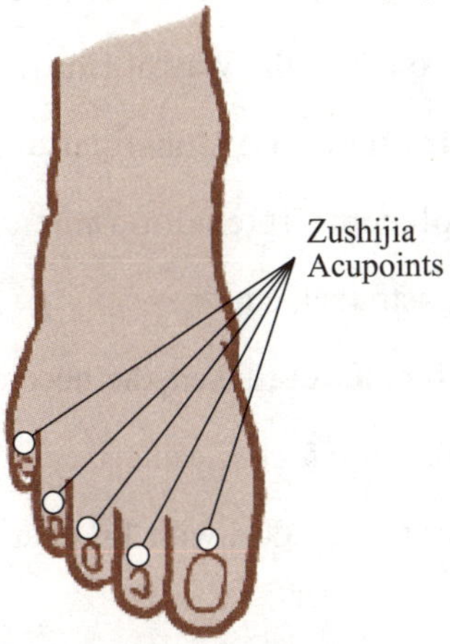

Figure 7−2−27

Functions: Expel wind, clear heat, and relieve pain. Regulate the Channel of Shui, the Channel of Qi, the Way of Long, the Way of Huo.

Indications: Sunstroke. The acupoint on the nail of the big toe can also be used to treat diseases like hernia and chronic infantile convulsion, while acupoint on the nail of the small toe can be used to treat diseases like closed urine, toothache, and heat stroke.

Technique: Prick with needle to release blood; cauterize with medicated thread once or twice a day, with 1-3 cauterizations per time.

7.2.6.7 Inner Neiting Acupoint

Location: On the sole of the foot.

Positioning: When the patient is lying supine, the acupoint is located between the second and third toes on the sole of the foot, opposite to Yinlingquan acupoint. (Figure 7−2−28)

Functions: Activate blood and remove stasis, calm the heart and tranquilize the mind, relieve constipation by purgation. Regulate the Channel of Gu, the Way of Long and the Way of Huo.

Indications: Constipation, habitual constipation, placenta retension, amenorrhea, epilepsy, acute gastralgia, etc.

Technique: Insert the needle vertically at a depth of 0.3 to 0.5 *cun*; cauterize with medicated thread once or twice a day, with 1-3 cauterizations per time.

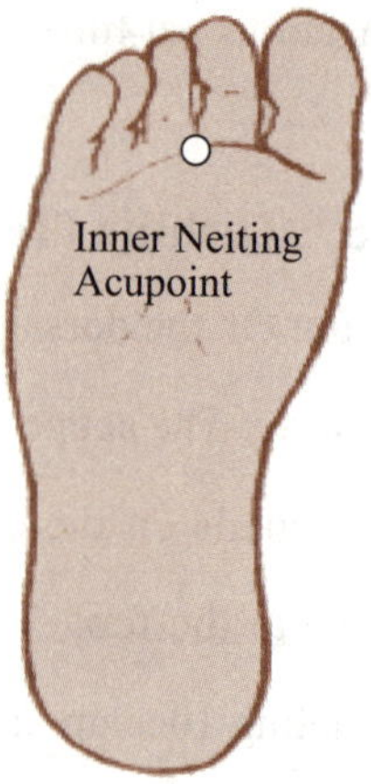

Figure 7−2−28

7.2.6.8 Siqiang Acupoint

Location: On the anterior aspect of the thigh.

Positioning: When the patient is sitting with the feet hanging down, the acupoint is located on the anterior aspect of the thigh, 4.5 *cun* above the midpoint of the patella. (Figure 7−2−29)

Functions: Regulate Qi and relieve pain, regulate the Way of Long.

Indications: Pain and numbness in the lower limbs.

Technique: Insert the needle vertically at a depth of 1 to 1.5 *cun*; cauterize with medicated thread once or twice a day, with 1-3 cauterizations per time; tap with lotus needle.

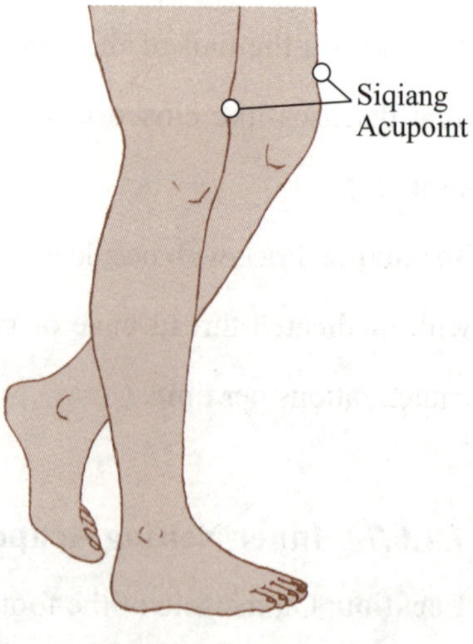

Figure 7−2−29

7.2.6.9 Duyin Acupoint

Location: On the sole of the foot.

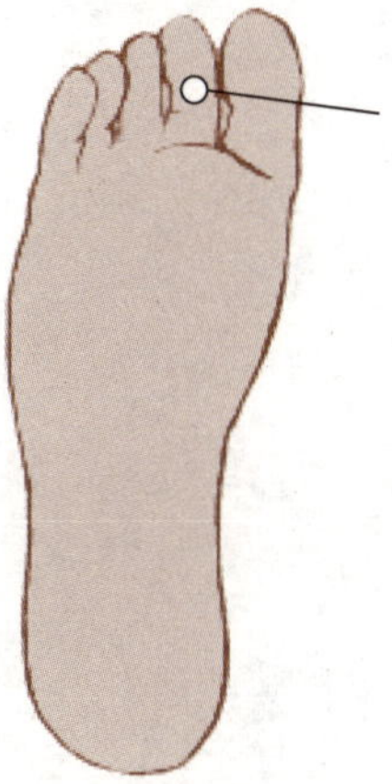

Figure 7–2–30

Positioning: When the patient is lying supine, the acupoint is located at the midpoint of the transverse crease of the interphalangeal joint of the distal phalanx of the second toe on the sole. (Figure 7–2–30)

Functions: Regulate Qi and blood, activate ways and relieve pain. Regulate the Channel of Gu, the Way of Long and the Way of Huo.

Indications: Chest and hypochondriac pain, abdominal pain, constipation, vomiting, placenta retension, hernia, amenorrhea, etc.

Technique: Insert the needle vertically at a depth of 0.2 to 0.3 *cun*; cauterize with medicated thread once or twice a day, with 1-3 cauterizations per time.

Chapter 8

A Brief Introduction to Modern Research on Acupuncture and Moxibustion of Zhuang Medicine

8.1 Acupuncture and Moxibustion of Zhuang Medicine from Perspective of Modern Medicine

With a history of several thousand years, the acupuncture and moxibustion therapy of Zhuang medicine is the summary of the long-term practical experience of the Zhuang people in their production and life and their struggle against diseases, and is the most characteristic and practical treatment method of Zhuang medicine. The acupuncture and moxibustion of Zhuang medicine is guided by the five basic theories of Zhuang medicine, which are not in conflict with modern medical theories.

The theory of three channels and two ways is the core theoretical basis of acupuncture and moxibustion of Zhuang medicine. The three channels refer to the Channel of Gu, the Channel of Shui, and the Channel of Qi, while the two ways refer to the Way of Long and the Way of Huo. From the perspective of modern medicine, the Channel of Gu mainly corresponds to the digestive system in anatomy, the Channel of Shui to a part of the digestive tract and the whole urinary system, the Channel of Qi to the respiratory system, the Way of Long to the circulatory system, and the Way of Huo to the nervous system and the endocrine system. The three channels and two ways influence each other and are interconnected. The nutrients absorbed by the Channel of Gu, the water molecules introduced through the Channel of Shui, and the oxygen molecules taken in by the Channel of Qi, are all transported through the Way of Long (circulatory system) to supply the cells of various tissues with assimilation, synthesize new substances, and store energy. At the same time, the original substances of the organism are continuously decomposed into metabolites through dissimilation, providing energy to support life activities. Concurrently, metabolites are transported through the Way of Long (circulatory system) and eventually excreted through the anus of the Channel of Gu, the urethra and pore of the Channel of Shui, the nose and pharynx of the Channel of Qi.

According to Zhuang medicine, Qi and blood are the basic constituents of human body. From the perspective of modern medicine, Qi is known as the driving force as well as the manifestation of life activities of human beings. On the other hand, blood refers to the nutrition, including various chemical components involved in life activities. Modern medicine believes that metabolism is a very distinctive feature of organisms, an activity conducted by all substances within the body in accordance with certain rules, providing energy needed for life activities. As the continuous exchange of substances between organisms and environment, material metabolism needs to be conducted with a relative balance between the internal and external environments. In other words, metabolic pathways need to adapt to external changes while maintaining the relative stability of internal environment, which requires the coordination of various metabolic pathways. If the coordination fails, disease will occur.

According to the theory of pathogenesis by toxin and deficiency in Zhuang medicine, toxin and deficiency are two key contributing elements to diseases with the former as the external cause, while the latter as the internal cause. From the perspective of modern basic medical theory, toxin includes not only physical, chemical and biological harm from outside, such as excessive doses of radioactive substances, toxic chemicals, microorganisms and parasites, but also changes and imbalances that are not conducive to the physiological functions of organs and tissues within the human body. Contrastive to the external natural environment, the extracellular fluid is the living environment where cells are directly exposed to, generally considered as the internal environment. The stable state of various components and physicochemical factors is referred to as the homeostasis. With the ratio, pH value, temperature and osmotic pressure of various components in extracellular fluid relatively stable, the homeostasis is a kind of dynamic balance achieved with the coordination of various functional systems. Despite the constant change in the various components along with the physical and chemical factors in the internal environment, homeostasis can be achieved by means of lung respiration, digestive absorption of gastrointestinal tract, excretion of kidney and regulation of endocrine. Both the balance of Yin and Yang and the synchronous circulation of three Qis emphasize the balance and coordination in the life activities and physiological processes of organisms, which is consistent with the concept of homeostasis in modern medicine. Imbalance or disruption of the homeostasis will lead to malfunction or even diseases.

Deficiency in the theory of pathogenesis by toxin and deficiency refers to the decline of the body's ability to respond to changes in the internal and external environment. The noninvasive response of cells and their tissues and organs to sustained stimuli and harmful factors in the internal and external environment is referred to as adaptation. With the purpose to avoid damage to cells and tissues, adaptation reflects the body's ability to respond and adjust to some extent. Essentially a state between normal and injury, adaptation is consistent with what deficiency is referred to in Zhuang medicine, with low immunity, neuroendocrine disorders, genetic variation, congenital defects and age-induced degenerative changes as main symptoms.

Among the various treatments of acupuncture and moxibustion therapy of Zhuang medicine, the common needling therapy of Zhuang medicine, the lotus needle cupping for stasis-removing therapy of Zhuang medicine, and the medicated thread moxibustion therapy of Zhuang medicine are the most unique and the most commonly used ones. From the perspective of modern physiology, acupuncture therapy is conducted with a mechanical stimulation, while the medicated thread moxibustion therapy employs temperature stimulation. Stimulus refers to the environmental changes that trigger responses from cells, tissues and organisms. Mainly caused by exposure to chemical materials, contact with machinery, variation in temperature, sound and light or electricity, stimulus can be generally divided into two kinds, namely threshold stimulus and subthreshold stimulus. Threshold stimulus refers to the minimum stimulus strength required to elicit excitation in tissue cells under the condition where the rate of change of time remains constant. Subthreshold stimulus refers to stimulus intensity that is lower than threshold the stimulus and can not excite tissue cells yet still can arouse local response. The purpose of acupuncture of Zhuang medicine is to make the mechanical stimulation of needling at relevant acupoints reach the threshold stimulus level, thus arouse the excitation of relevant tissue and cells, and achieve the therapeutic effect. Also, the ultimate purpose of the medicated thread moxibustion is to make the temperature stimulation of medicated thread moxibustion on human acupoints reach the threshold stimulation level so as to achieve the therapeutic goal.

Therefore, it can be seen that from the perspective of modern medicine, the basic principle of the acupuncture and moxibustion therapy of Zhuang medicine is to regulate the physiological process in the human body by stimulating specific acupoints, so as to achieve purposes like dredging the three channels and two ways, regulating the endocrine and so on. Although the acupuncture and moxibustion therapy of Zhuang medicine has a long history and has been widely used in Zhuang areas since ancient times, it still needs more research to prove its effectiveness and safety in the field of modern medicine. In addition, there are dozens of special points and nearly 100 adjunct points in the acupuncture and moxibustion of Zhuang medicine. Thus, how to better select and combine acupuncture points for more effective treatment, and how to identify the mechanisms underlying the therapeutic effects of acupuncture and moxibustion therapy of Zhuang medicine, are all challenges faced by clinical practitioners and researchers of the acupuncture and moxibustion therapy of Zhuang medicine.

8.2 A Brief Introduction to Modern Research on Acupuncture and Moxibustion of Zhuang Medicine

Acupuncture and moxibustion therapy of Zhuang medicine, featured with advantages like simplicity and convenience in operation, low cost as well as easy and quick mastery, has demonstrated remarkable curative effect on various clinical diseases, such as internal, external, gynecological and pediatric diseases, and even immediate curative effect on certain diseases like migraine. Thus, the therapy is receiving increasing attention and application by more and more scholars, and is gradually becoming a research hot topic. Fan Xiaoting et al. obtained 598 clinical research articles of the acupuncture and moxibustion therapy of Zhuang medicine published before March 2021 by searching the China National Knowledge Infrastructure, Wanfang DATA, VIP database, China Biology Medicine. The literature involves 16 categories of disease, with a total of 160 diseases. According to the statistics, the primary suitable diseases of acupuncture and moxibustion therapy of Zhuang medicine mainly are herpes zoster, neuralgia after herpes zoster, headache, insomnia, primary dysmenorrhea, gouty arthritis, knee osteoarthritis; the dominant diseases mainly include herpes zoster, neuralgia after herpes zoster, headache and insomnia. Thus, it is safe to say that the spectrum of diseases treated by the acupuncture and moxibustion therapy of Zhuang medicine is relatively wide, and the therapy is suitable for a wide range of illnesses.

Since the end of the 20th century, many researchers have used modern scientific technologies and methods to conduct extensive research on acupuncture and moxibustion therapy of Zhuang medicine, involving basic theory, acupoints, acupuncture method, moxibustion method, therapeutic mechanism, efficacy, clinical teaching and other aspects. Using "acupuncture and moxibustion therapy of Zhuang medicine" as a keyword to search CNKI, 261 articles can be obtained, with the following summary of related contents:

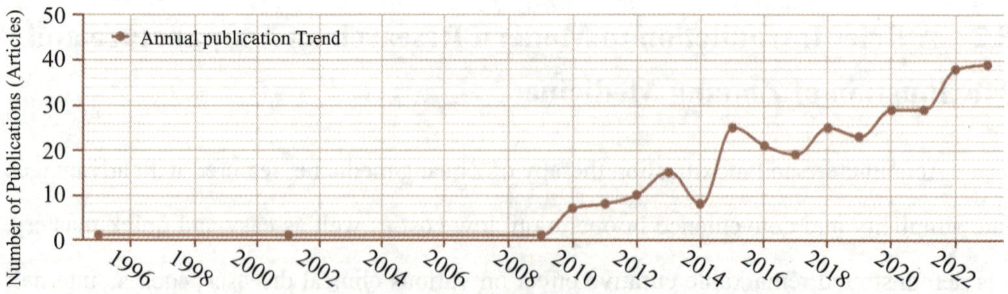

Figure 8-2-1

From the perspective of published trend, the research on acupuncture and moxibustion therapy of Zhuang medicine began at the end of the 20th century. In 2010, Professor Huang Jinming formally put forward the concept of "Acupuncture and moxibustion therapy of Zhuang medicine" in his book *Chinese Acupuncture and Moxibustion Therapy of Zhuang Medicine*. After that, relevant research has maintained a rapid development speed. The number of published articles has remained stable with an average of over 20 articles per year in recent years. (Figure 8–2–1)

From the perspective of the main published topics of the papers, the topics with a large number of published articles are clinical research, clinical observation, acupuncture of Zhuang medicine, meridian sinew therapy of Zhuang medicine, and lotus needle cupping for stasis-removing therapy of Zhuang medicine.

From the perspective of the types of literature in the papers, research papers have the highest number, accounting for 52% or 137 papers, followed by review papers, which have 9% or 24 papers. (Figure 8–2–2)

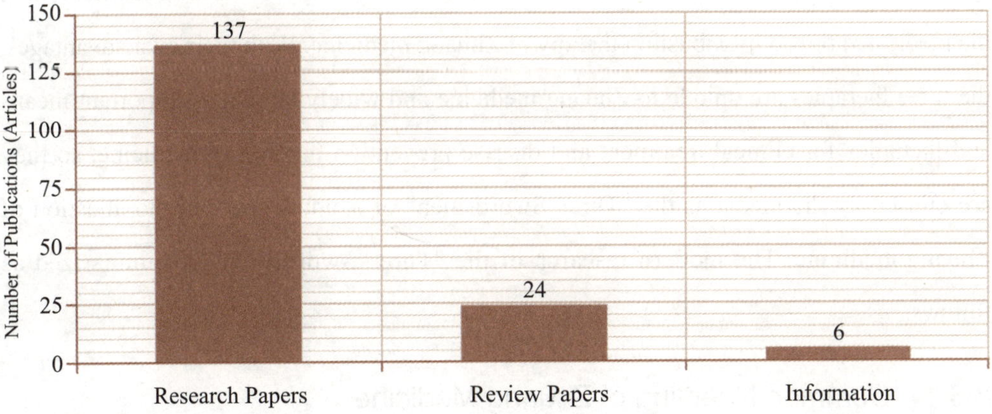

Figure 8–2–2

However, "acupuncture and moxibustion therapy of Zhuang medicine" is a relatively broad concept, and using it as a keyword for searching has certain limitations, as some literature in the field may not be explicitly titled with "acupuncture and moxibustion therapy of Zhuang medicine". Considering that the common needling of Zhuang medicine, the lotus needle cupping for stasis-removing therapy of Zhuang medicine, and the medicated thread moxibustion therapy of Zhuang medicine are the three most representative and widely used therapies of Zhuang medicine, the modern research status of these three therapies will be summarized and analyzed to further supplement the modern research overview of the acupuncture and moxibustion therapy of Zhuang medicine.

8.3 Overview of Modern Research on "Three Swordsmen" of Zhuang Medicine

In clinical practices, acupuncture of Zhuang medicine and moxibustion of Zhuang medicine are often used together. Complementing each other, they usually produce good curative results for severe and lingering illness. As to the choices of specific therapies, the three most commonly used and most practical ones are the common needling of Zhuang medicine, the lotus needle cupping for stasis-removing therapy of Zhuang medicine and the medicated thread moxibustion therapy of Zhuang medicine. With their own advantages, the three therapies are unique to Zhuang medicine and widely known as important means and therapies for clinical treatment and disease prevention in Zhuang medicine, so they are praised by the media as the "Three Swordsmen" of acupuncture and moxibustion of Zhuang medicine. The modern research of the "Three Swordsmen" is summarized as follows:

8.3.1 Common Needling of Zhuang Medicine

When the CNKI is searched with the key word "acupuncture of Zhuang medicine", 256 relevant articles are obtained. From the perspective of publishing trend, the research related to acupuncture of Zhuang medicine has maintained a rapid development speed since 2012. The average number of papers published in the past decade is 21.7, and the largest number of papers issued in 2018 reaches 31.(Figure 8–3–1)

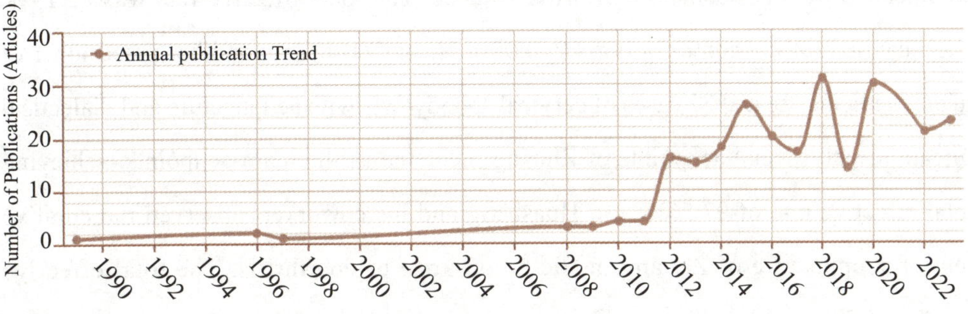

Figure 8–3–1

While from the perspective of main topics, the topics with a large number of articles include clinical diseases (rheumatoid arthritis, lumbar disc herniation, cervical spondylosis, migraine, neuralgia after zoster, insomnia, etc.), umbilical ring points, clinical observation, clinical research, etc. Thus, it can be seen that most of the current research on acupuncture of Zhuang medicine focuses on the application of acupuncture of Zhuang medicine in various clinical departments. Examples of literature in different clinical departments are briefly introduced as follows:

8.3.1.1 Research on Internal Medicine

Luo Benhua et al. used the inner umbilicus ring points of Zhuang medicine to treat insomnia and found that this treatment had a positive effect on the scores of various rating scales, such as the anxiety scale, depression scale, and Pittsburgh Sleep Quality Index (PSQI), in improving the condition of insomnia patients. Zhang Yan et al. treated 30 patients with circulatory ischemic vertigo using the acupuncture of Zhuang medicine at acupoints in Heaven part, and found that the average blood flow velocity of the patients was significantly improved after treatment, with the difference reaching statistical significance ($P<0.05$) .

8.3.1.2 Research on Surgery

Huang An and others treated 64 patients with rheumatoid arthritis with acupuncture therapy of heat-sensitive acupoints of Zhuang medicine combined with western drugs recommended by the rheumatoid arthritis alliance. The total effective rate was 85.19%, higher than that of the control group ($P<0.05$) . Huang Zhenggan, another practitioner of Zhuang medicine, treated 82 cases of cervical spondylosis with acupuncture and dialectical fumigation with special acupoints of Zhuang medicine as the main acupoints, achieving a total effective rate of 97.56%. Lin Huasheng and his coworkers observed the curative effect of acupuncture of Zhuang medicine on knee osteoarthritis. The total effective rate was 94.57%, which was significantly higher than that of the ordinary acupuncture group ($P<0.01$), and the reduction of pain score of Visual Analog Scale for Pain (VAS) and Lequesne index was also more noticeable than that of the control group ($P<0.05$) .

8.3.1.3 Research on Ophthalmology and Otolaryngology

Li Xiujuan et al. treated 30 cases of nervous tinnitus of kidney deficiency type with acupuncture of Zhuang medicine at the inner umbilicus ring acupoints. The total effective rate was 93.3% (28/30), which was superior to the control group's rates of 30.0% (9/30) and 73.3% (22/30, both $P<0.05$) . One group of practitioners of Zhuang medicine led by Qin Zujie treated 35 cases of peripheral facial paralysis with acupuncture of Zhuang medicine, combined with the lotus needle cupping for stasis-removing therapy of Zhuang medicine. The total effective rate (97.14%), score of House-Brackmann Scale, and facial nerve function score were better than those of the control group ($P<0.01$) . Luo Benhua et al. used acupuncture of Zhuang medicine to treat 51 cases of peripheral facial paralysis. The total effective rate was up to 98%, which was almost consistent with that of TCM acupuncture group ($P>0.05$) .

8.3.1.4 Research on Gynecology

Yang Meichun and others used plum flower needle therapy of Zhuang medicine, combined with plaster therapy of Zhuang medicine to treat chronic pelvic inflammatory disease of damp-heat and stasis type. The effective rate of the observation group was 83.33%, and the difference between the two groups was statistically significant ($P<0.05$).

The curative effect of the observation group was better than that of the control group. Peng Jinxiu and her colleagues treated 60 patients with primary dysmenorrhea with acupuncture of Zhuang medicine, achieving a total effective rate of 95%, which was better than that of the ordinary acupuncture group ($P<0.05$) .

8.3.2 Medicated Thread Moxibustion Therapy of Zhuang Medicine

Searching the China National Knowledge Infrastructure with the keyword "medicated thread moxibustion therapy of Zhuang medicine", 692 relevant articles were obtained. In terms of the publication trend, the research related to the medicated thread moxibustion therapy of Zhuang medicine started relatively early and had a fluctuating trend between 1986-2006. During this period, the year with the least literature output was 1989 (1 paper) while the year with the most was 2000 (22 papers) . Since 2007, it has developed rapidly and maintained a publishing volume of more than 20 articles each year. The average annual publishing volume of articles in the past ten years is 35.1. The highest number of publications was in 2015, with 41 articles. (Figure 8−3−2) It is safe to say that medicated thread moxibustion therapy of Zhuang medicine has become a research hot spot of Zhuang medicine.

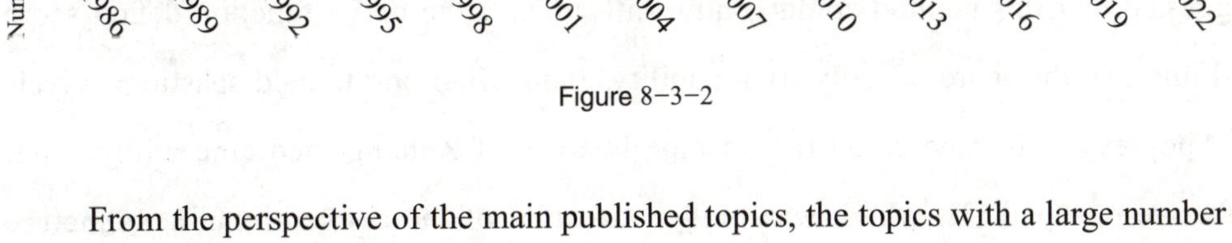

Figure 8−3−2

From the perspective of the main published topics, the topics with a large number of papers are clinical diseases, including zoster rash, neuralgia after zoster rash, rheumatoid arthritis, primary dysmenorrhea, migraine, chronic pelvic inflammation, periarthritis of shoulder, diabetes, gastropathy, dermatosis, gouty arthritis, etc. Thus, like acupuncture of Zhuang medicine, most of the research on the medicated thread moxibustion therapy of Zhuang medicine focuses on the application of the therapy in various clinical departments. Examples of literature in different clinical departments are briefly introduced as follows:

8.3.2.1 Research on Internal Medicine

Chen Pan applied the medicated thread moxibustion therapy of Zhuang medicine to treat migraine, and found that the medicated thread moxibustion therapy of Zhuang medicine has the same effect as medicine, but with no adverse reactions. Practitioners led by Qin Zujie applied medicated thread moxibustion of Zhuang medicine combined with lotus needle cupping for stasis-removing therapy of Zhuang medicine to treat migraine. The total effective rate was 95.56%, which was higher than that of the control group ($P<0.01$). Song Ning and his colleagues applied medicated thread moxibustion of Zhuang medicine combined with lotus needle cupping for stasis-removing therapy of Zhuang medicine to treat tension headache, with a higher effective rate than those of the control group ($P<0.01$). Wei Xianping and his coworkers applied the medicated thread moxibustion of Zhuang medicine, combined with Duhuo Jisheng Decoction to treat stroke with hemiparalysis. The total effective rate was 93.3%, which was superior to that of the routine western medicine treatment ($P<0.05$) . Practitioners led by Gu Lian explored the effect of medicated thread moxibustion of Zhuang medicine combined with rehabilitation on clinical neurological deficit and restoration of daily living capacity in patients with acute stroke. The results suggested that this method could significantly reduce the nerve function deficit score and improve the score of daily living ability. Jiang Xiaorong treated spastic paralysis of Apoplexy with medicated thread moxibustion of Zhuang medicine with a total effective rate of 96%, which was higher than that of the conventional acupuncture group ($P<0.01$). Wei Maoyuan treated chronic atrophic gastritis with medicated thread moxibustion of Zhuang medicine combined with Xiangsha Liujun Decoction with a total effective rate of 94.74%, which was higher than that of the control group ($P<0.01$). Ke Lingling used the medicated thread moxibustion of Zhuang medicine to treat diarrhea with a total effective rate of 91.67%, which was higher than that of the control group ($P<0.05$). Mai Wei and others found that electroacupuncture combined with the medicated thread moxibustion therapy of Zhuang medicine can reduce blood glucose and improve gastrointestinal motility in Diabetic Gastroparesis (DGP) rats to a certain extent. Li Gui used the medicated thread moxibustion therapy of Zhuang medicine to treat lung deficiency asthma, which proved that the medicated thread moxibustion therapy combined with acupuncture of Zhuang medicine has good curative effect on lung deficiency asthma, and is safe and convenient.

8.3.2.2 Research on Surgery

Chen Rilan et al. used the medicated thread moxibustion therapy of Zhuang medicine to treat gouty arthritis of damp-heat accumulation type, which proved that the medicated thread moxibustion therapy of Zhuang medicine has a good effect in treating gouty arthritis of damp-heat accumulation type. Wei Ruibin and his coworkers treated acute gouty arthritis with medicated thread moxibustion of Zhuang medicine combined with meloxicam and colchicine. The total effective rate was 96.9%, which was higher than that of the control group ($P<0.05$).

8.3.2.3 Research on Dermatology

Chen Lian and others used medicated thread moxibustion therapy combined with acupuncture of Zhuang medicine to treat facial acne. The total effective rate was 86.67%, which proved that the medicated thread moxibustion therapy of Zhuang medicine is effective in the treatment of facial acne. Song Ning and his colleagues treated nodular acne with medicated thread moxibustion of Zhuang medicine combined with oral administration of Traditional Chinese Medicine with a total effective rate of 93.75%, which was higher than that of the Western medicine control group ($P<0.01$). Practitioners led by Zhou

Xiang treated pityriasis rosea with the medicated thread moxibustion of Zhuang medicine with a total effective rate of 86.6%, which was higher than that of the Western medicine group (P<0.01) . Luo Jihong and others treated herpes zoster with the medicated thread moxibustion of Zhuang medicine combined with Longdan Xiegan Decoction with a total effective rate of 96.67%, which was higher than that of the Western medicine group (P<0.05) . Practitioners led by Chen Honglu made observations of the curative effect of the medicated thread moxibustion of Zhuang medicine on alopecia areata of excess-syndrome and deficiency-syndrome with respective curative rates of 92.9% and 90.9%. It can be clearly seen that the curative rate of the excess-syndrome group was higher than that of the deficiency-syndrome group (P<0.05) .

8.3.2.4 Research on Gynecology

Chen Qiuxia et al. found that the medicated thread moxibustion therapy of Zhuang medicine can significantly increase the levels of IL-2 and IFN-γ in the serum of peri-menopausal model rats, reduce the levels of IL-4 and IL-10, and improve the ovarian pathological changes of rats in peri-menopause. Song Ning discussed the clinical effect of the medicated thread moxibustion therapy of Zhuang medicine on primary dysmenorrhea. The total effective rate was 98.82%, which was better than that of the control group (P<0.01) . Liang Jinbing and others used acupoint plaster therapy combined with the medicated thread moxibustion therapy of Zhuang medicine to treat dysmenorrhea, with a total effective rate of 91.4%, and a statistically significant difference (0.01<P<0.05) . Chen Shaoqing and his colleagues applied the medicated thread moxibustion of Zhuang medicine to treat mammary gland hyperplasia, and the total effective rate was 98.6%. Practitioners led by Wei Jinxiang carried out a multi-center and large-sample clinical validation of the medicated thread moxibustion of Zhuang medicine in treating chronic pelvic inflammatory disease with a total effective rate of 98.93% of all the 1682 cases.

8.3.2.5 Research on Pediatrics

Wang Xiaoping et al. used the medicated thread moxibustion therapy of Zhuang medicine to treat anorexia in children, and the total effective rate was 90.41%, which was better than that of the control group (P<0.05) . Cai Xiaojing used medicated thread moxibustion of Zhuang medicine to prevent and treat recurrent respiratory tract infection in children with a total effective rate of 87%, which was higher than that of the transfer factor oral group (P<0.05) . Zeng Chunxiang and his coworkers treated infantile fever with medicated thread moxibustion of Zhuang medicine with a total effective rate of 94.74%, which was higher than that of the Western medicine group (P<0.05) . Practitioners led by Nong Xiuming treated enuresis of children with the medicated thread moxibustion of Zhuang medicine combined with nursing, with a total effective rate of 94.3%.

8.3.2.6 Research on Ophthalmology and Otorhinolaryngology

Practitioners led by Huang Guihua treated acute hemorrhagic conjunctivitis with the medicated thread moxibustion of Zhuang medicine with an effective rate of 98.3%, which was higher than that of the Western medicine group (P<0.05) . Zhou Xiang treated trigeminal neuralgia with the medicated thread moxibustion of Zhuang medicine with an effective rate of 95%, which was higher than that of Western medicine group (P<0.01) . Lin Liuyan and her coworkers achieved satisfactory results in the treatment of xanthoma of eyelid, stye, pain in the supra-orbital bone and vesiculated dermatitis of the eyelids with the medicated thread moxibustion of Zhuang medicine. Practitioners led by Fan Yushan treated wind-fire toothache with the medicated thread moxibustion of Zhuang medicine combined with acupuncture with a total effective rate of 94.7%, which was higher than that of the Western medicine group (P<0.01) .

8.3.3 Lotus Needle Cupping for Stasis-removing Therapy of Zhuang Medicine

The term "lotus needle cupping for stasis-removing therapy of Zhuang medicine" was first put forward by Professor Huang Jinming in the book *The Science of Acupuncture and Moxibustion of Zhuang medicine* edited and published in 2010.Therefore, as a new research field, there are not many related studies. A total of 51 related papers were obtained by searching CNKI with the keyword "lotus needle cupping for stasis-removing therapy", with an average number of 4.25 papers published in the past ten years. From the perspective of main published topics, the topics with higher publication volume are clinical diseases, including postherpetic neuralgia, gouty arthritis, migraine, hemiplegia and other related diseases. It can be seen that most current related research is focused on the application of the lotus needle cupping for stasis-removing therapy of Zhuang medicine in various clinical fields. Examples of literature in different clinical departments are briefly introduced as follows:

8.3.3.1 Research on Internal Medicine

In a study conducted by Song Ning et al., the application of the lotus needle cupping for stasis-removing therapy of Zhuang medicine on migraine with blood stasis type was found to achieve a total effective rate of 95.56%, an improvement rate in migraine scores of 0.77±0.29, a shorter onset time of 0.48±0.64 hours, and a score of Visual Analog Scale for Pain (VAS) after treatment of 1.29±1.75, all of which were better than those of the western medicine group ($P<0.01$) . Wei Lanlan found that the treatment of chronic bronchitis with the lotus needle and back corridor cupping therapy as an adjunct treatment was effective. Huang Yisong et al. [44] found that the treatment of stroke hemiparesthesia with the lotus needle cupping for stasis-removing therapy can significantly improve the patients' sensory and motor functions, and the clinical effect is significant.

8.3.3.2 Research on Surgery

Su Shudan et al. treated acute gouty arthritis with the lotus needle cupping for stasis-removing therapy combined with Simiao Decoction with a total effective rate of 91.1%, which was higher than that of the Western medicine group ($P<0.05$) . Liang Zhenxing treated gouty arthritis with the lotus needle cupping for stasis-removing therapy with a total effective rate of 91.1% and a higher improvement rate of uric acid than that of the western medicine group ($P<0.05$) . Lu Bo used the lotus needle cupping for stasis-removing therapy combined with circumferential needling of femoral head with electro-acupuncture to treat hip bursitis with a total effective rate of 97%. Cheng Xianming treated acute lumbar sprain with the lotus needle cupping for stasis-removing therapy with a total effective rate of 96.4%, which was higher than that of Ibuprofen group (P<0.05) . Huang Baixin treated patients with chronic lumbar muscle strain with the lotus needle cupping for stasis-removing therapy, with a total effective rate of 93.18%. Li Jinyi et al. found that the lotus needle cupping for stasis-removing therapy of Zhuang medicine can relieve or eliminate knee joint pain in patients with knee osteoarthritis, improve knee joint function, and the curative effect is better than that of the treatment of knee joint cavity injection with sodium hyaluronate injection.

8.3.3.3 Research on Ophthalmology and Otorhinolaryngology

Gui Xiongbin et al. treated 60 patients with allergic rhinitis with the lotus needle cupping for stasis-removing therapy, and found that the lotus needle cupping for stasis-removing therapy was effective and safe in treating allergic rhinitis.

8.3.3.4 Research on Dermatology

Huang Jinming et al. employed the lotus needle cupping for stasis-removing therapy to treat postherpetic neuralgia. The total effective rate was 95.9%, which was higher than that of the common acupuncture group (P<0.05). Han Haitao et al. found that the the lotus needle cupping for stasis-removing therapy of Zhuang medicine can significantly improve the pain symptoms of patients with post-herpetic neuralgia. The possible mechanism of action may be related to its ability to inhibit the expression of the pro-inflammatory factors IL-18 and TNF-α, thereby reducing the inflammatory response and alleviating the pain. Dou Xibin et al. treated chloasma with the lotus needle cupping for stasis-removing therapy combined with Autohemotherapy, with a total effective rate of 89%.

8.3.4 Conclusion

Since the beginning of the 21st century, with the support of national and regional policies, modern research on the acupuncture and moxibustion of Zhuang medicine has made remarkable achievements. Relevant research mainly focuses on the application of the acupuncture and moxibustion of Zhuang medicine in various clinical diseases, proving that the acupuncture and moxibustion of Zhuang medicine has good therapeutic effects on various diseases in clinical departments such as internal medicine, surgery, gynecology, pediatrics, etc., and has a wide range of application prospects, which is worthy of further promotion and learning. However, existing research mostly relies on clinical observation reports and lacks large sample size, multi-center, randomized, double-blind controlled trials. Currently, there are few studies on animal experiments, basic research and therapeutic mechanisms, so it is necessary to carry out more systematic and standardized clinical research and efficacy evaluation, and elucidate the treatment mechanism from the perspective of modern medical fields such as biochemistry and molecular biology, in order to provide scientific experimental basis for the promotion and application of the acupuncture and moxibustion of Zhuang medicine, and lay a foundation for Zhuang medicine to go to the world and serve people worldwide.

Reference

[1] Fan Xiaoting, Zhao Mingyang, Liang Hong, et al. Study on the disease spectrum of acupuncture and moxibustion of Zhuang medicine based on modern literature [J]. Journal of Guangxi University of Traditional Chinese Medicine, 2022, 25 (03) : 53-59.

[2] Luo Benhua, Qin Binning, Fan Xiaoting, et al. Comparative study on the effect of acupuncture at the inner umbilicus ring point and diazepam tablet on the psychological scale of insomnia [J]. Liaoning Journal of Traditional Chinese Medicine, 2015, 42 (01) : 27-30.

[3] Zhang Yan, Ke Lingling, Shi Yun, et al. Observation on the therapeutic effect of acupuncture at acupoints in Heaven part of Zhuang medicine on posterior circulation ischemic vertigo [J]. Chinese Medical Emergency, 2017, 26 (09) : 1641-1643.

[4] Huang An, Pang Yuzhou, Tang Qianqian, et al. Analysis of the clinical efficacy of Zhuang medicine in the treatment of rheumatoid arthritis by acupuncture with heat sensitivity [J]. Chinese Journal of Acupuncture and Moxibustion, 2018, 38 (03) : 245-250.

[5] Huang Zhenggan. Clinical observation on the efficacy of acupuncture of Zhuang medicine combined with fumigation therapy of Zhuang medicine in treating 82 cases of Huoyaoyin (cervical spondylosis) [J]. Chinese Ethnic and Folk Medicine, 2011 (22) : 1-2.

[6] Lin Huasheng, Huang Jinming, Huang Guihua, et al. Observation on the therapeutic effect of acupuncture therapy of Zhuang medicine on knee osteoarthritis [J]. Guangxi Traditional Chinese Medicine, 2013 (5) : 60-62.

[7] Li Xiujuan, Li Jie, Han Haitao, et al. Observation on the therapeutic effect of the inner umbilicus ring point combined with routine acupuncture of Zhuang medicine on the treatment of nervous tinnitus of kidney deficiency type [J]. China Acupuncture and Moxibustion, 2015, 35 (04) : 345-348.

[8] Qin Zujie, Song Ning, Huang Xin, et al. Observation on therapeutic effect of acupuncture combined with lotus needle cupping on peripheral facial paralysis [J]. Journal of Liaoning University of Traditional Chinese Medicine, 2012, 14 (6) : 48-50.

[9] Luo Benhua, Lin Chen, Li Jingjing. Treatment of 118 cases of peripheral facial paralysis with acupuncture of Zhuang medicine and acupuncture of Traditional Chinese Medicine[J]. Shaanxi Traditional Chinese Medicine, 2012, 33 (10) : 1390-1391.

[10] Yang Meichun, Liu Jiao, Jiang Ning, et al. Clinical study on treatment of chronic pelvic inflammatory disease by plum blossom acupuncture of Zhuang medicine combined with application therapy of Zhuang medicine[J]. Liaoning Journal of Traditional Chinese Medicine, 2019, 46 (01) : 136-138.

[11] Peng Jinxiu, Huang Jinming, Wang Yuexiang, et al. The effect and nursing of acupuncture therapy of Zhuang medicine on adolescent primary dysmenorrhea [J]. Journal of Medicine and Pharmacy of Chinese Minorities, 2010 (3): 15-16.

[12] Chen Pan. Observation on the therapeutic effect of the medicated thread moxibustion of Zhuang medicine on migraine [J]. Chinese Journal of Acupuncture and Moxibustion, 2012, 32 (03) : 224-226.

[13] Qin Zujie, Song Ning. Clinical observation on the treatment of migraine by medicated thread moxibustion at plum blossom points combined with lotus needle cupping for stasis removing therapy[J]. Journal of Youjiang Medical College for Nationalities, 2012 (3) : 397-398.
[14] Song Ning, Huang Xin, Liang Wei, et al. Observation on the therapeutic effect of acupuncture combined with characteristic therapy of Zhuang medicine on tension headache [J]. Guangxi Traditional Chinese Medicine, 2012, 35 (2) : 48-50.
[15] Wei Xianping, Yao Baonong, Zheng Jing. Clinical observation on 30 cases of sensory disturbance after stroke treated with Duhuo Jisheng Decoction combined with medicated thread moxibustion of Zhuang medicine [J]. Hunan Traditional Chinese Medicine, 2013, 29 (6) : 61-62, 70.
[16] Gu Lian, Chen Qing, Xie Juanjuan. Early application of medicated thread moxibustion of Zhuang medicine combined with rehabilitation for acute stroke patients [J]. Chinese Journal of Gerontology, 2013, 33 (2) : 258-260.
[17] Jiang Xiaorong. Treatment of 50 cases of apoplectic spastic paralysis with medicated thread moxibustion of Zhuang medicine [J]. Gansu Traditional Chinese Medicine, 2011, 24 (2) : 14-15.
[18] Wei Maoyuan. Observation on 38 cases of chronic atrophic gastritis treated with modified Xiangsha Liujunzi Decoction and medicated thread moxibustion of Zhuang medicine [J]. Journal of Practical Chinese Medicine, 2013, 29 (6) : 433.
[19] Ke Lingling. 24 cases of diarrhea treated with medicated thread moxibustion of Zhuang medicine [J]. Journal of External Treatment of Traditional Chinese Medicine, 2013, 22 (3) : 13.
[20] Mai Wei, Fan Yushan, Miao Furui. Effect of electroacupuncture combined with medicated thread moxibustion of Zhuang medicine on expression of apoptosis related proteins in gastric antrum tissue of rats with diabetes gastroparesis [J]. Acupuncture Research, 2022, 47 (09) : 801-808.
[21] Li Gui. Observation on the clinical effect of medicated thread moxibustion of Zhuang medicine on asthma due to lung deficiency [J]. China Acupuncture and Moxibustion, 2005 (03) : 37-39.
[22] Chen Rilan, Wang Qiufeng, Lai Junyu, et al. Clinical observation on the treatment of gouty arthritis with damp-heat accumulation with medicated thread moxibustion of Zhuang medicine [J]. Liaoning Journal of Traditional Chinese Medicine, 2016, 43 (02) : 381-383.
[23] Wei Ruibin, Liu Jiang. Observation on the therapeutic effect of medicated thread moxibustion of Zhuang medicine on acute gouty arthritis [J]. Chinese Journal of Traditional Chinese Medicine Information, 2012, 19 (12) : 79-80.
[24] Chen Lian, Wei Shanling, Huang Xiulan, et al. Observation on the efficacy of single medicated thread moxibustion of Zhuang medicine in the treatment of facial acne [J]. Shanxi Traditional Chinese Medicine, 2011, 27 (01) : 34-35.
[25] Song Ning, Liang Wei, Xiao Huaye, et al. Observation on the curative effect of 32 cases of nodular acne treated with internal use of Prunella vulgaris combined with medicated thread moxibustion of Zhuang medicine [J]. New Chinese Medicine, 2011, 43 (9) : 83-84.
[26] Zhou Xiang, Luo Hongyu. Observation on the therapeutic effect of medicated thread moxibustion of Zhuang medicine on pityriasis rosea [J]. Guangxi Traditional Chinese Medicine, 2012, 35 (5) :

35-36.

[27] Luo Jihong, Zhong Jiang. Clinical observation on the treatment of herpes zoster with Longdan Xiegan Decoction and medicated thread moxibustion of Zhuang medicine [J]. Guangxi Traditional Chinese Medicine, 2013, 36 (2) : 21-22.

[28] Chen Honglu. 54 cases of acne vulgaris treated with medicated thread moxibustion of Zhuang medicine[J]. Journal of External Treatment of Traditional Chinese Medicine, 2012, 21 (3) : 43.

[29] Chen Qiuxia, Xu Jing, Pan Qimin, et al. Influence of medicated thread moxibustion of Zhuang medicine on serum IL-2, IFN- γ, IL-4 and IL-10 in perimenopausal rats [J]. World Science and Technology - Modernization of Traditional Chinese Medicine, 2022, 24 (10) : 3737-3744.

[30] Song Ning. Observation on 85 cases of primary dysmenorrhea treated with medicated thread moxibustion of Zhuang medicine [J]. Journal of Medicine and Pharmacy of Chinese Minorities, 2008, 69 (07) : 22-23.

[31] Liang Jinbing, Liang Xixi, Lv Jibao. Clinical and nursing observation on the treatment of dysmenorrhea by acupoint application combined with medicated thread moxibustion of Zhuang medicine[J]. Liaoning Journal of Traditional Chinese Medicine, 2014, 41 (01) : 154-156.

[32] Chen Shaoqing, Zhang Hongsheng, Wu Meiqun. Treatment of 70 cases of hyperplasia of mammary gland with medicated thread moxibustion of Zhuang medicine [J]. Chinese Journal of Acupuncture and Moxibustion, 2011, 31 (7) : 642.

[33] Wei Jinxiang, Qin Wenbo, Zhuo Qiuyu, et al. Observation on the therapeutic effect of medicated thread moxibustion of Zhuang medicine on chronic pelvic inflammatory disease [J]. Guangxi Traditional Chinese Medicine, 2013, 36 (3) : 49-50.

[34] Cai Xiaojing. Clinical observation on the prevention and treatment of 92 cases of recurrent respiratory tract infection in children with medicated thread moxibustion of Zhuang medicine [J]. Journal of Modern Integrated Traditional Chinese and Western Medicine, 2011, 20 (23) : 2897-2898.

[35] Zeng Chunxiang, Tang Lijuan. Observation on the therapeutic effect of medicated thread moxibustion of Zhuang medicine on 76 children with fever [J]. Yunnan Journal of Traditional Chinese Medicine, 2013, 34 (2) : 75-76.

[36] Nong Xiuming, Li Jie, Lu Xuanlin. Therapeutic effect and nursing of medicated thread moxibustion of Zhuang medicine on enuresis in children [J]. Guangxi Traditional Chinese Medicine, 2012, 35 (6): 44-45.

[37] Huang Guihua, Huang Jinming, Li Jie, et al. Observation on the therapeutic effect of medicated thread moxibustion of Zhuang medicine on acute hemorrhagic conjunctivitis [J]. Guangxi Traditional Chinese Medicine, 2011, 34 (3) : 47-48.

[38] Zhou Xiang. Observation on the therapeutic effect of medicated thread moxibustion of Zhuang medicine on trigeminal neuralgia [J]. Inner Mongolia Traditional Chinese Medicine, 2013, (13) : 43.

[39] Lin Liuyan, Hao Xiaobo. Characteristics and experience of treating ophthalmopathy mainly with medicated thread moxibustion of Zhuang medicine [J]. Journal of External Treatment of Traditional Chinese Medicine, 2013, 22 (1) : 63-64.

[40] Song Ning, Ma Guangcheng, Wei Ting, et al. Study on the immediate analgesic effect of lotus needle cupping for stasis-removing therapy of Zhuang medicine on migraine [J]. Asia-Pacific Traditional Medicine, 2018, 14 (05) : 31-32.
[41] Wei Lanlan. Observation on the curative effect of lotus needle cupping for stasis-removing therapy of Zhuang medicine in the treatment of chronic bronchitis [J]. World Latest Medical Information Abstracts, 2016, 16 (96) : 190.
[42] Huang Yisong, Huang Yonghui, Huang Jianzhao, et al. Clinical study on the treatment of stroke hemiparesthesia with lotus needle cupping for stasis-removing therapy of Zhuang medicine[J]. Electronic Journal of Clinical Medical Literature, 2017, 4 (55) : 10714-10715.
[43] Su Shudan, Liang Zhenxing, Luo Qingjiao. Observation on the therapeutic effect of modified Simiao Decoction combined with lotus needle cupping for stasis-removing therapy of Zhuang medicine on acute gouty arthritis [J]. China National Folk Medicine, 2013, 22 (17) : 34-35.
[44] Liang Zhenxing. Observation on the therapeutic effect of lotus needle cupping for stasis-removing therapy of Zhuang medicine on gouty arthritis [J]. Journal of Practical Chinese Medicine, 2012, 28 (12) : 1046-1047.
[45] Lu Bo. Observation on the clinical efficacy of the treatment of hip joint bursitis with lotus needle cupping for stasis-removing therapy of Zhuang medicine combined with electric periacupuncture [J]. Chinese Ethnic and Folk Medicine, 2012 (13) : 6.
[46] Cheng Xianming. Observation on the therapeutic effect of the treatment of acute lumbar sprain with lotus needle cupping for stasis-removing therapy of Zhuang medicine [J]. Inner Mongolia Traditional Chinese Medicine, 2012, (18) : 29-30.
[47] Huang Baixin. Observation on the curative effect of the treatment of chronic lumbar muscle strain with lotus needle cupping for stasis-removing therapy of Zhuang medicine [J]. The world Latest Medical Information Abstracts, 2016, 16 (96) : 183.
[48] Li Jinyi, Zeng Ping, Chen Jinlong, et al. Observation on the therapeutic effect of lotus needle cupping for stasis-removing therapy of Zhuang medicine on knee osteoarthritis [J]. Western Chinese Medicine, 2020, 33 (07) : 73-76.
[49] Gui Xiongbin, Li Zhenxing, Wei Weibing. The clinical effect of lotus needle cupping for stasis-removing therapy of Zhuang medicine on allergic rhinitis [J]. Journal of Practical Chinese Medicine, 2020, 36 (01) : 99-100.
[50] Huang Jinming, Han Haitao, Li Jie, et al. Observation on the efficacy of lotus needle cupping in the treatment of postherpetic neuralgia [J]. Guangxi Traditional Chinese Medicine, 2011, 34 (1) : 31-32.
[51] Han Haitao, Li Meikang, Li Jie, et al. Analgesic effect of lotus needle cupping for stasis-removing therapy of Zhuang medicine and its influence on Serum IL-18 and TNF- α on PHN patients [J]. Journal of Guangxi University of Traditional Chinese Medicine, 2018, 21 (04) : 8-11.
[52] Dou Xibin, Huang Zhenggan. 36 cases of chloasma treated with lotus needle cupping for stasis-removing therapy of Zhuang medicine combined with self-blood therapy [J]. Chinese Ethnic and Folk Medicine, 2012 (8) : 5.